Jugendliche im Übergang zwischen Schule und Beruf

Filomena Sabatella
Agnes von Wyl
Hrsg.

Jugendliche im Übergang zwischen Schule und Beruf

Psychische Belastungen und Ressourcen

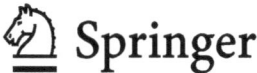

Herausgeberinnen
Filomena Sabatella
Department Angewandte Psychologie
ZHAW Zürcher HS für Angewandte
Wissenschaften
Zürich
Schweiz

Agnes von Wyl
Department Angewandte Psychologie
ZHAW Zürcher HS für Angewandte
Wissenschaften
Zürich
Schweiz

ISBN 978-3-662-55732-7   ISBN 978-3-662-55733-4 (eBook)
https://doi.org/10.1007/978-3-662-55733-4

Die Deutsche Nationalbibliothek verzeichnet diese Publikation in der Deutschen Nationalbibliografie;
detaillierte bibliografische Daten sind im Internet über http://dnb.d-nb.de abrufbar.

Verantwortlich im Verlag: Marion Krämer

Gedruckt auf säurefreiem und chlorfrei gebleichtem Papier

Springer ist ein Imprint der eingetragenen Gesellschaft Springer-Verlag GmbH, DE und ist ein Teil von
Springer Nature.
Die Anschrift der Gesellschaft ist: Heidelberger Platz 3, 14197 Berlin, Germany

Vorwort

Vor gut sechs Jahren sind wir mit einem ersten Projekt an der Schnittstelle zwischen Jugend, Arbeit und psychischer Gesundheit gestartet: ein Screeninginstrument für psychische Störungen bei arbeitslosen Jugendlichen und jungen Erwachsenen. In der Zwischenzeit haben wir etliche weitere – kleinere und größere – Projekte zum Thema umgesetzt. Gestützt auf dieses Wissen haben wir nun ein weiteres Projekt in Angriff genommen: das vorliegende Buch. Der Weg hierhin war ein langer und er war nicht immer einfach. Nicht nur das Konkretisieren und Umsetzen der Idee hat uns immer wieder gefordert, insbesondere in die Forschungsprojekte, die im Folgenden vorgestellt werden und das Herzstück des Buches bilden, wurde viel Leidenschaft und viel Arbeit gesteckt. Die treibende Kraft dahinter war, die Jugendlichen besser zu verstehen und mögliche Einflussfaktoren auf ihre psychische Gesundheit genauer zu erforschen. Und so ist dann auch die Motivation, dieses Buch zu schreiben, vielfältig. Einerseits wollen wir dieses angesammelte Wissen in kompakter Form einem größeren Publikum zugänglich machen. Andererseits soll das Buch darauf aufmerksam machen, welch große Bedeutung die psychische Gesundheit und die Arbeit in unserem Leben haben. Dies gilt ganz besonders für das Leben eines Jugendlichen, das von vielen Änderungen und Anpassungen geprägt ist.

Das vorliegende Buch ist für den deutschsprachigen Raum (Schweiz, Deutschland, Österreich) gedacht. Es ist eine Herausforderung, ein Buch zu schreiben, welches sich mit dem Bildungssystem auseinandersetzt und relevante Inhalte für den ganzen deutschsprachigen Raum vermitteln soll. Denn dabei sind nicht nur Länder und Systeme zu vergleichen, die sich stark unterscheiden, erschwerend kommt hier hinzu, dass sich diese Länder in sich selbst auch noch einmal stark unterscheiden. In Deutschland entscheiden die Bundesländer über gewisse Bildungsfragen und in der Schweiz sind es die Kantone, während das Bildungssystem in Österreich durch den Bund geregelt wird. Die Unterschiede gehen weiter: Klassengrößen, Notensysteme, Hilfsangebote bei Arbeitslosigkeit für Jugendliche usw. Doch obwohl sich die Laufbahnen der Jugendlichen in den genannten Ländern unterschiedlich gestalten, wissen wir aus der Forschung, dass Übergänge für Jugendliche immer eine Herausforderung darstellen, die nicht alle gleich gut meistern. Insbesondere diejenigen Jugendlichen, die nicht auf einen normativen Werdegang zurückblicken können, sind einem erhöhten Risiko ausgesetzt, eine psychische Störung zu entwickeln – beziehungsweise schaffen es Jugendliche, die unter psychischen Belastungen leiden, vielfach nicht, auf direktem Weg zu einem Beruf und einer Arbeit zu gelangen. Deshalb denken wir, dass die in diesem Buch dargestellten Ergebnisse für Fachpersonen aus unterschiedlichen Fachbereichen in allen genannten Ländern relevant sind.

Beim Zusammenstellen der Kapitel haben wir versucht, eine gewisse Chronologie einzubringen, angelehnt am normativen beruflichen Werdegang eines Jugendlichen, der, wie wir sehen werden, nicht immer gelingt. Die Kapitel werden jeweils von Experten aus unterschiedlichen Fachbereichen kommentiert. Durch die Kommentare möchten wir die Brücke schlagen zwischen Forschung und Praxis und so auch die Relevanz der Ergebnisse stärken.

Im Folgenden werden die einzelne Kapitel vorgestellt.

In ▶ Kap. 1 wird die Phase kurz vor dem Übergang von der Schule zur Arbeitswelt thematisiert (von Wyl, Zollinger, Berweger, Sabatella). Dies wird anhand von zwei Studien verdeutlicht, die sich mit Jugendlichen im letzten Schuljahr befassen. In der ersten Studie steht der Prozess der Berufswahl und der Berufsfindung im Fokus. Dabei wird der Frage nachgegangen, wie ausgeprägt die Berufswahlbereitschaft der Jugendlichen in diesem Alter ist und ob diese mit einer Lehrstellenzusage in Zusammenhang steht. Unterschiedliche Faktoren werden diskutiert, z. B. die soziale Unterstützung durch Vertrauenspersonen wie Eltern oder Lehrer. Soziale Unterstützung, große Entschlossenheit und Kontaktfähigkeit begünstigen eine Lehrstellenzusage. Zudem unterscheiden sich Jugendliche mit und ohne Lehrstelle hinsichtlich Selbstkonzept, Emotionsregulation und Selbstkontrolle. Die zweite Studie untersucht das soziale Umfeld der Jugendlichen, die sich kurz vor dem Übergang zwischen Schule und Arbeitsmarkt befinden. Dabei wird angeschaut, welche Rolle bei der Erkennung einer psychischen Belastung bei Jugendlichen z. B. Eltern oder Lehrer spielen können und wie wertvoll diese Fremdbeurteilungen sind. Lehrpersonen sind bei sozialen Problemen in der Schule wichtige Informanten, während Eltern in der Lage sind, internalisierende und externalisierende Probleme zu erkennen.

In ▶ Kap. 2 geht es um Stress als wichtigen Risikofaktor für die Gesundheit (Hösli-Leu, Bohleber und von Wyl). An einer Stichprobe von 736 Berufslernenden wurde das Stresserleben zu Beginn der Berufsausbildung erhoben. Im Vergleich zu anderen Studien konnten die Autorinnen in dieser Stichprobe kein erhöhtes Stresserleben der Berufslernenden feststellen. Die durchgeführten Analysen zeigten jedoch, dass soziale Unterstützung als Schutzfaktor gegen Stresserleben dient. Je mehr soziale Unterstützung die Lernenden bekamen, desto niedriger war ihr Stresserleben. Weiter zeigte sich, dass Berufslernende aus den Balkanländern über ein höheres Stresserleben berichteten als die übrigen Befragten. Ebenfalls zeigten Berufslernende, die eine Ausbildung mit einem geringeren Anforderungsprofil abschlossen, ein höheres Stresserleben.

In ▶ Kap. 3 werden das Konzept des Companion-App-Projekts eingeführt und die Ergebnisse der Evaluation vorgestellt: Die Studie von Bohleber, Crameri und von Wyl thematisiert die Nutzung neuer Medien zur Förderung des Gesundheitsmanagements bei Jugendlichen. Das Ziel war es, mit der App eine positive Peerkultur unter den Jugendlichen zu fördern und so zu einer Stärkung der sozialen Unterstützung und einer Reduktion des Stresserlebens beizutragen. Die Companion-App kam während zehn Monaten in zwei Pilotbetrieben mit Lernenden und stellensuchenden Jugendlichen zum Einsatz. In der Evaluationsstudie zeigte sich, dass keine dauerhafte Nutzung der App durch die Jugendlichen erreicht werden konnte. Deshalb waren auch keine Effekte auf den chronischen Stress oder die soziale Unterstützung der Jugendlichen messbar. Dennoch können aus dem Projekt wichtige Konsequenzen für zukünftige Interventionsprojekte im Bereich der Gesundheitsförderung bei Jugendlichen mit Einsatz von neuen Medien gezogen werden.

In ▶ Kap. 4 wird betrachtet, wie sich Arbeitslosigkeit auf die psychische Gesundheit von Jugendlichen auswirkt und welche Rolle Geschlecht und Migrationshintergrund dabei spielen (Sabatella und Mirrer). Hierfür wurden arbeitslose und erwerbstätige Jugendliche zu möglichen Verhaltensauffälligkeiten befragt. Die Ergebnisse weisen auf deutlich mehr Verhaltensauffälligkeiten bei arbeitslosen Jugendlichen hin. Das Geschlecht und der Migrationshintergrund haben hingegen keinen signifikanten Einfluss auf die psychischen Auswirkungen der Arbeitslosigkeit. Zusätzlich wurden mit 200 arbeitslosen Jugendlichen klinische Interviews durchgeführt, um so ein genaueres Bild über deren psychische Belastung zu erhalten. Es zeigte sich, dass 70 % so stark belastet waren, dass eine psychische Störung gemäß ICD-10 vorlag. Diese Ergebnisse verdeutlichen, dass arbeitslose Jugendliche zu einer belasteten und daher vulnerablen Personengruppe gehören. Es ist daher entscheidend, diese Belastungen frühzeitig zu erkennen und zu behandeln, um einer Chronifizierung entgegenzuwirken und die gesunde Weiterentwicklung der Jugendlichen zu gewährleisten.

Ab ▶ Kap. 5 verschiebt sich der Fokus auf die arbeitslosen Jugendlichen. Die Studie von Barth und Angst untersucht die psychische Gesundheit von Jugendlichen in Brückenangeboten. Brückenangebote stehen in der Schweiz Jugendlichen zur Verfügung, die keine Arbeit finden. Ihre Aufgabe besteht darin, junge Erwachsene dabei zu unterstützen, eine Lehr- oder Arbeitsstelle im ersten Arbeitsmarkt zu finden. Mittels einer Onlineumfrage wurden Betreuungspersonen aus Brückenangeboten mit direktem Kontakt zu Jugendlichen und jungen Erwachsenen im Alter von 15 bis 25 Jahren befragt. Insgesamt nahmen 133 Fachpersonen aus unterschiedlichen Brückenangeboten teil. Diese Untersuchung ermöglicht einen ersten Einblick bezüglich Häufigkeit psychischer Auffälligkeiten bei arbeitslosen Jugendlichen in Brückenangeboten. Insgesamt beobachteten die befragten Fachpersonen bei 23 % ihrer Klienten psychische Auffälligkeiten. Die meisten Jugendlichen fielen durch geringe Belastbarkeit, Konzentrationsdefizite, mangelnde Zuverlässigkeit und das Missachten von sozialen Normen auf. Gleichzeitig bewerteten die Betreuungspersonen genau diese Merkmale als Hindernis für den erfolgreichen Berufseinstieg. Die Autorinnen kommen zu dem Schluss, dass die Brückenangebote in der Früherkennung von psychischen Störungen – aber ebenso bei der Frühintervention – einen wichtigen Eckpfeiler darstellen können. Das Potenzial dieser Institutionen für bisher unbehandelte Betroffene wird jedoch kaum genutzt.

In ▶ Kap. 6 wird das Erleben arbeitsloser Jugendlicher in den Mittelpunkt gestellt. Mittels qualitativer Interviews untersuchte Kühnis den Zusammenhang zwischen der psychischen Gesundheit und dem Erleben von Arbeitslosigkeit bei Jugendlichen in Motivationssemestern. Dazu hat sie Interviews mit fünf Jugendlichen in Motivationssemestern und mit zwei Leiterinnen geführt und diese anschließend mittels Fallzusammenfassungen und Frameworkanalysen ausgewertet. Die Gründe und Umstände, die zu Ausbildungs- und Arbeitslosigkeit führen, sind komplex. Sie liegen einerseits im Schulsystem und im Arbeitsmarkt. Andererseits weisen schwer vermittelbare Jugendliche auch Merkmale auf, die den Berufseinstieg erschweren. Aber in jedem Fall hat ein gescheiterter Berufseinstieg massive Auswirkungen auf die Lebensgestaltung und die psychische Befindlichkeit der Jugendlichen.

In ▶ Kap. 7 gehen Wüthrich und Sabatella auf die wichtige Frage der Früherkennung von psychischen Störungen bei Jugendlichen ein. Wer soll diese Früherkennung leisten? Dabei wird aufgezeigt, wie wichtig, aber auch wie schwierig Früherkennung ist. Weiter wird exploriert, welche Akteure in diesem Bereich wichtig sind und wie auch Laien ihren Beitrag leisten können. Beratende von institutionellen Beratungsstellen wurden zu ihrem Wissen über psychische Störungen und zu ihrem Umgang mit psychisch belasteten Jugendlichen befragt. Diese Beratenden bieten den Jugendlichen und jungen Erwachsenen im Übergang zwischen Schule und Erwerbsleben Beratung, Begleitung und Informationen zu den Themen Berufsfindung, Lehrstellen- und Arbeitssuche an. Aus den Interviews lässt sich ableiten, dass Jugendliche mit psychischen Schwierigkeiten durch vielfache Symptome erkannt werden können. Die Beratenden verfügen allerdings eher über implizites als explizites

Fachwissen zu psychischen Störungen. Die Beratenden verhalten sich eher zurückhaltend und sprechen die psychischen Schwierigkeiten selten direkt an. Die hier untersuchten Beratungsangebote und Dienstleistungen werden freiwillig von den Jugendlichen besucht. Sie brechen den Beratungsprozess ab, wenn sie zu stark unter Druck geraten. Deshalb erachten die Beratenden die Aufrechterhaltung des Arbeitsbündnisses als prioritär.

In ▶ Kap. 8 wird die Evaluation eines Motivationssemesters dargestellt (von Wyl, Stastny, Zimmermann). Das evaluierte Motivationssemester bereitet arbeitslose junge Frauen ohne abgeschlossene Erstausbildung auf den Eintritt in die Arbeitswelt vor. Den Teilnehmerinnen wird bei der Berufsfindung und der persönlichen Entwicklung Unterstützung angeboten. Die Evaluation erfolgte in drei Schritten: Zuerst wurde eine Dokumentenanalyse gemacht, und anschließend wurden alle ehemaligen Teilnehmerinnen kontaktiert. Mit 45 ehemaligen Teilnehmerinnen wurde ein kürzeres Telefoninterview durchgeführt, mit 23 ein längeres qualitatives Interview. Die Untersuchung zeigte, dass die meisten Teilnehmerinnen die auch aus der Literatur bekannten Risikofaktoren mitbringen; nämlich einen geringen sozioökonomischen Status, Migrationshintergrund und frühe Mutterschaft. Zudem konnte festgestellt werden, dass das Programm vor allem diejenigen Frauen zu einer erfolgreichen Berufsausbildung begleitend hinführen konnte, die nicht unter schweren psychischen Belastungen litten. Bei den eher stark belasteten Frauen konnte das Programm zumindest stabilisierend wirken und das Wohlbefinden der Teilnehmerinnen fördern.

Unser Dank gilt Frau F. Hefti für ihr sorgfältiges und engagiertes Lektorat und Frau S. Hübenthal für die Unterstützung bei der Manuskriptanfertigung. Herzlich bedanken möchten wir uns ebenfalls bei all den Jugendlichen und Fachpersonen, die sich für die jeweiligen Forschungsprojekte zur Verfügung gestellt haben und somit maßgeblich zum Buch beitragen haben. Ferner möchten wir uns auch bei den Kolleginnen und Kollegen bedanken, welche die jeweiligen Kapitel kommentiert und so einen wertvollen Beitrag zum Buch geleistet haben. Abschließend möchten wir uns auch bei den Mitarbeiterinnen des Springer-Verlages bedanken, die das Projekt betreut haben. Allen sei herzlich gedankt.

Filomena Sabatella und Agnes von Wyl
Zürich, 10. Januar 2018

Inhaltsverzeichnis

Verzeichnis der Autoren

Andreas Andreae, Dr. med.
Ehemaliger Ärztlicher Direktor
Integrierte Psychiatrie Winterthur – Zürcher Unterland
Wieshofstrasse 102
CH-8408 Winterthur Schweiz
e-mail: andreas.andreae@ipw.zh.ch

Sandra Angst , MSc Psychologin
Industriestrasse 31
CH-8610 Uster Schweiz
e-mail: angstsan@gmail.com

Niklas Baer, Dr. phil.
Leiter Fachstelle Psychiatrische Rehabilitation
Psychiatrie Baselland
Bienentalstrasse 7
CH-4410 Liestal Schweiz
e-mail: niklas.baer@pbl.ch

Vanessa Barth, MSc Psychologin
Hauptstrasse 37
CH-4142 Münchenstein Schweiz
e-mail: vanessa-barth@bluewin.ch

Belinda Berweger, MSc Psychologin
Department Angewandte Psychologie
ZHAW Zürcher Hochschule für Angewandte Wissenschaften
Pfingstweidstrasse 96
CH-8037 Zürich Schweiz
e-mail: belinda.berweger@zhaw.ch

Anita Blum, Dipl. Psych. FH
Gesundheitsförderung Schweiz
Wankdorfallee 5
CH-3014 Bern Schweiz
e-mail: anita.blum@promotionsante.ch

Aureliano Crameri, Dr. phil.
Department Angewandte Psychologie
ZHAW Zürcher Hochschule für angewandte Wissenschaften
Pfingstweidstrasse 96
CH-8037 Zürich Schweiz
e-mail: aureliano.crameri@zhaw.ch

Sabrina Hösli-Leu, MSc Psychologin
Department Angewandte Psychologie
ZHAW Zürcher Hochschule für angewandte Wissenschaften
Lagerstrasse 41/45
CH-8004 Zürich Schweiz

Romana Kühnis, MSc Psychologin
Aarburg Schweiz

Ulrike Kunz, lic. phil.
Psychologin, eidgen. anerkannte Psychotherapeutin
MBA, Leitung Interkulturelles Foyer
Bildung und Beruf
Birmannsgasse 8
CH-4009 Basel Schweiz
e-mail: ulrike.kunz@foyerbasel.ch

Angelina Mirer, MSc Psychologin
Zuntwisweg 10
CH-8605 Gutenswil Schweiz
e-mail: angelina.mirer@gmx.ch

Filomena Sabatella, lic. phil.
Department Angewandte Psychologie
ZHAW Zürcher Hochschule für angewandte Wissenschaften
Pfingstweidstrasse 96
CH-8037 Zürich Schweiz
e-mail: filomena.sabatella@zhaw.ch

Ruedi Schneider
Berufsbildung Post
Baslerstrasse 30A Postfach
CH-4601 Olten Schweiz
e-mail: rudolf.schneider@post.ch

Marc Schreiber, Prof. Dr.
ZHAW Zürcher Hochschule für angewandte Wissenschaften
Pfingstweidstrasse 96
CH-8037 Zürich Schweiz

Michaela Hoffet Stastny, lic. iur. MSc Psychologin
Im Koller 27
CH-8706 Feldmeilen Schweiz
e-mail: michaelastastny@netscape.net

Elisa Streuli, Dr.
Department Angewandte Psychologie
ZHAW Zürcher Hochschule für angewandte Wissenschaften
Pfingstweidstrasse 96
CH-8037 Zürich Schweiz

Agnes von Wyl, Prof. Dr.
Department Angewandte Psychologie
ZHAW Zürcher Hochschule für angewandte Wissenschaften
Pfingstweidstrasse 96
CH-8037 Zürich Schweiz
e-mail: agnes.vonwyl@zhaw.ch

Laura Maria Wade-Bohleber, MSc Psychologin
Department Angewandte Psychologie
ZHAW Zürcher Hochschule für angewandte Wissenschaften
Pfingstweidstrasse 96
CH-8037 Zürich Schweiz
e-mail: laura.wade-bohleber@zhaw.ch

Ralph Wettach, Dr. phil.
Schulpsychologischer Dienst des Kantons
St. Gallen
Müller-Friedbergstrasse 34
CH-9400 Rorschach Schweiz
e-mail: ralph.wettach@sg.ch

Verena Wüthrich-Peter, MSc Psychologin
Waltensteinsteinerstrasse 74
CH-8418 Schlatt bei Winterthur Schweiz
e-mail: wuethrich.schlatt@bluewin.ch

Barbara Zimmermann, lic. phil. & MSc
Apfelweg 3
CH-5034 Suhr Schweiz
e-mail: b.zim@ziksuhr.ch

Danielle Zollinger, MSc Psychologin
Mattenhof 8b
CH-8051 Zürich Schweiz
e-mail: danielle.z@gmx.ch

Reif für den Beruf? Schwierigkeiten und Ressourcen von Jugendlichen im Berufswahlprozess

Agnes von Wyl, Filomena Sabatella, Danielle Zollinger und Belinda Berweger

© Springer-Verlag GmbH Deutschland, ein Teil von Springer Nature 2018
F. Sabatella, A. von Wyl (Hrsg.), *Jugendliche im Übergang zwischen Schule und Beruf*,
https://doi.org/10.1007/978-3-662-55733-4_1

Kapitel 1 · Reif für den Beruf? Schwierigkeiten und Ressourcen ...

3

1

1.1 Einleitung

Die Berufswahl stellt einen wichtigen Prozess im Leben von Jugendlichen dar. In einer modernen Gesellschaft ist berufliche Bildung eine grundlegende Voraussetzung für die gesellschaftliche Teilhabe und das persönliche Wohlbefinden. Berufsbildungsentscheidungen sind aber nicht nur für die Jugendlichen selbst von großer Bedeutung, sondern auch für die Gesellschaft und Wirtschaft. Am Übergang von der Schule in den Beruf müssen sich die Jugendlichen zwischen verschiedenen Ausbildungsgängen und Berufen entscheiden. In der Schweiz erfolgt die Berufswahl im internationalen Vergleich früh. Am Ende der obligatorischen Schulzeit, d. h. mit 16 Jahren, werden die Weichen gestellt, ob weiterhin eine Schule besucht oder eine Berufslehre angetreten wird. Die duale Berufslehre genießt in der Schweiz ein großes Ansehen und wird oft „Königsweg" genannt. Sie zeichnet sich durch eine hohe Durchlässigkeit aus und bietet ein breites Spektrum an Aus- und Weiterbildungen. Es gilt jedoch zu bedenken, dass die Entscheidung für eine bestimmte Berufsrichtung bei einigen der Jugendlichen möglicherweise zu früh erfolgen muss. Die Juvenir-Studie (2013) hat beispielsweise festgestellt, dass sich ein Drittel der Jugendlichen gewünscht haben, die Wahl später treffen zu können. In dieser Gruppe fiel auf, dass Mädchen hier deutlich häufiger vertreten waren. Typische Merkmale waren dabei die hohe Unschlüssigkeit bei der Wahl sowie die Angst vor der falschen Entscheidung. Daraus resultierte verständlicherweise der Wunsch, die Ausbildungswahl aufschieben zu können.

Rund zwei Drittel der Schweizer Jugendlichen entscheiden sich jeweils im letzten Jahr der obligatorischen Schulzeit für eine berufliche Grundbildung (Schellenbauer et al. 2010; Laganà und Babel 2015). Für diese Jugendlichen gilt es nun, sich für einen bestimmten Beruf zu entscheiden und eine Lehrstelle zu finden. Eine tragfähige Entscheidung für einen Beruf zu treffen, setzt bei den Jugendlichen einiges voraus: Kenntnisse über verschiedene Berufe sowie passende Fähigkeiten, aber auch Motivation, entsprechende Persönlichkeitseigenschaften und nicht zuletzt eine stabile psychische Grundkonstellation.

Doch wie geht es Jugendlichen im letzten Schuljahr psychisch und wie geht es ihnen mit der Berufswahl? Dieses Kapitel widmet sich den unterschiedlichen Faktoren, die den Entscheidungsprozess beeinflussen können.

1.2 Das duale Bildungssystem

Im dualen Bildungssystem findet die Ausbildung an zwei Lernorten statt, nämlich im Betrieb und an der Berufsschule. Die duale Ausbildung ist insbesondere im deutschsprachigen Raum verbreitet. Deutschland, Österreich und die Schweiz haben ein Berufsbildungssystem institutionalisiert, welches die Kernelemente duales Ausbildungssystem, Berufsprinzip und korporatistisch gestaltete Ausbildung aufweist (Trampusch 2010). Obschon die Systeme in den drei Ländern in ihren Grundzügen ähnlich sind, zeigen sich Unterschiede in den Details. So treten in Deutschland die Jugendlichen ihre Lehre nach Abschluss einer allgemeinbildenden Reifeprüfung an, während in Österreich und die Schweiz die Lehrlingsausbildung direkt nach Absolvierung der Schulpflicht beginnt. In Österreich besteht zudem die Möglichkeit, eine „Doppellehre" zu absolvieren. Auszubildende können also gleichzeitig eine Qualifikation in zwei (verwandten) Lehrberufen erwerben (Bliem et al. 2014). Unterschiede finden sich auch in der Zuständigkeit der Berufsbildung, welche in der Schweiz und Österreich auf Bundesebene geregelt wird, in Deutschland jedoch den Kultusministerien der Länder unterliegt (Ebner und Nikolai 2010). In allen drei Ländern soll die Durchlässigkeit zur tertiären Berufsbildung sichergestellt werden.

Das schweizerische Bildungswesen umfasst verschiedene Bildungsstufen, welche sich in einen obligatorischen und einen nicht obligatorischen Bereich aufteilen. Der obligatorische Bereich umfasst die Primarstufe (mit Eingangsstufe oder Kindergarten) sowie die Sekundarstufe I. Die einzelnen Stufen werden je nach Kanton etwas anders definiert. Der Besuch des Kindergartens ist in der Regel obligatorisch. Die Schulpflicht dauert zehn bis elf Jahre (inklusive Kindergarten). In der Sekundarstufe I werden die Schülerinnen und Schüler in allen Fächern oder in einem Teil der Fächer in Leistungsgruppen unterrichtet. Der nicht obligatorische Bereich schließt an die Schulpflicht an und umfasst die Sekundarstufe II (berufliche Grundbildung und allgemeinbildende Schulen) und die Tertiärstufe (höhere Berufsbildung außerhalb der Hochschulen und Hochschulen) sowie die Weiterbildung.

Das Bildungsangebot auf der Sekundarstufe II lässt sich in berufsspezifische und allgemeinbildende Ausbildungsangebote unterteilen. Die berufsspezifische Ausbildung verbindet Schule und Praxis (duale Berufslehre) und führt zu einem beruflichen Fähigkeitszeugnis. Die allgemeinbildenden Schulen (Fachmittelschulen oder gymnasiale Maturitätsschulen) bereiten auf ein Studium an einer Hochschule vor.

1.3 Belastungen und Ressourcen im Zusammenhang mit der Berufswahl

Der Weg von der Schule in den Beruf wird begleitet und unterstützt durch die Eltern und die Familie, durch die Auseinandersetzung mit dem Thema der Berufswahl im schulischen Unterricht, durch die Diskussionen in der Peergroup und manchmal auch durch professionelle Berufsberatung. Die meisten psychologischen Theorien über die Berufswahl betonen die Beziehung zwischen Persönlichkeitseigenschaften (z. B. Teamfähigkeit, Zuverlässigkeit, Leistungsbereitschaft) und Berufswahlreife (Selbsteinschätzungs- und Informationskompetenz). Soziologische Konzepte hingegen fokussieren mehr auf den Einfluss sozialer Herkunft und die institutionellen Determinanten wie das Berufsbildungssystem. Die Wahl eines Berufes und die Vorbereitung darauf sind Entwicklungsaufgaben, denen sich die Jugendlichen zu stellen haben. Verschiedene Faktoren unterstützten oder hemmen den Weg zu einer tragfähigen Entscheidung für eine Berufsausbildung.

1.3.1 Berufliche Sozialisation

Ein zentrales Ziel der beruflichen Sozialisation ist die Passung zwischen einem Jugendlichen und der gewählten Berufslehre. Unter Passung versteht man die Kongruenz der Fähigkeiten, Interessen und Bedürfnisse der Person und der beruflichen Umwelt. Diese berufliche Umwelt besteht aber nicht nur aus dem Beruf im engeren Sinn, sondern auch aus der Organisation, der Arbeitsstelle sowie dem Team, mit dem man zusammenarbeitet (Kristof-Brown et al. 2005). Eine hohe Passung wirkt sich vielfältig positiv aus. So sind Jugendliche mit einer hohen Passungswahrnehmung zufriedener, sie sind auch produktiver und sie haben ein geringeres Arbeitslosigkeitsrisiko nach der Lehre (Neuenschwander et al. 2012). Je intensiver der Prozess der Ausbildungs- und Berufswahl verlief, desto umfangreicher ist das Wissen der Jugendlichen über den zukünftigen Beruf und Lehrbetrieb und somit die vorweggenommene Passung. Laut Hirschi (2007) ist für diesen Schritt zentral, dass die Jugendlichen bereit sind, die Berufswahl zukunftsgerichtet zu planen, ihre Möglichkeiten aktiv zu erkunden, und dass sie über ein klares Selbstkonzept verfügen.

Kapitel 1 · Reif für den Beruf? Schwierigkeiten und Ressourcen ...

5

1

Die Passung zwischen den Jugendlichen und der gewählten Berufslehre wird jedoch von vielen Faktoren, auch externen, beeinflusst. Eine Untersuchung von Herzog et al. (2004) zeigte, wie sehr Jugendliche je nach Schultyp unterschiedlich großen Einschränkungen in der Auswahl der Anschlusslösungen (weiterführende Schulen, verschiedene Berufslehren) ausgesetzt sind. Während einigen Schülerinnen und Schülern eine große Palette an möglichen Anschlusslösungen offensteht, sind die Möglichkeiten für Jugendliche aus Schultypen mit niedrigem Leistungsniveau begrenzt. Jugendliche, die nur den Grundanforderungen der schulischen Ausbildung gerecht werden, erhalten signifikant häufiger keine Lehrstellenzusage und landen öfter in Zwischenlösungen wie Brückenangeboten als Jugendliche eines höheren Schulniveaus (Jungo 2009; Hupka-Brunner et al. 2011).

Aus verschiedenen Untersuchungen geht zudem hervor, dass neben dem Schultyp und der schulischen Leistungsfähigkeit auch die soziale Herkunft, das Geschlecht sowie der Migrationshintergrund eine wichtige Rolle bei der Berufswahl und den damit verbundenen Chancen spielen (Häfeli und Schellenberg 2009; Neuenschwander 2014). Die Untersuchungen von Haeberlin et al. (2004) zeigten, dass Mädchen eine bessere schulische Qualifikation abverlangt wird als Jungen, um eine vergleichbar attraktive Lehrstelle zu finden. Die Aussicht ausländischer Jugendlicher auf eine Lehrstelle hängt viel stärker davon ab, ob sie einen anspruchsvollen Sekundarschultyp besucht haben und gute Schulnoten vorweisen können (Haeberlin et al. 2004) als bei Jugendlichen ohne Migrationshintergrund. Der Anteil Jugendlicher mit Migrationshintergrund ist dann auch in den zweijährigen Grundbildungen deutlich höher als in den drei- oder vierjährigen Grundbildungen (Laganà und Babel 2015, Schmid et al. 2016). Es zeigte sich zudem, dass ausländische Jugendliche, die einen Arbeitsplatz gefunden haben, nur halb so oft in ihrem Wunschberuf ausgebildet werden (Diehl et al. 2016).

1.3.2 Persönliche Faktoren

Jugendliche sind mit verschiedenen Entwicklungsaufgaben gleichzeitig beschäftigt. Sie suchen ihre Identität und ihren Platz in der Gesellschaft. Sie sind dabei, den Sozialisationskontext Schule zu verlassen und sich in die Arbeitswelt einzugliedern. Im gesellschaftlichen Leben immer mehr Verantwortung zu übernehmen und sich zu etablieren ist ein wichtiger Schritt. Die Berufswahl ist ein zentraler Aspekt dieser Entwicklungsaufgabe. Aus psychologischer Sicht benötigen Jugendliche verschiedene Kompetenzen, um dieser Herausforderung gewachsen zu sein. Persönliche Faktoren spielen dabei eine zentrale Rolle. Jugendliche müssen nicht nur über verschiedene Berufe informiert sein, sie müssen sich auch Gedanken über ihre eigenen Bedürfnisse machen und darüber, wie diese mit Gegebenheiten der beruflichen Umwelt zusammenwirken. Wichtige persönliche Faktoren, welche diese Entscheidung beeinflussen können, werden im Weiteren vorgestellt.

Ein stabiles Selbstkonzept hilft, den Übergang von der Schule in die Berufsausbildung gut zu bewältigen. Im Selbstkonzept enthalten sind Selbstwahrnehmungen, aber auch Bewertungen der eigenen Begabungen, Interessen und Fähigkeiten. Das Selbstkonzept gilt als elementarer Teil der Identität. Dessen Entwicklung ist allerdings abhängig von Bildungserfahrungen, Eigenaktivität und elterlicher Unterstützung (Strasser und Bojanowski 2011). Dieses Wissen über sich selbst ist unerlässlich, um Berufswahlkompetenz zu erlangen. Hirschi (2011) konnte zeigen: Je besser das Selbstwertgefühl und die verallgemeinerte Selbstwirksamkeit war, desto höhere Werte wurden bei der Berufswahlbereitschaft erreicht. Jugendliche müssen also bereits vor der Berufswahl über ein gewisses Selbstkonzept verfügen, welches sich mit der erfolgreichen Wahl und Bewältigung der Lehre weiterentwickelt.

1

Ein weiterer wichtiger persönlicher Faktor, welcher sich positiv auf das berufliche Weiterkommen auswirkt, ist die emotionale Kompetenz (z. B. Bubic und Ivanesevic 2016). Es zeigt sich, dass emotionale Kompetenz ein positiver Prädiktor ist für Selbstwirksamkeit bei Karriereentscheidungen. Dieser Zusammenhang könnte ein Hinweis dafür sein, dass eine bessere Kontrolle der eigenen Emotionen eine Vorbedingung darstellt für eine erhöhte Selbstwirksamkeit oder die Fähigkeit, sich als Individuum zu sehen, welches fähig ist, eine fordernde Aufgabe wie die Berufswahl erfolgreich zu meistern.

Selbststeuerung beschreibt die Fähigkeit, sich selbst zu lenken und zu führen. Dies gelingt nur, wenn man Wissen über die eigenen psychischen Prozesse verinnerlicht hat, aus bisherigen Erfahrungen lernen kann und der Überzeugung ist, dass eine Steuerung möglich ist (Müller 2004). Zum Beispiel wählen Personen, die Selbstregulierungsfähigkeit in Entscheidungszusammenhängen besitzen, eher Arbeitsplätze von guter Passung (Eun et al. 2013). Man geht dabei davon aus, dass Personen, die dazu fähig sind, sich ein realistisches Bild über sich selbst zu machen und dieses mit den Anforderungen der angestrebten Karriere in Zusammenhang zu bringen, eher eine gute Passung erreichen zwischen den eigenen Möglichkeiten und Wünschen und den Anforderungen der gewählten Karriere. Bezogen auf die Berufswahl bedeutet Selbststeuerung, dass eigene Ziele verfolgt werden können und eine stabile berufliche Identität gebildet werden kann (Baumann und Kuhl 2005).

Ein weiteres interessantes Konzept im Zusammenhang mit der Berufswahl ist das der Hoffnung. Hoffnung definiert man in der Psychologie als die Visualisierung möglicher Wege und erreichbarer Ziele. Hoffnungsvolle Menschen sind selbstbewusster und handlungsorientierter, was die Zielerreichung angeht. Untersuchungen von Hirschi et al. (2015) zeigten: Je hoffnungsvoller ein Berufswähler ist, desto mehr erkundet er seine beruflichen Möglichkeiten und setzt er sich mit seiner Laufbahn auseinander.

Auf die Bedeutung der Entschiedenheit weisen die Untersuchung von Savickas (1984) und die Juvenir-Studie (2013) hin. Beide Untersuchungen konnten nachweisen, dass die Berufswahlbereitschaft zu einem großen Teil davon abhängig ist, ob die Jugendlichen über eine ausgereifte Entschiedenheit im Prozess der Wahl des Berufs verfügen, ob sie sich also mit Überzeugung für einen Beruf entscheiden können.

Die Berufsfindung ist schließlich ein komplexer Entscheidungsprozess. Dieser Prozess ist in doppeltem Sinn herausfordernd. Die Jugendlichen sind gefordert, einen Beruf zu finden, welcher ihren Interessen und Fähigkeiten entspricht, gleichzeitig müssen sie sich aber auch den Bedingungen des Arbeitsmarkts anpassen (Brüggemann und Rahn 2013). Der Entscheidungsprozess kann nur dann zufriedenstellend stattfinden, wenn die jeweilige Person ein klares Bild über sich selbst hat und gleichzeitig ein sehr gutes Wissen über die vorhandenen Berufswahlmöglichkeiten besitzt (Parsons 1990).

1.3.3 Soziale Unterstützung

Jugendliche stützen sich in der Berufswahlphase zum einen zwar schon auf Informationen über die verschiedenen Berufe, aber mehr noch auf die Meinung von Personen in ihrem Umfeld wie Eltern oder Lehrpersonen, aber auch Peers (Neuenschwander und Hartmann 2011). Sie lassen sich in ihrer Entscheidung von positiven Gefühlen und durch Ratschläge von Vertrauenspersonen leiten. Innerfamiliäre Prozesse bestimmen mit, wie der Berufswahlprozess bewältigt wird (Kracke und Noack 2005; Neuenschwander 2008): Dabei ist eine

Kapitel 1 · Reif für den Beruf? Schwierigkeiten und Ressourcen …

7

1

positive Elternbeziehung Voraussetzung dafür, dass Eltern Jugendliche im Berufswahlprozess aktiv unterstützen und dass die Jugendlichen diese Unterstützung annehmen können (Kracke und Noack 2005). Die soziale Unterstützung der Eltern kann helfen, dass Jugendliche zu einer umsichtigen Entscheidung gelangen können: Die Jugendlichen setzen sich intensiver mit der Informationssuche auseinander (Dietrich und Kracke 2009). Insbesondere die Unterstützung des Vaters scheint für die Entwicklung der beruflichen Ziele relevant zu sein (Pruisken et al. 2016): Jungen profitieren davon, wenn sich der Vater stärker engagiert als die Mutter; bei Mädchen wirkt sich ein Engagement beider Eltern positiv aus. Schließlich konnten Röhr-Sendlmeier und Kröger (2011) einen positiven Zusammenhang zwischen mütterlicher Berufstätigkeit, Leistungsmotivation und der Berufswahlreife der Jugendlichen nachweisen: Die Kinder berufstätiger Mütter verfügten über differenziertere berufsbezogene Vorstellungen.

Nachdem wir gesehen haben, wie unterschiedliche Faktoren die Berufswahl beeinflussen können, wird im nächsten Kapitel noch spezifischer auf Merkmale der Jugendphase eingegangen. Nicht alle Jugendlichen sind bereit, sich mit der Berufswahl auseinanderzusetzen. Einige sind möglicherweise vom Entwicklungsstand her noch nicht soweit. Bei anderen treten in diesem Alter erste psychische Beschwerden auf, welche die Berufswahl erschweren oder unmöglich machen.

1.4   Gefährdete Jugendliche

Jugendliche, die Schwierigkeiten haben, den Einstieg in die Berufsbildung und in eine berufliche Erwerbstätigkeit zu finden, wie auch den erfolgreichen Abschluss der Sekundarstufe II zu bewältigen, sind gefährdet. Es sind junge Menschen, die in einem oder mehreren relevanten Bereichen ungünstige Voraussetzungen für den beruflichen Einstieg mitbringen (Häfeli et al. 2004). Dabei kann es sich etwa um schulische Probleme, prekäre familiäre Verhältnisse (ökonomischer, erzieherischer Art usw.), aber auch die Herkunft aus einer anderen Kultur oder um körperliche oder psychische Beeinträchtigungen handeln.

Jugendliche mit gesundheitlichen Schwierigkeiten (physisch und psychisch) oder problematischen Verhaltensweisen stehen zum Teil internen, zum Teil externen Barrieren für die Berufswahl und die berufliche Entwicklung gegenüber. Eine weitere wichtige Kompetenz ist somit, Schwierigkeiten und Probleme wahrnehmen und realistisch einschätzen zu können. Problemwahrnehmung und die Bereitschaft, diese zu äußern, stimmen gemäß Seiffge-Krenke (1986) bei Jugendlichen jedoch oft nicht überein. Zum Beispiel fällt die Wahrnehmung psychischer Symptome den Jugendlichen schwerer als die körperlichen Symptome (Seiffge-Krenke 1994). Mit anderen über psychische Probleme zu sprechen oder eine irgendwie wahrgenommene Andersartigkeit zuzugeben, widerstrebt dem Wunsch nach Normalität und Zugehörigkeit, der im Jugendalter meist stark ausgeprägt ist (Goldbeck und Stieglitz 2009). Zudem ist zu beobachten, dass bei Jugendlichen, die über emotionale Probleme oder Verhaltensprobleme berichten, die geschilderte Beeinträchtigung oft nicht mit der angegebenen Symptomschwere übereinstimmt (Phares und Compas 1990). Dies hat nicht zuletzt auch Auswirkungen auf die Einschätzung von gesundheits- und krankheitsrelevanten Informationen durch die Jugendlichen. Diese zeigen sich in den unterschiedlichen Beschreibungs- und Aussagemustern von Jugendlichen, Eltern und Gesundheitsexperten (Seiffge-Krenke 1994).

Psychisch beeinträchtigte Jugendliche bedürfen in vielen Fällen besondere Hilfen, um im Erwerbsleben Fuß zu fassen. Es gibt mehrere Hinweise, dass vor allem bei psychischen Störungen von Schülern sowie Auszubildenden zu spät interveniert wird. Zum Beispiel erhält ein wesentlicher Teil der Jugendlichen, die sich in epidemiologischen Studien als psychisch auffällig oder krank erweisen, keine Hilfeleistungen (Zwaanswijk et al. 2003; Petermann 2005). Jugendliche treten in der Regel über ihre Eltern in Kontakt mit Hilfseinrichtungen. Laut Teagle (2002) ist somit auch die Problemwahrnehmung der Eltern ein wichtiger Faktor in Bezug auf die Inanspruchnahme von Hilfeleistungen. In ihrer Studie fand sie heraus, dass über die Hälfte der Eltern (61 %), deren Kinder ein oder mehrere psychiatrische Diagnosen erhielten, diese Störungen zuvor nicht wahrgenommen hatten. Die Jugendlichen selbst verfügen, was psychische Krankheiten und psychische Gesundheit betrifft, nur über mangelhafte Kenntnisse; dies ist die häufigste Ursache für eine verzögerte Inanspruchnahme von Hilfe (Thompson et al. 2004). Es verwundert daher auch nicht, dass ein Teil der psychisch kranken Jugendlichen ihre Ausbildung abbrechen (Baer et al. 2015) und ein hoher Anteil bei den Langzeitarbeitslosen zu verzeichnen sind (Albers und Bruns 2006). Perspektivlosigkeit und die Befürchtung, dass die eigenen Lebenspläne vernichtet werden, können entsprechende Symptome festigen.

Im nächsten Abschnitt sollen die bisher präsentierten theoretischen Hintergründe anhand zweier empirischer Untersuchungen überprüft werden. Die beiden untersuchten Gruppen von Schülern befanden sich im letzten Schuljahr und standen im Berufswahlprozess.

1.5   Selbst- und Fremdeinschätzung von Verhaltensauffälligkeiten und -stärken bei Jugendlichen

Die erste Studie befasste sich mit dem Thema Selbst- und Fremdeinschätzung von psychischen Störungen bei Jugendlichen (Zollinger 2011). Sie verglich die Perspektiven der Eltern, der Lehrpersonen sowie der Jugendlichen hinsichtlich Verhaltensauffälligkeiten und -stärken.

1.5.1 Methode

Für die Studie wurden 32 Jugendliche aus zwei Sekundarklassen sowie deren Eltern und Klassenlehrer befragt. Fragen zu Verhaltensstärken und -auffälligkeiten aus Selbstbeurteilungs- und Fremdbeurteilungssicht sowie einige Fragen zur Inanspruchnahme von psychotherapeutischer Hilfe wurden erfasst und mit demografischen Daten ergänzt. Mittels statistischer Verfahren wurden die Selbst- und Fremdbeurteilungseinschätzungen verglichen.

Zur Datenerhebung wurde der Strengths and Difficulties Questionnaire (SDQ; Goodman 1997) eingesetzt. Der SDQ ist ein gut validiertes und weit verbreitetes Instrument zur Erfassung von Verhaltensstärken und -auffälligkeiten bei Kindern und Jugendlichen. Der Fragebogen umfasst 25 Fragen und liegt in Eltern- und Lehrerversionen sowie als Selbstbericht (ab 11 Jahren) vor. Jede Frage muss mit entweder *nicht zutreffend, teilweise zutreffend* oder *eindeutig zutreffend* eingeschätzt werden. Jeweils fünf Fragen werden den Skalen „emotionale Probleme", „Verhaltensprobleme", „Hyperaktivität", „Probleme mit Gleichaltrigen" sowie „prosoziales Verhalten" zugeordnet. Jede Skala kann einen Wert zwischen 0 und 10 erreichen. Aus den vier Skalen wird der Gesamtproblemwert (*total difficulties score*) berechnet,

9

1

Kapitel 1 · Reif für den Beruf? Schwierigkeiten und Ressourcen …

der somit einen Wert zwischen 0 und 40 erreichen kann. Die Skala „prosoziales Verhalten" wird bei der Ermittlung des Gesamtproblemwertes nicht berücksichtigt.

1.5.2 Stichprobe

32 von 33 Jugendlichen zweier Klassen einer 3. Sekundarschule (9. Schuljahr) nahmen an der Befragung teil. Die Jugendlichen waren zwischen 14 und 17 Jahre alt. Davon waren 21 Jungen und 11 Mädchen.

Die jeweils für eine Klasse zuständige Lehrperson nahm für die Jugendlichen eine Fremdbeurteilung vor; 30 Elternteile nahmen an der Untersuchung teil, 21 Eltern (63,3 %) besaßen die schweizerische Staatszugehörigkeit und 9 (27,3 %) eine andere.

1.5.3 Ergebnisse

Hilfesuchen bei wahrgenommenen Schwierigkeiten Zuerst wurde gefragt, bei wem die Schüler bei wahrgenommenen Schwierigkeiten Hilfe suchten. Gemäß der Auswertung kontaktierten sie am häufigsten die Klassenlehrperson bzw. den schulpsychologischen Dienst (jeweils 60 %). 40 % der Jugendlichen wurden bei einem Kinder- oder Hausarzt vorstellig. 20 % der Schüler gaben an, schon einmal bei einem Psychologen oder in Psychotherapie gewesen zu sein. Zudem gaben 20 % der Jugendlichen an, aufgrund von emotionalen oder Verhaltensproblemen bereits beim Schulsozialarbeiter gewesen zu sein.

Sowohl bei der Einschätzung der Eltern als auch bei der der Jugendlichen in Bezug auf emotionale Probleme lag der Anteil der grenzwertigen und auffälligen Jugendlichen bei 13,4 %. Hingegen beobachteten die Lehrpersonen kaum emotionale Probleme bei den Jugendlichen (3,3 % unauffällig).

Bei den Verhaltensproblemen lag der Anteil auffälliger Jugendlicher bei den Einschätzungen der Lehrpersonen und der Eltern höher als bei der Selbsteinschätzung der Jugendlichen; 3,3 % der Jugendlichen schätzten sich als unauffällig auf, wohingegen bei den Eltern und Lehrpersonen der Anteil unauffälliger Jugendlicher bei 20 % lag.

Bei den hyperaktiven Symptomen waren es die Eltern, die vergleichsweise wenig Auffälligkeiten wahrnahmen (6.6 % auffällig und grenzwertig), wohingegen beim Urteil der Jugendlichen und der Lehrpersonen der Anteil an grenzwertigen und auffälligen Jugendlichen höher lag (37 % bei den Jugendlichen und 33 % bei den Lehrern).

In Bezug auf Probleme im Umgang mit Gleichaltrigen berichteten ähnlich viele Jugendliche grenzwertige und auffällige Werte (17 %) wie die Lehrpersonen (20 %); wiederum sahen die Eltern mehr problematisches Verhalten und schätzen einen größeren Anteil als grenzwertig und auffällig ein (37 %).

In der Skala „prosoziales Verhalten" waren die Einschätzungen sehr unterschiedlich. Von den Jugendlichen schätzten sich 23 % im grenzwertigen und auffälligen Bereich ein. Die Lehrpersonen sahen 53 % der Jugendlichen im grenzwertigen und auffälligen Bereich. Die Eltern sahen bei dieser Skala am wenigsten grenzwertiges und auffälliges Verhalten, nämlich nur bei 17 %.

Bei der Gesamtproblemskala sahen sich am wenigsten Jugendlichen als grenzwertig, nämlich nur 6,7 %. In den Einschätzungen der Lehrpersonen und der Eltern lagen hingegen mehr Jugendliche im grenzwertigen und auffälligen Bereich, nämlich jeweils 13 % (◨ Abb. 1.1).

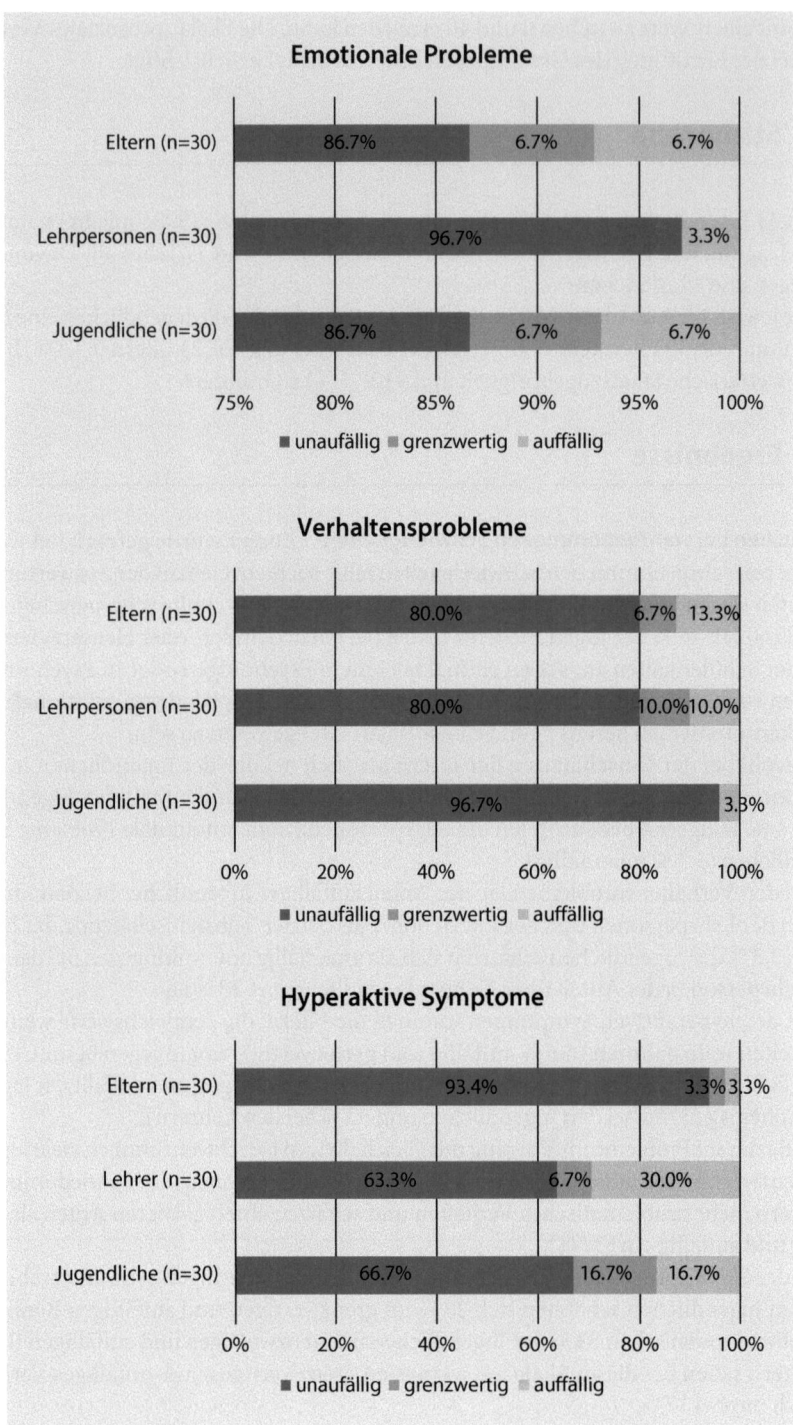

Abb. 1.1 Kategoriale Ergebnisse der SDQ-Skalen in der Beurteilung der Jugendlichen, Eltern und Lehrpersonen (Angaben in Prozent)

11   1

Kapitel 1 · Reif für den Beruf? Schwierigkeiten und Ressourcen …

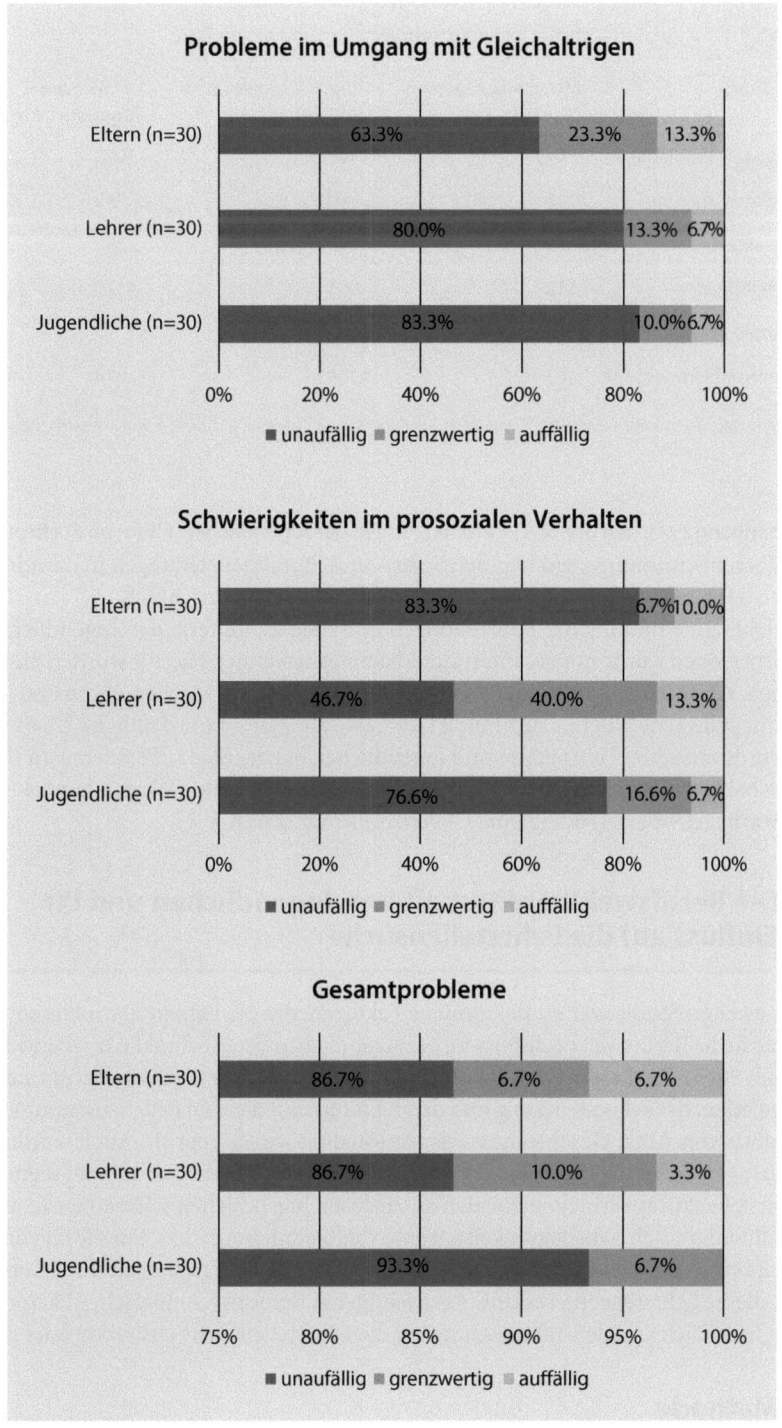

◼ Abb. 1.1   (Fortsetzung)

◻ Tab. 1.1 Interraterreliabilität für Eltern, Lehrpersonen und Jugendliche

SDQ-Skala	Eltern × Lehrperson (N = 30)	Eltern × Jugendliche (N = 30)	Lehrperson × Jugendliche (N = 30)
Emotionale Probleme	–.042	.167	–.023
Verhaltensprobleme	.216	–.040	–.045
Hyperaktivität	–.008	.0	.226
Gleichaltrige	.118	.091	.472**
Prosoziales Verhalten	.066	.068	.0
Gesamtproblemwert	.167	.286*	–.084

Anmerkung. Signifikanz (2-seitig), ** auf dem 1 %-Niveau signifikant, *auf dem 5 %-Niveau signifikant.

Zusammenhang zwischen den SDQ-Einschätzungen der Jugendlichen, Eltern und Lehrpersonen
Die Übereinstimmung zwischen den Selbst- und Fremdbeurteilungen in den einzelnen Aspekten wie auch im Gesamtproblemwert wird in ◻ Tab. 1.1 ersichtlich.

Die Übereinstimmung der Beurteilungen zwischen den Eltern, den Jugendlichen und den Lehrpersonen wurde mit der Interraterreliabilität berechnet. Hierfür wurden die jeweiligen Kappa-Werte berechnet. Beim Gesamtproblemwert gab es zwischen Eltern und Jugendlichen eine schwache Übereinstimmung (K = .286, p < .005). Eine deutliche Übereinstimmung wurde zwischen Lehrperson und Jugendlichen bei der Skala „Probleme im Umgang mit Gleichaltrigen" erreicht (K = .472, p < .001). Bei den restlichen Werten handelte es sich um schwache (.1 < K < .4) oder keine Übereinstimmungen (K < .1).

1.6   Die Berufswahlbereitschaft von Jugendlichen und ihr Einfluss auf die Lehrstellensuche

Ziel der zweiten Studie war es, persönliche Faktoren, die die Lehrstellensuche sowie den Übergang in die Berufswelt beeinflussen, bei Jugendlichen der 9. Schulklasse zu untersuchen (Berweger 2015). Zu diesem Zweck wurden einzelne Aspekte des Selbstkonzepts, der Emotionsregulation, der Selbststeuerung und deren Einfluss auf die Lehrstellenzusage untersucht. Der Einfluss von Alter, Geschlecht sowie Nationalität wurde geprüft. Auch wurde untersucht, ob Jugendliche, die eine hohe Entschlossenheit bezüglich der Berufswahl zeigten, eher eine Lehrstellenzusage erhielten. Bei den arbeitslosen Jugendlichen sollte außerdem eruiert werden, inwiefern sich Arbeitslosigkeit auf das Wohlbefinden auswirkt. Für die Jugendlichen, die bereits eine Lehrstelle gefunden hatten, war hingegen die Frage nach ihrer Zufriedenheit mit dieser Lehrstelle interessant. Als wichtiger äußerer psychologischer Faktor wurde untersucht, ob sich soziale Unterstützung auf die Lehrstellensuche auswirkte oder nicht.

1.6.1   Methode

In der Querschnittsuntersuchung wurden Daten zu persönlichen Faktoren von Jugendlichen in der Übertrittphase von Schule zu Beruf erfasst und mit demografischen Daten ergänzt. Insbesondere wurde erfragt, ob die Jugendlichen bereits die Zusage für eine Lehrstelle haben. Anhand eines

Kapitel 1 · Reif für den Beruf? Schwierigkeiten und Ressourcen ...

13   1

logistischen Regressionsmodells wurde anschließend der Einfluss der verschiedenen Eigenschaften sowie der demografischen Daten auf die Wahrscheinlichkeit einer Lehrstellenzusage gemessen.

Die Datenerhebung basierte auf der Selbsteinschätzung von Jugendlichen. Dazu wurden Schüler verschiedener Klassen des 9. Schuljahrs (Sekundarstufe I) befragt. Der für diese Arbeit zusammengestellte Fragebogen erfasst die persönlichen Faktoren Problembewältigung, Selbstwertschätzung, Verhaltens- und Entscheidungssicherheit, Kontakt- und Umgangsfähigkeit, Emotionsregulation und Selbstkontrolle sowie Entschlossenheit. Er setzt sich zusammen aus Subskalen der Frankfurter Selbstkonzeptskalen (FSKN) und den Skalen zum Erleben von Emotionen (SEE). Fragen zur Entschlossenheit und zur sozialen Unterstützung wurden anhand des Konzepts der beruflichen Entschlossenheit nach Savickas (1984) selbst kreiert.

Mit den Frankfurter Selbstkonzeptskalen (FSKN; Deusinger 1986) wurde in der Untersuchung das Selbstkonzept der Jugendlichen erhoben. Die FSKN bestehen aus zehn Skalen. Davon wurden in dieser Untersuchung nur vier verwendet: Allgemeine Problembewältigung, Selbstwertschätzung, Verhaltens- und Entscheidungssicherheit sowie Kontakt und Umgangsfähigkeit. Für einen jeweiligen Gesamtwert der Skalen wurden die Werte aufsummiert.

Für die Erfassung der Emotionsregulation und des Erlebens von Selbstkontrolle wurden die Skalen zum Erleben vom Emotionen (SEE; Behr und Becker 2004) eingesetzt. Der SEE enthält insgesamt 42 Items. Für diese Arbeit wurden zwei Skalen genutzt: Die Skala Emotionsregulation umfasst 4 Items, die Skala Selbstkontrolle 6 Items. Emotionsregulation wird von den Autoren der SEE als die Fähigkeit beschrieben, eigene Emotionen zu verändern, sich also je nach Situation zu stimulieren oder zu beruhigen. Die Fähigkeit zur Selbstkontrolle beschreiben sie als die Eigenschaft, das eigene Verhalten nicht durch Emotionen steuern zu lassen.

Schließlich wurden beruhend auf dem Konzeptverständnis der beruflichen Entschiedenheit nach Savickas (1984) sechs Fragen zur Entschlossenheit gestellt. Diese beziehen sich auf das emotionale Befinden in der aktuellen Situation, die Klarheit über den Wunschberuf und die soziale Unterstützung. Jugendlichen mit einer Lehrstelle wurden folgende drei Fragen gestellt: „Wie zufrieden bist du mit deiner Lehrstelle?", „Entspricht deine Lehrstelle deinem Wunschberuf?" und „Wie stark wurdest du in deiner Berufswahl von deinem Umfeld unterstützt?". Den Jugendlichen ohne eine Lehrstelle wurden folgende drei Fragen gestellt: „Für wie belastend empfindest du den Berufswahlprozess?", „Weißt du schon, was du einmal arbeiten möchtest?" und „Wie stark wirst du in deiner Berufswahl von deinem Umfeld unterstützt?". Die Fragen wurden unter der Variablen „Entschlossenheit" zusammengefasst.

1.6.2 Stichprobe

Für die Rekrutierung der Schüler wurden verschiedene Klassen des 9. Schuljahrs im Kanton Zürich angeschrieben. Insgesamt wurden 235 Fragebogen ausgefüllt, wovon jedoch nur 163 (69,4 %) vollständig ausgefüllt wurden. Dabei handelte es sich um 72 Mädchen und 91 Jungen im Alter von 14 bis 16 Jahren.

1.6.3 Ergebnisse

Persönliche Faktoren und Vorhandensein einer Lehrstelle Die persönlichen Faktoren Problembewältigung, Selbstwertschatzung, Verhaltens- und Entscheidungssicherheit, Kontakt- und Umgangsfähigkeit, Emotionsregulation und Selbstkontrolle sowie Entschlossenheit wurden in einer Regressionsanalyse als unabhängige Variablen eingesetzt, um die abhängige Variable „Vorhandensein einer Lehrstelle" zu erklären. Die Ergebnisse zeigten, dass Entschlossenheit die

◘ Tab. 1.2   Lehrstellenzusage und Nationalität in der Studienpopulation (Häufigkeitstabelle)

	Lehrstellenzusage				Total	
	mit		ohne			
Nationalität	%	n	%	n	%	n
Schweiz	22,7	37	18,4	30	41,1	67
Ausland	22,1	36	36,8	60	58,9	96
Total	44,8	73	55,2	90	100	163

bedeutendste Eigenschaft war, um das Vorhandensein einer Lehrstelle vorherzusagen, gefolgt von der Kontaktfähigkeit. Eine hohe Entschlossenheit und eine hohe Kontaktfähigkeit scheinen somit eine Lehrstellenzusage zu begünstigen.

Eine gut ausgeprägte Emotionsregulation hingegen scheint sich negativ auf das Vorhandensein einer Lehrstelle auszuwirken: Jugendliche mit einer gut ausgeprägten Emotionsregulation verfügten mit geringerer Wahrscheinlichkeit über eine Lehrstelle als solche mit einer schlecht ausgeprägten. Bezüglich den untersuchten Subgruppen konnte festgestellt werden, dass das Alter der Jugendlichen kaum einen Einfluss auf die Wahrscheinlichkeit einer Lehrstellenzusage hatte.

Geschlechtsunterschiede ließen sich ausschließlich in der Dimension Selbstwertschätzung erkennen. Männliche Jugendliche verfügten über einen deutlich höheren Selbstwert als weibliche Jugendliche. Hinsichtlich der unterschiedlichen Nationalitäten der Jugendlichen ließen sich keine signifikanten Unterschiede innerhalb der persönlichen Faktoren finden. Allerdings verfügten die ausländischen Jugendlichen seltener über eine Lehrstelle als Schweizer Jugendliche, was in ◘ Tab. 1.2 veranschaulicht wird.

Bezüglich des Migrationshintergrunds zeigten die Ergebnisse auf, dass die Klassenzusammensetzung einen bedeutenden Einfluss auf die Lehrstellenzusage hat. Je mehr Jugendliche

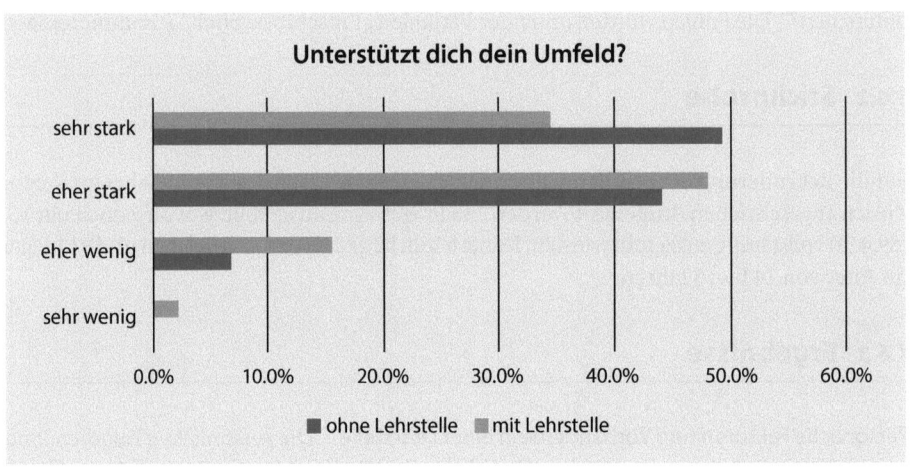

◘ Abb. 1.2   Erfahrene soziale Unterstützung im Vergleich zwischen Jugendlichen mit und ohne Lehrstelle

Kapitel 1 · Reif für den Beruf? Schwierigkeiten und Ressourcen …

15   1

mit Migrationshintergrund in einer Klasse waren, desto größer war die Wahrscheinlichkeit für alle Schüler der Klasse, zum Zeitpunkt der Erhebung keine Lehrstelle zu besitzen.

Zufriedenheit mit der Situation   Die meisten Jugendlichen, die eine Lehrstelle besaßen, waren mit dieser zufrieden (86,3 %). Auch berichteten diese Jugendlichen sehr oft, dass diese Stelle auch ihrem Wunschberuf entspreche (93,1 %). Für die meisten Jugendlichen ohne Lehrstelle stellte der Prozess der Berufswahl eine Belastung dar. 81 % der befragten Jugendlichen ohne eine Lehrstellenzusage empfanden den Prozess der Berufswahl größtenteils als belastend. Ein wesentlicher Unterschied zwischen Jugendlichen mit und ohne Lehrstellenzusage zeigte sich in der wahrgenommenen sozialen Unterstützung. Jugendliche mit einer Lehrstelle erfuhren in ihrem Umfeld deutlich mehr soziale Unterstützung als Jugendliche ohne Lehrstelle (◘ Abb. 1.2).

1.7   Zusammenfassung und Schlussfolgerungen

Die erste in diesem Kapitel vorgestellte Studie konnte bestätigen, dass Eltern und Lehrpersonen in den Fremdbeurteilungen sowie Jugendliche in der Selbstbeurteilung der Verhaltensauffälligkeiten verschiedene Sichtweisen, aber jeweils auch wichtige Aspekte des Problemverhaltens abbilden. Lehrpersonen sind wichtige Informanten bei Schwierigkeiten der Jugendlichen im Umgang mit Gleichaltrigen in der Schule. Das Fremdurteil der Lehrpersonen in Bezug auf die Wahrnehmung von Hyperaktivitätsstörungen wird als besonders aussagekräftig betrachtet, da es mit der Einschätzung der Jugendlichen weitgehend übereinstimmt. In Bezug auf emotionale Probleme gibt es bei den Lehrerbeurteilungen keine Übereinstimmung mit den Aussagen der Jugendlichen und Eltern. Lehrpersonen schätzen emotionale Probleme bei Jugendlichen als geringer ein als diese selbst und als deren Eltern.

Wenn es um das Ausmaß des subjektiven Leidens oder um verdeckte emotionale Probleme geht, sind Jugendliche wichtige Informanten. Die Selbsturteile der Jugendlichen scheinen jedoch limitiert, wenn es darum geht, anhand der Symptome die Beeinträchtigung zu ermitteln. Durch ihre Mittelposition zwischen Jugendlichen und Lehrpersonen sind Eltern in der Lage, internalisierende wie auch externalisierende Verhaltensprobleme zu erkennen. Ihre emotionale Involviertheit kann ihre Wahrnehmung jedoch auch einschränken.

Die Unterschiede in den Beurteilungen der Lehrpersonen und der Eltern werden vermutlich dadurch verursacht, dass ein Problemverhalten in verschiedenen Situationen unterschiedlich ausgeprägt ist. Schon Achenbach et al. (1987) konnten aufzeigen, dass Beurteilende, die ein Kind in verschiedenen Kontexten erleben, wenig Übereinstimmung zeigen.

Abschließend lässt sich sagen, dass die Probleme der Jugendlichen im Umgang mit anderen sowie ihre emotionalen Probleme kontextabhängig sind. Dabei werden Lehrpersonen vermutlich häufiger die Probleme Jugendlicher im Umgang mit den Peers beobachten, während Eltern zu Hause eher mitbekommen, wenn die Tochter oder der Sohn niedergeschlagen ist.

Die Ergebnisse unserer Studie lassen sich mit einer größeren Stichprobe vergleichen, den Schweizer Daten des KIDSCREEN-Projekts „Screening for and Promotion of Health-Related Quality of Life in Children and Adolescents – a European Public Health Perspective". Bei der KIDSCREEN-Studie schätzten Eltern und Jugendliche die emotionalen Probleme als weniger auffällig ein als in unserer Stichprobe (Eltern: 93,4 % unauffällig, Jugendliche 94,3 %).

Größere Unterschiede in der Einschätzung bestehen bei den Verhaltensproblemen: in der KIDSCREEN-Studie schätzten nur 3,2 % der Eltern die Jugendlichen als auffällig ein, während es in unserer Stichprobe 13,3 % sind. Eine weitere Diskrepanz in der Einschätzung findet man bei den hyperaktiven Symptomen. In der KIDSCREEN-Studie schätzen sich 80,6 % als unauffällig und ca. 9,5 % als grenzwertig oder auffällig ein. Unsere Stichprobe scheint sich diesbezüglich als belasteter wahrzunehmen.

Von den in der zweiten vorgestellten Studie erfassten persönlichen Faktoren Problembewältigung, Selbstwertschätzung, Verhaltens- und Entscheidungssicherheit, Kontakt- und Umgangsfähigkeit, Emotionsregulation und Selbstkontrolle sowie Entschlossenheit erwiesen sich insbesondere die Entschlossenheit als auch die Kontaktfähigkeit als wichtige Prädiktoren für eine Lehrstellenzusage. Allerdings ist es schwer zu sagen, ob das durch den Fragebogen erhobene Konstrukt „Entschlossenheit" auch immer mit reiflichen Überlegungen einhergeht und eine richtige Wahl getroffen wird. Überrascht hat das Resultat, dass Schüler, die über eine hohe Fähigkeit zur Emotionsregulation verfügten, seltener eine Lehrstellenzusage vorweisen konnten. Allenfalls könnte dies ein Hinweis dafür sein, dass Jugendliche, die viele Rückschläge im Prozess der Berufswahl erleben, an emotionaler Reife dazugewinnen und ein höheres Maß an Emotionsregulation erlangen. Die Ergebnisse könnten aber auch darauf hinweisen, dass Jugendliche mit einer hohen Emotionsregulation besser wissen, was für eine Lehrstelle sie möchten. Aufgrund ihrer genauen Vorstellungen sind sie auch eher bereit, den Prozess der Suche zu verlängern und sich den damit verbundenen negativen Emotionen zu stellen. Jugendliche mit einer geringen Emotionsregulationsfähigkeit hingegen neigen vermutlich eher dazu, sich dem Druck, eine Lehrstelle finden zu müssen, zu beugen und eine Lehrstelle anzunehmen, auch wenn diese nicht ihren ursprünglichen Vorstellungen entspricht.

Soziodemografische Merkmale scheinen kaum Einfluss auf die persönlichen Faktoren zu haben. Der einzige Unterschied zeigte sich zwischen Frauen und Männern im Selbstwertvergleich: Frauen zeigten einen deutlich geringeren Selbstwert als Männer. Auch bei der Juvenir-Studie (2013), die zwar nicht spezifisch auf den Selbstwert von Jugendlichen einging, zeigte sich, dass weibliche Jugendliche bei der Berufswahl häufiger unsicher sind (28 %) als männliche (15 %). Auch die Resultate von Creed et al. (2005) deuten auf größere Schwierigkeiten bei der Berufswahl seitens junger Frauen hin. Obwohl sie mehr Kenntnisse über die Arbeitswelt (kognitive Komponente) aufwiesen, zeigten sie niedrigere Werte in der beruflichen Entschiedenheit im Vergleich zu jungen Männern.

Der Migrationshintergrund scheint einen Einfluss auf die Lehrstellenzusage zu haben. Gründe unterschiedlicher Natur könnten hierfür verantwortlich sein. In der Juvenir-Studie (2013) wurde z. B. festgestellt, dass fast zwei Drittel der Jugendlichen ohne Migrationshintergrund dem entschiedenen Berufswahltyp zuzuordnen sind, d. h., sie haben eine klare Vorstellung davon, welchen Beruf sie erlernen wollen. Bei den Jugendlichen mit Migrationshintergrund liegt dieser Anteil mit 46 % erheblich niedriger. Müller (2001; zitiert n. Müller 2009, S. 71) belegt, dass Jugendliche mit Migrationshintergrund im nachobligatorischen Bildungssystem generell untervertreten sind. Dies ist auch dann der Fall, wenn nur jene berücksichtigt werden, die die obligatorische Schule in der Schweiz durchlaufen haben und für die die Beherrschung der lokalen Umgangssprache keine Barriere bei der Berufswahl darstellt. Ein weiterer interessanter Befund aus dem Bildungsbericht Schweiz (2014) zeigt, dass Jugendliche mit Migrationshintergrund signifikant weniger häufig eine berufliche Ausbildung absolvieren wollen als Jugendliche ohne Migrationshintergrund, was vor allem durch die Eltern beeinflusst ist, da diese sich signifikant häufiger einen gymnasialen Abschluss für ihre Kinder wünschen.

Kapitel 1 · Reif für den Beruf? Schwierigkeiten und Ressourcen …

17

1

Für Neuenschwander (2013) ist die soziale Unterstützung vor allem deshalb von Relevanz, weil Jugendliche im Alter von 14 bis 17 Jahren mit der Entscheidung für einen Beruf und der Suche nach einer Lehrstelle meist noch überfordert seien. Zudem fehlt Eltern von ausländischen Jugendlichen oder aus sozial benachteiligten Familien oftmals das nötige Wissen über das schweizerische Bildungssystem sowie auch über die unterschiedlichen Berufe, was ihre Unterstützung im Berufswahlprozess erschwert. Auch damit erklärt sich der höhere Anteil an ausländischen Jugendlichen ohne Lehrstellenzusage.

Der Einstieg ins Berufsleben sowie der Berufswahlprozess werden durch eine gute soziale Unterstützung erleichtert. Das Ergebnis, dass Jugendliche mit einer Lehrstelle deutlich mehr soziale Unterstützung bekommen als Jugendliche ohne Lehrstelle, ist erwartungskonform.

1.8   Fazit für die Praxis

Die Ergebnisse der vorliegenden Untersuchungen liefern wichtige Ansatzpunkte für die Verbesserung des Berufswahlprozesses von Jugendlichen: für die Betroffenen selbst, für ihr soziales Umfeld, für die Lehrpersonen sowie für die Arbeitgeber. Jugendliche schätzen ihr Verhalten anders ein als ihre Eltern, und diese haben wiederum eine andere Sichtweise als die Lehrpersonen. Alle jedoch erfassen wichtige Teilaspekte des Problemverhaltens. Im Zusammenspiel führen diese Sichtweisen nicht nur zur möglichen Früherkennung einer psychischen Störung, sondern können im Berufswahlprozess genutzt werden: Jugendlichen können vonseiten der Eltern und der Lehrpersonen Unterstützungsangebote gemacht werden. Es konnte aufgezeigt werden, dass Aspekte wie Entschlossenheit, Kontakt- und Umgangsfähigkeit dazu beitragen, eine Lehrstelle zu finden. Solche Persönlichkeitseigenschaften, die sich positiv auf eine Lehrstellenzusage auswirken, sollten aktiv gefördert werden.

Nicht nur Eltern mit Migrationshintergrund, sondern auch sozial benachteiligte oder bildungsferne Eltern vermögen ihre jugendlichen Kinder häufig nicht optimal zu begleiten und zu unterstützen. Es sind daher Angebote zu schaffen, die sie zu einer passenden Unterstützung befähigen.

Dass eine Lehrstellenzusage nicht automatisch auf einen erfolgreichen Berufswahlprozess schließen lässt, zeigen die vielen Lehrabbrüche. Hier stellt sich die Frage nach dem richtigen Zeitpunkt für die Lehrstellensuche. Laut Grimm (2009) sollte niemand, der noch nicht bereit dazu ist, einen Beruf wählen müssen. In der Diskussion um den richtigen Zeitpunkt für die Berufslehre zeigt sich, dass sich ökonomische und psychologische Kriterien in die Quere kommen. Die psychologische sowie pädagogische Sichtweise betont die Wichtigkeit der Identitätsfindung und Selbstkenntnis im Berufswahlprozess; die wirtschaftliche Sichtweise fokussiert eher Faktoren wie Effizienz und Leistung. Diesen Widerspruch gilt es, aufzulösen und einen gemeinsamen Konsens zu finden. So könnten sicherlich viele Lehrabbrüche verhindert werden, und Jugendliche würden über eine gefestigtere berufliche Identität verfügen.

Kommentar aus der Praxis

Marc Schreiber, Zentrumsleitung Berufs-, Studien- und Laufbahnberatung ZHAW

In diesem Kapitel wurde der Berufs- und Ausbildungswahlprozess aus drei Perspektiven beleuchtet: aus der Perspektive der Jugendlichen, der Eltern und der Lehrpersonen. Dadurch wurden zentrale Komponenten, welche die Entwicklung einer beruflichen Identität unterstützen können, aufgeführt und besprochen. Jugendliche sind bei dieser Entwicklungsaufgabe auf authentisches und kongruentes Feedback aus ihrem Umfeld angewiesen. Nur so können sie in der schnelllebigen (Arbeits-)Welt ein einigermaßen akkurates Bild von sich selbst und der Arbeitswelt entwickeln.

Aus meiner Erfahrung als Berufs-, Studien- und Laufbahnberater kann ich insbesondere die Wichtigkeit der Unterstützung der Eltern hervorheben: Jugendliche bei ihrer Berufswahl zu unterstützen bedeutet, diese zwar zu begleiten, aber gleichzeitig auch darauf zu achten, dass sie ihre Entwicklung selbstgesteuert durchlaufen können. Das bedeutet auch, loslassen zu können und den Jugendlichen dadurch zu ermöglichen, ihre berufliche Identität auf der Basis eigener positiver und auch negativer Erfahrungen zu entwickeln. „Negative" Erfahrungen im Sinne von Absagen auf Bewerbungen für Lehrstellen, für die der Jugendliche zu wenig Herzblut zum Ausdruck bringt oder der schulische Leistungsausweis nicht gut genug erscheint, können wichtig sein für die berufliche Entwicklung: Sie können dem Jugendlichen signalisieren, dass ein Plan B nötig ist, oder ihn erst recht anspornen, das Ziel noch hartnäckiger zu verfolgen. Beides kann richtig sein, je nach individueller Situation. Unter anderem durch solche Erfahrungen entwickeln sich Kompetenzen wie eine hohe Entschlossenheit. Diese hat sich im Kapitel für eine Lehrstellenzusage als wichtig herausgestellt.

Als Berufs-, Studien- und Laufbahnberater lege ich den Fokus auf die Jugendlichen, respektive deren Interessen, Werte, Kompetenzen und auch Persönlichkeitseigenschaften. Auf dieser Basis wird die Berufs- und Ausbildungswelt exploriert und der Übergang von der Schule in den Arbeits- oder Hochschulalltag in Angriff genommen. Gemäß dem Kapitel begünstigen Metakompetenzen wie hohe Entschlossenheit und hohe Kontaktfähigkeit eine Lehrstellenzusage. Das deckt sich mit meiner Erfahrung in der Praxis: Wer entschlossen ist, kann sich selbst und die eigenen Bedürfnisse besser artikulieren. Im Bewerbungsgespräch für eine Lehrstelle ist das ein zentraler Punkt. Einige Jugendliche sind dabei auch auf Unterstützung seitens der Berufs-, Studien- und Laufbahnberatung angewiesen. Die Kontaktfähigkeit ist wichtig, weil Jugendliche, die es schaffen, einen guten Kontakt zum Gegenüber aufzubauen, ihre zentralen Anliegen auch adressatengerecht mitteilen können.

Darüber hinaus erachte ich die in diesem Kapitel ebenfalls beschriebene Selbststeuerung sowie Offenheit als zentrale Kompetenzen für eine gelingende Berufswahl im Sinne der Entwicklung und Schärfung der beruflichen Identität. Die Selbststeuerung bringt zum Ausdruck, dass sich ein Jugendlicher im komplexen Prozess der Berufswahl kontinuierlich reflektiert und aktualisiert. In der Praxis erlebe ich immer wieder Jugendliche, die dabei sehr gefordert sind: Viele versuchen (manchmal auch angeleitet durch die Eltern oder andere Personen aus ihrem Umfeld), den Berufswahlprozess einseitig analytisch-rational anzugehen und eine objektive Passung anzustreben. Bei der Vielfalt an beruflichen und schulischen Möglichkeiten und aufgrund der Schnelllebigkeit der Arbeitswelt ist ein solches Vorgehen wegen der hohen Komplexität nicht immer erfolgsversprechend. Es ist sinnvoll, im Berufswahlprozess auch intuitiv vorzugehen und sich beispielsweise von einer großen Begeisterung für ein Thema oder für eine Unternehmung leiten zu lassen. Die Eigenschaft oder Kompetenz der Offenheit suggeriert, dass man trotz klarer Vorstellung, was man möchte, bereit ist, neue Chancen zu erkennen und diese auch zu nutzen, wenn sie am Horizont auftauchen. Das gelingt einem eher, wenn man den Berufswahlprozess nicht als einmalige Entscheidung, sondern als kontinuierliche Entwicklung betrachtet.

Kapitel 1 · Reif für den Beruf? Schwierigkeiten und Ressourcen …

19

1

Literatur

Achenbach, T. M., McConaughy, S. H., & Howell, C. T. (1987). Child/adolescent behavioral and emotional problems: Implications of cross-informant correlations for situational specificity. *Psychological Bulletin, 101*(2), 213.

Albers, M., & Bruns, M. (2006). Probleme der beruflichen Rehabilitation psychisch kranker Menschen – Ein einfaches Verfahren zur Erkennung von Personen mit erhöhtem Risiko für vorzeitigen Abbruch einer Maßnahme. *Gesundheitswesen, 68*(11), 697–703.

Baer, N., Altwicker-Hàmori, S., Juvalta, S., Frick, U., & Rüesch, P. (2015). Profile von jungen IV-Neurentenbeziehenden mit psychischen Krankheiten. In *Beiträge zur sozialen Sicherheit; Forschungsbericht Nr. 19/15.* Bern: BBL

Baumann, N., & Kuhl, J. (2005). Selbstregulation und Selbstkontrolle. In H. Weber & T. Rammsayer (Hrsg.), *Handbuch der Persönlichkeitspsychologie und Differentiellen Psychologie*, Bd. 2. Göttingen: Hogrefe.

Behr, M., & Becker, M. (2004). *SEE. Skalen zum Erleben von Emotionen (SEE)*. Göttingen: Hogrefe.

Berweger, B. (2015). *Reif für den Beruf? – Berufswahlbereitschaft von Jugendlichen und ihr Einfluss auf die Lehrstellenzusage.* Schweiz: Bachelorarbeit, Zürcher Hochschule für Angewandte Wissenschaften.

Bliem, W., Schmid, K., & Petanovitsch, A. (2014). Erfolgsfaktoren der dualen Ausbildung. Transfermöglichkeiten. *ibw- Forschungsbericht Nr. 177.* Wien.

Brüggemann, T., & Rahn, S. (Hrsg.). (2013). *Berufsorientierung, ein Lehr-und Arbeitsbuch*. Münster: Waxmann.

Bubic, A., & Ivanesevic, K. (2016). The role of emotional stability and competence in young adolescents' career judgments. *Journal of Career Development, 43*(6), 498–511. https://doi.org/10.1177/0894845316633779

Creed, P. A., Prideaux, L.-A., & Patton, W. (2005). Antecedents and consequences of career decisional states in adolescence [Electronic Version]. *Journal of Vocational Behavior, 67*, 397–412.

Deusinger, I. M. (1986). *FSKN. Die Frankfurter Selbstkonzeptskalen.* Göttingen: Hogrefe.

Diehl, C., Friedrich, M., & Hall, A. (2016). Jugendliche ausländischer Herkunft beim Übergang in die Berufsbildung: Vom Wollen, Können und Dürfen. *Zeitschrift für Soziologie, 38*(1), 48–67. https://doi.org/10.1515/zfsoz-2009-0103

Dietrich, J., & Kracke, B. (2009). Career-specific parental behaviors in adolescents' development. *Journal of Vocational Behavior, 22*, 23–34.

Ebner, C., & Nikolai, R. (2010). Duale oder schulische Berufsausbildung? Entwicklungen und Weichenstellungen in Deutschland, Österreich und der Schweiz. *Swiss Political Science Review, 16*(4), 617–648.

Eun, H. Y., Sohn, Y. W., & Lee, S. (2013). The effect of self-regulated decision making on career path and major-related career choice satisfaction. *Journal of Employment Counseling, 50*(3), 98–109. https://doi.org/10.1002/j.2161-1920.2013.00029.x

Goldbeck, L., & Stieglitz, R. D. (2009). Diagnostische Verfahren. In J. M. Fegert, A. Streeck-Fischer, & H. J. Freyberger (Hrsg.), *Adoleszenzpsychiatrie. Psychiatrie und Psychotherapie der Adoleszenz und des jungen Erwachsenenalters*, S. 219. Stuttgart: Schattauer.

Goodman, R. (1997). The strengths and difficulties questionnaire: A Research Note. *Journal of Child Psychology and Psychiatry, 38*, 581–586.

Grimm, A. (2009). Praxis der Berufswahlvorbereitung in der Schule. In R. Zihlmann (Hrsg.), *Berufswahl in Theorie und Praxis*, 3. Aufl. Bern: SDBB Verlag.

Haeberlin, U., Imdorf, C., & Kronig, W. (2004). *Von der Schule in die Berufslehre: Untersuchungen zur Benachteiligung von ausländischen und von weiblichen Jugendlichen bei der Lehrstellensuche. Forschungen zur Selektion, Benachteiligung, Chancengleichheit und sozialen Integration in Schule und Beruf.* Bern: Haupt.

Häfeli, K., & Schellenberg, C. (2009). *Erfolgsfaktoren in der Berufsausbildung bei gefährdeten Jugendlichen.* Bern: EDK.

Häfeli, K., Rüesch, P., Landert, C., Wegener, R., & Sardi, M. (2004). *Berufsbildungsangebote für gefährdete Jugendliche in der Schweiz. Vertiefungsstudie. Lehrstellenbeschluss 2.* Bern: BBT & KWB.

Herzog, W., Neuenschwander, M. P., & Wannack, E. (2004). In engen Bahnen. Berufswahlprozess bei Jugendlichen. Nationales Forschungsprogramm Bildung und Beschäftigung Nr. 43. Bern, Aarau. http://www.nfp43.unibe.ch. Zugegriffen: 03. Febr. 2017.

Hirschi, A. (2007). Abklärung und Förderung der Berufswahlbereitschaft von Jugendlichen. *Schweizerische Zeitschrift für Heilpädagogik, 11/12*, 30–35.

Hirschi, A. (2011). Career-choice readiness in adolescence: Developmental trajectories and individual differences. *Journal of Vocational Behavior, 79*(2), 340–348. http://dx.doi.org/10.1016/j.jvb.2011.05.005

Hirschi, A., Abessolo, M., & Froidevau, A. (2015). Hope as a resource for career exploration: Examining incremental and cross-lagged effects. *Journal of Vocational Behavior, 86*, 38–47.

Hupka-Brunner, S., Meyer, T., Stalder, B. S., & Keller, A. (2011). PISA-Kompetenzen und Übergangswege: Ergebnisse aus der Schweizer TREE-Studie. In E. M. Krekel & T. Lex (Hrsg.). *Neue Jugend, neue Ausbildung? Beiträge aus der Jugend- und Bildungsforschung.* Bielefeld: Bertelsmann.

Jungo, D. (2009). Jugendliche im Berufswahlprozess: Berufsinteressen und ihre Spannungsfelder. In R. Zihlmann (Hrsg.), *Berufswahl in Theorie und Praxis*, 3. Aufl., S. 94–95. Bern: SDBB Verlag.

Juvenir Studie 2.0 (2013). *Die erste grosse Entscheidung: wie Schweizer Jugendliche eine (Berufs-) Ausbildung wählen.* Basel: Jacobs Foundation.

Kracke, B., & Noack, P. (2005). Die Rolle der Eltern für die Berufsorientierung von Jugendlichen. In B. H. Schuster, H.-P. Kuhn, & H. Uhlendorff (Hrsg.). *Entwicklung in sozialen Beziehungen. Heranwachsende in ihrer Auseinandersetzung mit Familie, Freunden und Gesellschaft.* Stuttgart: Lucius & Lucius.

Kristof-Brown, A. L., Zimmerman, R. D., & Johnson, E. C. (2005). Consequences of individuals' fit at work: A meta-analysis of person-job, person-organization, person-group, and person-supervisor fit. *Personnel Psychology, 58*(2), 281–342.

Laganà, F., & Babel, J. (2015). *Längsschnittanalysen im Bildungsbereich. Übergänge und Verläufe auf der Sekundarstufe II.* Neuenburg: BFS.

Müller, G. F. (2004). Selbstführungskompetenz: Messung und berufsbezogene Korrelate. In A. S. Wiese (Hrsg.). *Individuelle Steuerung beruflicher Entwicklung, Kernkompetenzen in der modernen Arbeitswelt.* Frankfurt: Campus.

Müller, R. (2001). Die Situation der ausländischen Jugendlichen auf der Sekundarstufe II in der Schweizer Schule – Integration oder Benachteiligung. *Schweizerische Zeitschrift für Bildungswissenschaften, 23*(2), 265–298.

Müller, R. (2009). *Berufswahl und Lehre: berufliche Orientierungs- und Entscheidungsprozesse ausländischer und schweizerischer Jugendliche.* Bern: hep.

Neuenschwander, M. P. (2008). Elternunterstützung im Berufswahlprozess. In D. Läge & A. Hirschi (Hrsg.). *Berufliche Übergänge: Psychologische Grundlagen der Berufs-, Studien und Laufbahnberatung.* Zürich: LIT-Verlag.

Neuenschwander, M. P. (2013). Elternarbeit in der Berufsorientierungsphase. In T. Brüggemann & S. Rahn (Hrsg.). *Berufsorientierung – ein Lehr- und Arbeitsbuch.* Münster: Waxmann.

Neuenschwander, M. P. (Hrsg.). (2014). *Selektion in Schule und Arbeitsmarkt.* Zürich/Chur: Rüegger.

Neuenschwander, M. P., Gerber, M., Frank, N., & Rottermann, B. (2012). *Schule und Beruf: Wege in die Erwerbstätigkeit.* Wiesbaden: VS Verlag für Sozialwissenschaften.

Neuenschwander, M. P., & Hartmann, R. (2011). Entscheidungsprozesse von Jugendlichen bei der ersten Berufs- und Lehrstellenwahl. *Berufsbildung in Wissenschaft und Praxis, 40*(4), 41–44.

Parsons, F. (1990). *Choosing a vocation.* Boston: Houghton Mifflin.

Petermann, F. (2005). Zur Epidemiologie psychischer Störungen im Kindes- und Jugendalter. Eine Bestandsaufnahme. *Kindheit und Entwicklung, 14*(1), 48–57.

Phares, V., & Compas, B. E. (1990). Adolescents' subjective distress over their emotional/behavioral problems. *Journal of Consulting and Clinical Psychology, 58*, 596–603.

Pruisken, H., Golsch, K., & Diewald, M. (2016). Berufliche Aspirationen von Jugendlichen als Ergebnis geschlechtsspezifischer elterlicher Ungleichbehandlung. *Zeitschrift für Familienforschung, 28*(1), 65–86.

Röhr-Sendlmeier, U., & Kröger, M. (2011). Die Bedeutung der mütterlichen Berufstätigkeit für Leistungsmotivation und Berufswahlreife von Jugendlichen. *Bildung und Erziehung, 64*(2), 213–238.

Savickas, M. L. (1984). Career maturity: The construct and its appraisal [Electronic Version]. *Vocational Guidance Quarterly, 32*, 222–231.

Schellenbauer, P., Walser, R., Lepori, D., Hotz-Hart, B., & Gonon, P. (2010). *Die Zukunft der Lehre: Die Berufsbildung in einer neuen Wirklichkeit.* Zürich: Avenir Suisse. https://doi.org/10.5167/uzh-40575. Zugegriffen: 21. Nov. 2017.

Schmid, E., Neumann, J., & Kriesi, I. (2016). *Lehrvertragsauflösung, Wiedereinstieg, Bildungserfolg. Ergebnisse zur zweijährigen Grundbildung mit eidgenössischem Berufsattest (EBA).* Neuenburg: BFS.

Seiffge-Krenke, I. (1986). Was berichten Patienten über sich? Selbstenthüllung im therapeutischen Situationen. In A. Spitznagel & L. Schmidt-Atzert (Hrsg.). *Sprechen und Schweigen. Zur Psychologie der Selbstenthüllung.* Bern: Huber.

Seiffge-Krenke, I. (1994). *Gesundheitspsychologie des Jugendalters.* Göttingen: Hogrefe.

Kapitel 1 · Reif für den Beruf? Schwierigkeiten und Ressourcen …

21

1

SKBF. (2014). *Bildungsbericht Schweiz 2014*. Aarau: Schweizerische Koordinationsstelle fur Bildungsfor-
schung.
Straßer, P., & Bojanowski, A. (2011). Benachteiligte Jugendliche–Förderstrategien und ihre empirische
Fundierung. *Zeitschrift für Berufs-und Wirtschaftspädagogik, Beiheft 25*, 113–128.
Teagle, S. E. (2002). Parental problem recognition and child mental health service use. *Mental Health Services
Research, 4*, 257–266.
Thompson, A., Hunt, C., & Issakidis, C. (2004). Why wait? Reasons for delay and prompts to seek help for
mental health problems in an Australian clinical sample. *Social Psychiatry and Psychiatric Epidemiology,
39*(10), 810–817.
Trampusch, C. (2010). Employers, the State, and the Politics of Institutional Change: Vocational Education
and Training in Austria, Germany, and Switzerland. *European Journal of Political Research*, 49(4), 545–
573.
Zollinger, D. (2011). Selbst- und Fremdeinschätzungen von Verhaltensstärken und -auffälligkeiten bei
Jugendlichen. Bachelorarbeit, Zürcher Hochschule für Angewandte Wissenschaften, Schweiz.
Zwaanswijk, M., Verhaak, P. F., Bensing, J. M., Van Der Ende, J., & Verhulst, F. C. (2003). Help seeking for emo-
tional and behavioural problems in children and adolescents: A review of recent literature. *European
Child and Adolescent Psychiatry, 12*, 153–161.

Stress und soziale Unterstützung im ersten Jahr einer Berufsausbildung

Sabrina Hösli-Leu, Laura Wade-Bohleber und Agnes von Wyl

© Springer-Verlag GmbH Deutschland, ein Teil von Springer Nature 2018
F. Sabatella, A. von Wyl (Hrsg.), *Jugendliche im Übergang zwischen Schule und Beruf*,
https://doi.org/10.1007/978-3-662-55733-4_2

2.1 Stress

2.1.1 Stress allgemein

Stress kann als Diskrepanz zwischen den beruflichen sowie privaten Anforderungen an einen Menschen und seinen Möglichkeiten, diese Anforderungen zu bewältigen, verstanden werden (Zapf und Semmer 2004). Alltägliche Stresserlebnisse sind in der Regel nicht als schädlich anzusehen (Semmer und Udris 2007). Wenn ausreichend Ressourcen sowie gute Bewältigungsstrategien zur Verfügung stehen und zwischen den einzelnen Stressepisoden genügend Zeit liegt, können Stresserlebnisse überwunden werden. Ist dies nicht der Fall, spricht man von chronischem Stress. Stress, der bewältigt werden kann, hat durchaus salutogenes Potenzial, chronischer Stress hingegen ist schädlich.

Für die psychische und physische Gesundheit stellt chronischer Stress in Verbindung mit Mehrfachbelastungen eine ernst zu nehmende Gefahr dar (Steinmann 2005). Mögliche Folgen können unter anderem eine erhöhte Krankheitsanfälligkeit, Herz- und Kreislaufkrankheiten, Verdauungsprobleme, Übergewicht, Muskel- und Rückenschmerzen, Schlafstörungen, Störungen der Sexualfunktion sowie Konzentrations- und Gedächtnisstörungen sein.

Bei der Bewältigung von Stress spielt soziale Unterstützung eine wichtige Rolle (Ulich und Wülser 2010). Sozial unterstützend können andere Menschen, Interaktionen, Handlungen sowie Erfahrungen und Erlebnisse sein, die der unter Stress leidenden Person das Gefühl geben, geliebt, anerkannt und umsorgt zu sein (Baumann und Laireiter 1995). Quellen sozialer Unterstützung können Freunde, Familie, der Lebenspartner, aber auch Vorgesetzte und Arbeitskollegen sein (Ulich und Wülser 2010). Viele Studien belegen, dass die soziale Unterstützung eine wichtige Ressource für Stressbewältigung darstellt, sowohl bei Jugendlichen als auch bei Erwachsenen (Grebner et al. 2010; Hapke et al. 2013; Ramaciotti und Perriard 2003; Schraml et al. 2011; Skakon et al. 2010; Thorsteinsson et al. 2013).

2.1.2 Stress im Arbeitskontext

In westlichen Kulturen tritt Stress unter anderem im Kontext der Erwerbsarbeit auf. In der *Stressstudie* 2010 (Grebner et al. 2010) wurden 1003 Erwerbstätige in der Schweiz befragt, wie häufig sie in den letzten zwölf Monaten Stress empfanden. Die Resultate zeigen, dass rund 34 % der Erwerbstätigen chronisch (d. h. *häufig* bzw. *sehr häufig*) gestresst waren. Erwerbstätige zwischen 15 und 24 Jahren berichteten überdurchschnittlich oft, häufig gestresst gewesen zu sein. Studien aus Deutschland und Österreich zeigen eine ähnliche Situation. So wurde in einer repräsentativen Studie in Deutschland festgestellt, dass 23 % der Befragten häufig gestresst sind. Von diesen 23 % sind wiederum 46 % aufgrund ihrer Erwerbstätigkeit von Stress geplagt (Techniker Krankenkasse 2016). In Österreich leiden laut der Studie von Biffl et al. (2011) ebenfalls rund 22 % der 15- bis 64-Jährigen unter Stress.

Um die Stressbelastung am Arbeitsplatz reduzieren zu können, interessiert in arbeitspsychologischen Konzepten, wie Stressoren und Ressourcen zusammenspielen. Das Job-Demand-Control-Modell von Karasek und Theorell (1990) geht von den zwei Faktoren *Anforderungen* und *Kontrolle im Beruf* und den jeweils möglichen Ausprägungen *hoch, niedrig* aus. Dadurch lassen sich vier mögliche Formen von Arbeitsplätzen beschreiben (Zapf und Semmer 2004):

1. Hohe Anforderungen, die mit geringer Kontrolle, also mit wenig Handlungsspielraum einhergehen, führen zu einem hohen Stressfaktor.
2. Bei hohen Anforderungen mit gleichzeitiger hoher Kontrolle, sprich großem Handlungsspielraum, reden die Autoren von einer aktiven, herausfordernden Arbeit. Handlungsspielraum kann bei hohen Anforderungen als Ressource das Stresserleben vermindern.
3. Ein geringes Maß an Stress ist zu erwarten, wenn der Handlungsspielraum hoch und die Anforderungen niedrig sind.
4. Gehen geringe Anforderungen mit geringer Kontrolle, sprich kleinem Handlungsraum, einher, handelt es sich um Arbeitsplätze mit niedrigem Aktivitäts-niveau; diese können dann auch unterfordern.

Eine weitere wichtige situationsbezogene Ressource – neben dem Faktor des Handlungs-spielraums – stellt die soziale Unterstützung dar (Semmer und Udris 2007); deshalb wurde das Job-Demand-Control-Modell um eine dritte Dimension, *soziale Unterstützung*, erwei-tert. Es wird angenommen, dass die Stressreaktion bei einer geringen sozialen Unterstützung verstärkt, bei einer hohen sozialen Unterstützung hingegen abgeschwächt wird (Steinmann 2005). Besonders stressgefährdet sind gemäß dem Job-Demand-Control-Modell Arbeits-plätze mit hohen Stressoren, niedriger Kontrolle, sprich geringem Handlungsspielraum, bei gleichzeitiger niedriger sozialer Unterstützung (Zapf und Semmer 2004).

2.1.3   Das Jugendalter als stressexponierte Entwicklungsphase

Im Jugendalter bzw. in der Adoleszenz stehen die Jugendlichen aufgrund der alterstypischen Entwicklungsprozesse vermehrt großen Herausforderungen und Belastungen gegenüber (Gelhaar 2010). Dadurch wird die Adoleszenz zu einem besonders stressexponierten Ent-wicklungsabschnitt (Steinmann 2005). Soziale Übergänge wie der Übergang von der Schule ins Berufsleben oder Mehrfachbelastungen wie Migration bezeichnet Steinmann (2005) als weitere risikoverstärkende Faktoren für die psychische Gesundheit Jugendlicher. Dabei werden in der frühen Adoleszenz meist höhere Stresswerte festgestellt als in der mittleren bzw. späten Adoleszenz (Knebel und Seiffge-Krenke 2007). Entscheidend ist dabei nicht die (geringere) Anzahl von Stressoren, sondern die Fähigkeit der Jugendlichen, diese kompetent zu bewältigen. Die Bewältigungskompetenz nimmt mit dem Älterwerden zu.
   Als wichtige Ressource gegen Stress und Indikator für eine positive Entwicklung zeich-net sich die Beziehung zu Gleichaltrigen aus (Gelhaar 2010). Infolge der verbesserten kog-nitiven und verbalen Fähigkeiten können sich Jugendliche auf verbaler und metakognitiver Ebene intensiver untereinander austauschen. Freundschaftsbeziehungen werden in der Ado-leszenz zunehmend intimer durch die gegenseitige Enthüllung persönlicher Informationen und stellen darum eine wichtige Quelle von emotionaler Unterstützung und Wohlbefinden dar (Gelhaar 2010; Seiffge-Krenke 2004). Neben den Gleichaltrigen trägt auch der familiäre Kontext zum Kompetenzgewinn und zu sozialen Ressourcen bei.

2.1.4   Anforderungen und Ressourcen in der Berufsausbildung

Zwei Drittel aller Jugendlichen in der Schweiz absolvieren nach der obligatorischen Schulzeit (Sekundarstufe I) eine Berufsausbildung (Sekundarstufe II; s. auch ▶ Kap. 1). Berufsausbil-dungen werden mit einem eidgenössischen Fähigkeitszeugnis oder einem eidgenössischen

Berufsattest abgeschlossen. Berufsausbildungen, die mit einem Fähigkeitszeugnis abschlie-ßen, bedeuten eher längere Ausbildungen und ein höheres intellektuelles Anforderungs-niveau als diejenigen, die mit einem Berufsattest abschließen.

Die Rolle der Lernenden als Arbeitskraft unterscheidet sich sowohl hinsichtlich der verschiedenen Betriebe als auch Berufe (Amos et al. 2003). Die definierten Ausbildungsin-halte und Arbeitstätigkeiten üben einen wesentlichen Einfluss auf die Anforderungen und Belastungen in der betrieblichen Ausbildung aus (Kälin et al. 2000). Lernende, die z. B. einen Beruf mit hohen intellektuellen Anforderungen erlernen, erhalten eher die Möglichkeit, die betriebliche Arbeit mitzugestalten und die Ausführung der gestellten Aufgaben selbst zu bestimmen (Amos et al. 2003).

Auszubildende haben im Gegensatz zu ausgebildeten Berufstätigen wenig Erfahrung mit Stress und kennen ihre Belastungsgrenzen nicht (Schulten und Wussler 2013). Stressoren werden nur am Rande wahrgenommen. Wenn nun Belastungssituationen im Betrieb und in der Schule andauern, evoziert dies bei Lernenden negative Auswirkungen. Für Lernende ist es wichtig, dass ihnen kompetente und engagierte Bezugs- und Ansprechpersonen zur Verfügung stehen (Ausbilder und Arbeitskollegen), die sie auch bei auftretenden Proble-men unterstützen (Amos et al. 2003).

Zusammenfassend lässt sich sagen, dass Auszubildende bezüglich Stress und psychischer Gesundheit eine Risikogruppe darstellen (Steinmann 2005). In der vorliegenden Studie wurden deshalb Jugendliche in Berufsausbildung zu ihrem Stresserleben befragt. Es wurde erwartet, dass das Stresserleben bei jüngeren Auszubildenden größer ist als bei älteren; dass intellektuell eher anspruchslose Berufsausbildungen mehr Stress verursachen als intellek-tuell anspruchsvollere und dass soziale Unterstützung als Ressource benutzt wird, welche das Stresserleben vermindert.

2.2   Methode

2.2.1 Design und Stichprobe

Die Zielgruppe dieser Untersuchung bildeten Jugendliche, welche sich beim Zeitpunkt der Erhebung im ersten Jahr einer Berufsausbildung in einem großen Schweizer Betrieb befan-den. In einem Querschnittsdesign wurden zwei Jahrgänge von Berufslernenden befragt: Im Mai 2013 wurden Lernende gegen Ende ihres ersten Lehrjahres befragt; im August 2013 wurde der nächste Jahrgang zu Beginn des ersten Lehrjahres befragt. Beide Befra-gungen fanden anlässlich einer Unterrichtswoche mit allen Lernenden des jeweiligen Jahr-gangs statt. Die Stichprobe umfasste insgesamt 736 Auszubildende im Alter zwischen 15 und 25 Jahren ($M = 17.26$, SD $= 1.494$, $n = 700$). Weitere Informationen zur Stichprobe können ◨ Tab. 2.1 entnommen werden.

2.2.2 Erhebungsinstrumente

In der vorliegenden Arbeit wurden die Dimensionen Stresserleben (57 Items), Zufrie-denheit mit sozialer Unterstützung (5 Items) und unterstützendes Vorgesetztenverhalten (5 Items) untersucht.

☐ Tab. 2.1 Informationen zur Stichprobe (n = 736)

	%	n
Geschlecht		
weiblich	56,9	419
männlich	42,0	309
Keine Angabe	1,1	8
Alter		
15–18 Jahre	82,3	606
19–21 Jahre	10,5	77
22–25 Jahre	2,3	17
keine Angabe	4,9	36
Nationalität		
Schweiz, Fürstentum Liechtenstein	74,0	545
Deutschland	1,1	8
Österreich	0,3	2
Balkangebiet (Republik Kosovo, Serbien, Türkei, Kroatien, Mazedonien, Bosnien, Albanien)	12,6	93
Südeuropa (Italien, Portugal, Spanien)	7,4	54
Andere	4,6	34
Zeitpunkt im 1. Lehrjahr		
Ende 1. Lehrjahr (seit 8 Monaten in der Berufslehre)	63,0	464
Beginn 1. Lehrjahr (seit 3 Monaten in der Berufslehre)	37,0	272
Lehrberufe		
Detailhandelsfachfrau/-fachmann EFZ	42,9	316
Logistiker/-in EFZ	24,0	177
Kauffrau/-mann EFZ	15,2	112
Logistiker/-in EBA	7,5	55
Informatiker/-in EFZ	3,3	24
Informatiker/-in way up EFZ	1,1	8
Lastwagenführer/-in EFZ	1,0	7
Automatiker/-in EFZ	0,7	5
Fachfrau/-mann Betriebsunterhalt EFZ	0,5	4
Fachfrau/-mann Kundendialog EFZ	0,4	3
Büroassistent/-in EBA	0,3	2
Keine Angabe	3,1	23

Das *Stresserleben* wurde mit dem Trierer Inventar zum Chronischen Stress (TICS) (Schulz et al. 2004) erhoben. Beim TICS handelt es sich um einen standardisierten Fragebogen mit 57 Items. Mittels TICS können neun verschiedene Facetten von chronischem Stress erhoben werden. Die retrospektive, subjektive Beurteilung erfolgt anhand einer fünfstufigen Likert-Skala (von 0 = nie bis 4 = sehr häufig). Bei der Beantwortung geben die Untersuchungspersonen an, wie oft sie in den letzten drei Monaten eine bestimmte Situation erlebten bzw. wie oft sie eine bestimmte Erfahrung gemacht haben. Ein Item lautet zum Beispiel: „Ich habe zu viele Aufgaben zu erledigen." Der TICS liefert schließlich ein Globalmaß zum chronischen Stress (SSCS). Die Skalenmittelwerte der Skala *chronischer Stress* können durch die drei Kategorien geringe, mittlere, hohe/chronische Ausprägung umschrieben werden. Skalenmittelwerte zwischen 0.00 und 1.49 bedeuten eine geringe Ausprägung, Werte zwischen 1.50 und 2.49 eine mittlere Ausprägung und Werte zwischen 2.50 und 4.00 bedeuten chronischen Stress.

Die Items zur *sozialen Unterstützung* gingen aus dem Fragebogen zur sozialen Unterstützung (Frydrich et al. 2007) hervor. Für die vorliegende Arbeit wurde die Unterskala *Zufriedenheit mit sozialer Unterstützung* (5 Items) verwendet. Die Skala misst den Grad der Zufriedenheit mit der sozialen Unterstützung oder den Wunsch nach mehr sozialer Unterstützung. Die Items werden mittels einer fünfstufigen Likert-Skala (von 0 = nie bis 4 = immer) bewertet. Ein Beispielitem ist: „Ich wünsche mir von anderen mehr Verständnis und Zuwendung."

Die Items zum *unterstützendem Vorgesetztenverhalten* gingen aus der *Salutogenetischen Subjektiven Arbeitsanalyse* (Rimann und Udris 1997) hervor. Dabei wurde die Skala *mitarbeiterorientiertes Vorgesetztenverhalten* bestehend aus fünf Items verwendet. Die Skala erfasst, wie stark der Vorgesetzte für den Angestellten bei der Arbeit zugänglich ist, ihm respektvoll und fair gegenübertritt und Feedback zur geleisteten Arbeit gibt. Die Aussagen (z. B.: „Die/der Vorgesetzte hilft mir bei der Erledigung der Aufgaben") wurden anhand einer fünfstufigen Likert-Skala (von 0 = fast nie/trifft überhaupt nicht zu bis zu 4 = fast immer/trifft völlig zu) bewertet. Die Skalenmittelwerte der beiden Skalen *unterstützendes Vorgesetztenverhalten* und *Zufriedenheit mit sozialer Unterstützung* werden ebenfalls verschiedenen Kategorien zugeordnet. Werte zwischen 0.00 und 1.49 bedeuten eine geringe Ausprägung, Werte zwischen 1.50 und 2.49 entsprechen einer mittleren Ausprägung und Werte von 2.50 bis 4.00 einer hohen Ausprägung.

2.3   Ergebnisse

Im Folgenden werden die Ergebnisse zum Stresserleben, zur sozialen Unterstützung und zu den Zusammenhängen zwischen chronischem Stress und sozialer Unterstützung bei Lernenden beschrieben.

2.3.1 Stresserleben bei Lernenden

Rund 4,5 % der befragten Lernenden erlebten während der vorangegangenen drei Monate chronischen Stress, 29 % zeigten eine mittlere Ausprägung und 66 % der Lernenden eine geringe Ausprägung an chronischem Stress. Dabei gab es Unterschiede zwischen den verschiedenen Stressdimensionen. Dies soll im Folgenden anhand der Prozentwerte der Auszubildenden mit einer chronischen Ausprägung von Stress gezeigt werden: Eine hohe Arbeitsüberlastung erlebten während der letzten drei Monate 7,6 % der Lernenden, 6,1 % empfanden eine hohe soziale Überlastung und 6,4 % erlebten einen hohen Erfolgsdruck.

Die höchste Ausprägung zeigte die Skala „chronische Besorgnis": Rund 12 % der Lernenden waren während der drei Monate, die der Befragung vorangingen, chronisch besorgt. Weitere Häufigkeitsangaben werden in ◘ Abb. 2.1 dargestellt.

Von den weiblichen Lernenden erlebten in den letzten drei Monaten 3,6 % chronischen Stress. Bei den männlichen Lernenden fühlten sich in diesen drei Monaten 5,5 % chronisch gestresst (◘ Abb. 2.2). Ein t-Test zeigte jedoch keinen signifikanten Mittelwertunterschied in der Dimension „chronischer Stress" zwischen männlichen ($M = 1.18$, $SD = 0.72$) und weiblichen ($M = 1.20$, $SD = 0.67$) Lernenden: $t(659) = 0.350$, $p = .726$, 95 % KI [−0.09, 0.13].

Bei den Lernenden, welche am Anfang des ersten Lehrjahres standen, erlebten 2 % chronischen Stress. Bei denjenigen, die sich am Ende des ersten Lehrjahres befanden, fühlten sich dreimal mehr Lernende chronisch gestresst (6 %; ◘ Abb. 2.2). Lernende am Ende des ersten Lehrjahres ($M = 1.30$, $SD = 0.71$) erlebten signifikant häufiger chronischen Stress als Lernende zu Beginn des ersten Lehrjahres ($M = 1.02$, $SD = 0.63$); $t(568.3) = −5.369$, $p < .001$, $d = 0.42$, 95 % KI [−0.39,−0.18]. Dabei handelt es sich um einen mittleren Effekt.

Um zu untersuchen, ob der kulturelle bzw. der Migrationshintergrund einen Einfluss auf das Stresserleben hat, wurden die Lernenden in folgende Gruppen zusammengefasst: Die Gruppe CH umfasst die Schweiz, Deutschland, Österreich und das Fürstentum Liechtenstein. Die Gruppe EU umfasst Nationalitäten der europäischen Länder Italien, Portugal, Spanien. Die Gruppe BL umfasst die Länder aus dem Balkangebiet (Republik Kosovo, Serbien, Kroatien, Mazedonien, Bosnien, Albanien) und die Türkei. Die Gruppe AL umfasst die übrigen vorhandenen Nationalitäten wie Sri Lanka, Tibet und weitere.

Der Mittelwert der Dimension „chronischer Stress" lag bei der Gruppe CH ($M = 1.14$, $SD = 0.67$) tiefer als die Mittelwerte der anderen Gruppen (EU: $M = 1.44$, $SD = 0.75$; BL: $M = 1.31$, $SD = 0.76$; AL : $M = 1.33$, $SD = 0.69$). Mit einer einfaktoriellen Varianzanalyse wurden die Gruppen CH, EU und BL auf signifikante Mittelwertunterschiede hin geprüft. Die Mittelwerte unterschieden sich signifikant bei einem kleinen Effekt $F(2, 636)$, $p = .003$, $n^2 = 0.02$. Lernende der Gruppe CH erlebten gegenüber Lernenden der Gruppe EU in diesen der Befragung vorausgegangenen drei Monaten signifikant weniger häufig chronischen Stress, $p = .008$, CI [−0.54; −0.06]. Unterschiede in den übrigen Gruppen waren nicht

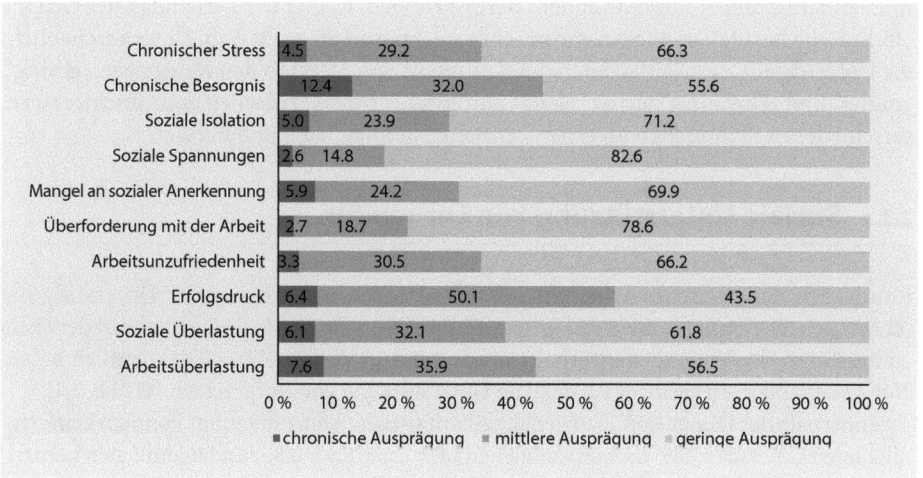

◘ **Abb. 2.1**   Häufigkeiten in den verschiedenen Stressdimensionen

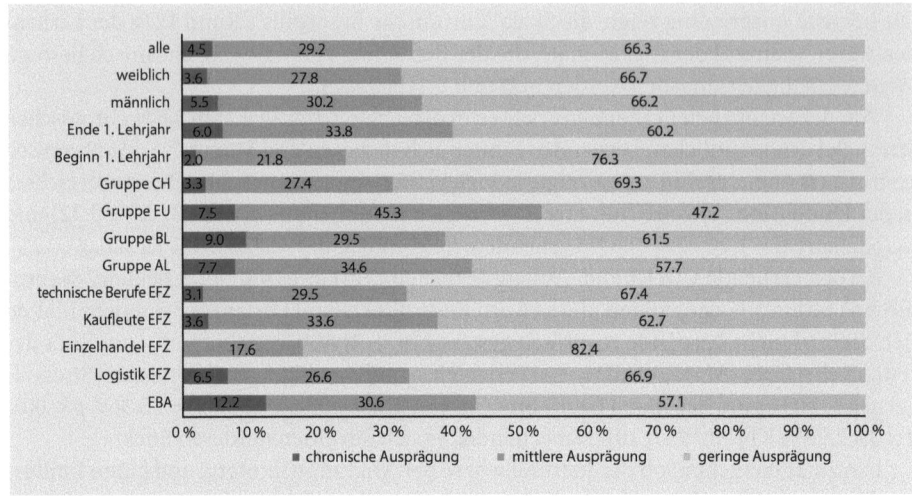

◨ Abb. 2.2 Häufigkeiten des Auftretens von chronischem Stress nach Geschlecht, Zeitpunkt im Lehrjahr, Nationalität und Beruf. (Anmerkung: Beginn 1. Lehrjahr = Lernende zu Beginn des ersten Lehrjahres; Ende 1. Lehrjahr = Lernende gegen Ende des ersten Lehrjahres; CH = Nationalität: Schweiz, Deutschland, Österreich, Fürstentum Liechtenstein; EU = Nationalitäten aller europäischen Länder; BL = Nationalität: Länder aus dem Balkangebiet und die Türkei, AL = Nationalitäten aller anderen Länder; technische Berufe EFZ = Informatiker, Automatiker; Kaufleute EFZ = Kaufmann/-frau; Einzelhandel EFZ = Einzelhandelsfachmann/-frau; Logistik EFZ = Logistiker; EBA = Logistiker, Büroassistenten)

signifikant. Die Häufigkeiten zeigten, dass in der Gruppe CH zwei- bis dreimal weniger Lernende (3,3 %) chronischen Stress erlebten als in den anderen Gruppen (7,5–9 %; ◨ Abb. 2.2).

In fünf Gruppen wurde untersucht, wie häufig Lernende der jeweiligen Gruppen chronischen Stress empfanden (Berufsgruppen mit wenig Teilnehmenden, nämlich Fachfrau/Fachmann Betriebsunterhalt und Fachfrau/Fachmann Kundendialog (Lastwagenführer wurden bei dieser Analyse nicht berücksichtigt). ◨ Abb. 2.2 zeigt, dass 12,2 % der Lernenden, welche in der Ausbildung zu einem sogenannten Berufsattest waren, zwei- bis viermal so viel chronischen Stress empfanden wie andere Berufsgruppen. Keiner der Lernenden der Gruppe „technische Berufe" erlebte ein chronisches Ausmaß an Stress. ◨ Abb. 2.2 veranschaulicht die Unterschiede der Häufigkeiten des Auftretens von Stress in den Kategorien „gering", „mittel" und „chronisch" auf der Skala „chronischer Stress" zwischen den Geschlechtern, verschiedenen Zeitpunkten im ersten Lehrjahr, Nationalitäten und Berufen.

2.3.2 Soziale Unterstützung von Lernenden

Rund 11 % der Lernenden zeigten wenig Zufriedenheit mit sozialer Unterstützung (◨ Abb. 2.3). Der Skalenmittelwert lag bei 2.62 Punkten ($SD = 0.88$). Der Mittelwert der Skala „unterstützendes Vorgesetztenverhalten" war mit 3.15 Punkte ($SD = 0.64$) deutlich höher. Nur 2 % erlebten ein geringes Ausmaß an Unterstützung von Vorgesetzen (◨ Abb. 2.4).

Innerhalb der Dimension „Zufriedenheit mit sozialer Unterstützung" konnten keine signifikanten Unterschiede zwischen weiblichen ($M = 2.65, SD = 0.85$) und männlichen Lernenden ($M = 2.60, SD = 0.91$) gefunden werden. Weibliche Lernende ($M = 3.22, SD = 0.60$) erlebten jedoch mehr unterstützendes Vorgesetztenverhalten als männliche Lernende ($M = 3.06, SD = 0.68$). Der Mittelwertunterschied war signifikant, $t(713) = 3.317, p = .001$, bei einem

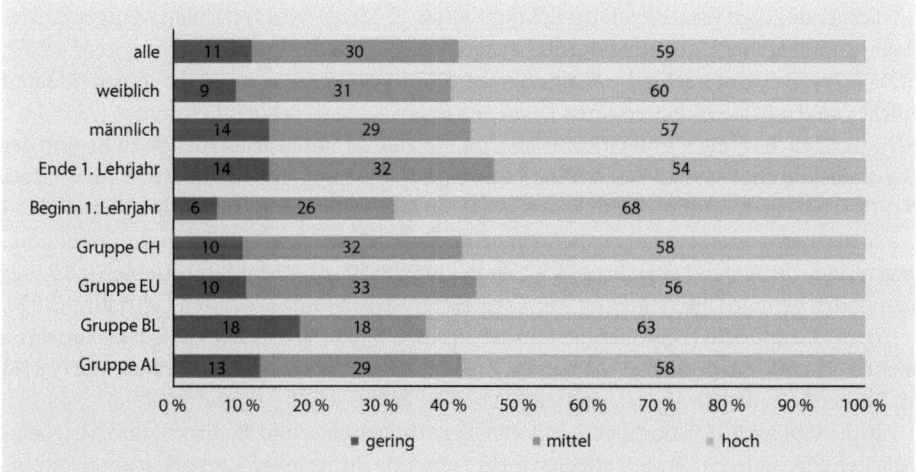

◻ **Abb. 2.3** Häufigkeiten des Auftretens von Zufriedenheit mit sozialer Unterstützung nach Geschlecht, Zeitpunkt im Lehrjahr und Nationalität (Anmerkung: Beginn 1. Lehrjahr = Lernende zu Beginn des ersten Lehrjahres; Ende 1. Lehrjahr = Lernende gegen Ende des ersten Lehrjahres; CH = Nationalität: Schweiz, Deutschland, Österreich, Fürstentum Liechtenstein; EU = Nationalitäten aller europäischen Länder; BL = Nationalität: Länder aus dem Balkangebiet und die Türkei, AL = Nationalitäten aller anderen Länder)

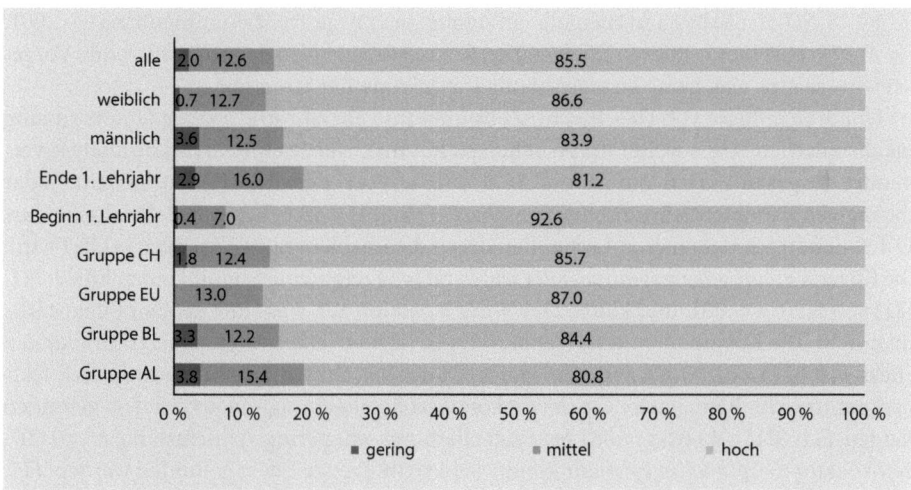

◻ **Abb. 2.4** Häufigkeiten des Auftretens von unterstützendem Vorgesetztenverhalten nach Geschlecht, Zeitpunkt im Lehrjahr und Nationalität (Anmerkung: Beginn 1. Lehrjahr = Lernende zu Beginn des ersten Lehrjahres; Ende 1. Lehrjahr = Lernende gegen Ende des ersten Lehrjahres; CH = Nationalität: Schweiz, Deutschland, Österreich, Fürstentum Liechtenstein; EU = Nationalitäten aller europäischen Länder; BL = Nationalität: Länder aus dem Balkangebiet und die Türkei, AL = Nationalitäten aller anderen Länder)

kleinen Effekt von $d = 0.25$. Bei männlichen Lernenden erlebten 14,2 % geringe Zufriedenheit mit sozialer Unterstützung und 3,6 % erlebten geringe Unterstützung vonseiten des Vorgesetzten. Bei weiblichen Lernenden waren es weniger: 8,9 % erlebten ein geringes Ausmaß an Zufriedenheit mit sozialer Unterstützung und 0,7 % erlebten geringe Unterstützung vonseiten des Vorgesetzten (◻ Abb. 2.3 und 2.4).

Lernende gegen Ende des ersten Lehrjahres ($M = 2.55$, $SD = 0.92$) erlebten weniger Zufriedenheit mit sozialer Unterstützung als Lernende zu Beginn der Berufsausbildung ($M = 2.77$, $SD = 0.77$). Der Unterschied war signifikant, $t(575.50) = 3.44$, $p < .001$, bei einem kleinen Effekt von $d = 0.26$. Weiter erlebten Lernende gegen Ende des ersten Lehrjahres ($M = 3.03$, $SD = 0.66$) auch weniger unterstützendes Vorgesetztenverhalten als Lernende zu Beginn der Berufsausbildung ($M = 3.36$, $SD = 0.66$). Der Unterschied war signifikant, $t(658.44) = 7.260$, $p < .001$, bei einem mittleren Effekt von $d = 0.50$. Zu Beginn der Berufsausbildung erlebten 6,2 % der Lernenden ein geringes Ausmaß an Zufriedenheit mit sozialer Unterstützung, gegen Ende des ersten Lehrjahres 14 %. Zu Beginn der Berufsausbildung erlebten 0,4 % der Lernenden geringe Unterstützung von Vorgesetzen, gegen Ende des ersten Lehrjahres 2,9 %.

In der Gruppe BL (Nationalität: Länder aus dem Balkangebiet und die Türkei) erlebten mehr Lernende ein geringes Ausmaß an Zufriedenheit mit sozialer Unterstützung (18 %) als Lernende in den anderen Gruppen (9,9–13 %; ◘ Abb. 2.3).

In der Gruppe BL (Nationalität: Länder aus dem Balkangebiet und die Türkei) und AL (Nationalitäten aller anderen Länder) erlebten mehr Lernende ein geringes Ausmaß an unterstützendem Vorgesetztenverhalten (3,3–3,8 %) als Lernende in anderen Gruppen (0,0–1,8 %; ◘ Abb. 2.4).

In einem nächsten Schritt wurde untersucht, welche Zusammenhänge zwischen den Dimensionen Zufriedenheit mit sozialer Unterstützung ($M = 2.62$, $SD = 0.88$) und chronischem Stress ($M = 1.19$, $SD = 0.69$) bestehen. Die Ergebnisse zeigen eine signifikante Korrelation ($r = -0.492$) bei einer starken Effektgröße. Das bedeutet: Je höher die Zufriedenheit mit der sozialen Unterstützung ist, desto weniger häufig tritt chronischer Stress auf. Zwischen unterstützendem Vorgesetztenverhalten ($M = 3.15$, $SD = 0.64$) und chronischem Stress ($M = 1.19$, $SD = 0.69$) bestand ebenfalls ein signifikanter negativer Zusammenhang ($p < .001$, $r = -0.374$) bei einer mittleren Effektstärke. Je ausgeprägter also das unterstützende Vorgesetztenverhalten war, umso weniger häufig trat chronischer Stress auf.

Um die Einflüsse von Geschlecht, Zeitpunkt im Lehrjahr und soziale Unterstützung auf chronischen Stress weiter untersuchen zu können, wurde eine Kovarianzanalyse verwendet. Insgesamt klärte das Modell 32,1 % (bzw. korrigiert 31,5 %) der Varianz in der abhängigen Variablen „chronischer Stress" auf, $F(5, 621) = 58.610$, $p < .001$. Das heißt, dass 32,1 % des Stresserlebens von Lernenden durch die unabhängigen Variablen erklärt wird: Die Kovariate *Zufriedenheit mit sozialer Unterstützung* zeigte einen signifikanten Effekt, $F(1, 621) = 168.96$, $p < .001$, und klärte 21,4 % der Variation auf, was einer großen Effektstärke entspricht. Die Kovariate *unterstützendes Vorgesetztenverhalten* zeigte einen signifikanten Effekt, $F(1, 621) = 61.30$, $p < .001$, und klärte 9 % der Varianz auf, was einer mittleren Effektstärke entspricht. Beim *Faktor Geschlecht* konnte ebenfalls ein signifikanter Effekt gefunden werden, $F(1, 621) = 4.662$, $p = .031$ bei einer allerdings sehr geringen Effektstärke $n^2 = 0.007$. Beim Faktor *Zeitpunkt im Lehrjahr* konnte kein signifikanter Effekt gefunden werden, $F(1, 621) = 3.025$, $p < .082$. Die Wechselwirkung zwischen Geschlecht und Zeitpunkt im Lehrjahr zeigte keinen signifikanter Effekt, $F(1, 621) = 0.04$, $p < .842$.

2.4   Zusammenfassung und Schlussfolgerungen

2.4.1   Das Ausmaß an Stresserleben bei Lernenden

Das Stresserleben der Lernenden, die in der vorliegenden Studie befragt wurden, war niedrig. Durchschnittlich erlebten die Jugendlichen im ersten Jahr ihrer Berufsausbildung wenig Stress, und nur knapp jeder zwanzigste Lernende erlebte chronischen Stress. Dem widersprechend zeigen aktuelle Studien, dass ca. ein Drittel der Lernenden chronischen Stress häufig oder sehr häufig erlebt (Staatssekretariat für Wirtschaft 2003). Ein möglicher Grund für die Diskrepanz zwischen den aktuellen Studien und vorliegender Untersuchung bezüglich der Häufigkeiten des Auftretens von chronischem Stress könnte das Setting des Großbetriebs sein. Wie Amos et al. (2003) beschreiben, verfügt jeder Lehrbetrieb über eine spezifische Ausbildungsorganisation, und die Rolle der Lernenden unterscheidet sich innerhalb der verschiedenen Lehrbetriebe. Dies wiederum trägt zur Definition der Ausbildungsinhalte und Arbeitstätigkeiten bei, welche einen wesentlichen Einfluss auf die Anforderungen und Belastungen in der betrieblichen Ausbildung haben (Kälin et al. 2000). Eine mögliche Erklärung wäre, dass in Großbetrieben mehr zeitliche und finanzielle Ressourcen für die Ausbildung vorhanden sind. Dies könnte den Einstieg in die Berufsausbildung erleichtern, Herausforderungen und Belastungen senken sowie negative Stressreaktionen verhindern.

2.4.2 Das Ausmaß sozialer Unterstützung bei Lernenden

Der Großteil der Lernenden war mit der erlebten sozialen Unterstützung zufrieden. Nur etwa jeder zehnte Lernende war nicht zufrieden, sondern wünschte sich mehr emotionale Unterstützung oder mehr Menschen, in deren Gegenwart er sich wohl fühlte. Oft handelte es sich dabei um Gleichaltrige wie Kollegen aus der Berufsausbildung oder um Freundschaftsbeziehungen.

Die große Mehrheit der Lernenden erhielt häufig Unterstützung von Vorgesetzten; nur 2 von 100 Lernenden erhielten wenig Unterstützung von Vorgesetzten. Auch Amos et al. (2003) stellten fest, dass die Ausbildenden die Lernenden unterstützen. Aus der Studie von Grebner et al. (2010) wiederum wird ersichtlich, dass Lernende bedeutend mehr Unterstützung von Vorgesetzten erhalten als Erwerbstätige; bei diesen gab jeder Vierte an, kaum Unterstützung von Vorgesetzten zu erhalten. Die Ausbildung und die verfügbaren (z. B. zeitlichen) Ressourcen der Ausbildenden könnten einen Einfluss auf die Unterstützung von Lernenden haben. Eine Untersuchung von Berweger et al. (2013) zeigte allerdings, dass rund ein Drittel der Ausbilder die zeitlichen Ressourcen als zu knapp einschätzen. Eine Erklärung könnte darin liegen, dass bei Großbetrieben mit guter Ausbildungsorganisation mehr zeitliche und finanzielle Ressourcen für die Berufsausbildung zur Verfügung stehen als in kleineren und mittleren Betrieben, weshalb von Ausbildenden mehr Unterstützung gegeben werden kann.

2.4.3 Der Einfluss von sozialer Unterstützung, Geschlecht, Lehrjahr, Nationalität und Beruf auf das Stresserleben der Lernenden

Zwischen der Zufriedenheit mit sozialer Unterstützung, unterstützendem Vorgesetztenverhalten und dem Auftreten von chronischem Stress bestanden mittlere bis starke negative Zusammenhänge. In neueren Untersuchungen wurden diese negativen Zusammenhänge ebenfalls beschrieben: So konnten Grebner et al. (2010) einen negativen Zusammenhang zwischen positivem Führungsverhalten und Stress zeigen, und zwar mit mittlerem Effekten. Ebenfalls einen negativen Zusammenhang bei mittlerem Effekt fanden Thorsteinsson et al. (2013) zwischen der Zufriedenheit mit der sozialen Unterstützung und dem Auftreten von Stress. Die Dimension der sozialen Unterstützung sowie die des unterstützenden Vorgesetzten scheinen eine indirekte Wirkung auf das Stresserleben der Lernenden zu haben.

Wie Zapf und Semmer (2004) beschreiben, könnte soziale Unterstützung als Ressource dem Entstehen von Belastungen entgegenwirken und die Stressoren verringern. Dies würde erklären, wieso in der vorliegenden Studie das Stresserleben der Lernenden niedrig war: Der Großteil der Lernenden hatte den Eindruck, eine hohe Unterstützung vom Betrieb und vom sozialen Umfeld zu erhalten. Soziale Unterstützung beeinflusst somit die Bewertung von Stressoren und fördert die Bewältigungsmöglichkeiten der Lernenden, was einer negativen Stressreaktion vorbeugt. Auch war der Zusammenhang zwischen Zufriedenheit mit sozialer Unterstützung und dem Auftreten von chronischem Stress stärker als der Zusammenhang zwischen unterstützendem Vorgesetztenverhalten und chronischem Stress. Möglicherweise ist bezüglich des Stresserlebens für Jugendliche die Einbettung in einen Freundeskreis aus Gleichaltrigen (innerhalb des Betriebs oder im privaten Lebensbereich) besonders wichtig. Gleichaltrige, die sich in der gleichen Lebensphase befinden, können sich untereinander über alltägliche Probleme austauschen und sich gegenseitig emotional unterstützen. Dadurch können Jugendliche voneinander Bewältigungsmuster erlernen, auf die sie bei den sich in dieser Lebensphase stellenden Herausforderungen und Entwicklungsthemen zurückgreifen können. Damit fördern sie das eigene Wohlbefinden.

Geschlechterunterschiede

In unserer Studie zeigten männliche Lernende höhere Stresswerte als weibliche Lernende, wenn auch der Unterschied gering war. Dabei ist zu beachten, dass weibliche Lernende durchschnittlich sowohl mehr Unterstützung von Vorgesetzten erfuhren als auch mit ihrer sozialen Unterstützung zufriedener waren als männliche Lernende. Wenn in einer Regressionsanalyse chronischer Stress durch die Einflüsse der sozialen Unterstützung statistisch kontrolliert wurde, erlebten weibliche Lernende signifikant mehr chronischen Stress – allerdings handelt es sich um einen sehr kleinen Effekt. Trotzdem ist das Ergebnis interessant: Wäre die soziale Unterstützung bei weiblichen Lernenden gleich niedrig wie bei männlichen Lernenden, würden weibliche Jugendliche mehr chronischen Stress erleben. Der Faktor Geschlecht beeinflusste, wie sich zeigt, die soziale Unterstützung, und da weibliche Lernende mehr soziale Unterstützung erhielten, fiel bei ihnen das Stresserleben geringer aus. Die vergleichbare Forschung zeigt, dass weibliche Lernende nicht mehr Stress als männliche Lernende erleben (Gelhaar 2010; Padlina et al. 2002; Schraml et al. 2011; Wiklund et al. 2012).

Lehrjahr

Die Befunde der vorliegenden Studie über das Stresserleben von Lernenden vermitteln folgendes Bild: Lernende, welche sich am Ende des ersten Lehrjahres befanden, zeigten ein höheres Stresserleben als diejenigen, die sich am Anfang befanden. Allerdings muss beachtet werden, dass auch die soziale Unterstützung zu Beginn des ersten Lehrjahres höher eingeschätzt wurde als am Ende des ersten Lehrjahres. Wurde das Ausmaß an chronischem Stress mit der Dimension der sozialen Unterstützung statistisch kontrolliert, konnte der Erhebungszeitpunkt keine Varianz des Stresserlebens mehr erklären. Oder anders gesagt: Das Ausmaß der sozialen Unterstützung war abhängig vom Erhebungszeitpunkt, das Stresserleben (wurde das Ausmaß der sozialen Unterstützung berücksichtigt) nicht. Erklären könnte man dies folgendermaßen: Auch die Ausbildenden befinden sich zu Beginn des Lehrjahrs in einer neuen Situation, beginnen doch nun Lernende, welche von ihnen ausgesucht wurden, ihre Ausbildung. Das heißt für die Ausbildenden, dass sie eventuell bemüht sind, eine angenehme und lernfördernde Beziehung zu den Lernenden aufzubauen, um gute Voraussetzungen für eine erfolgreiche Berufslehre zu schaffen. Dies deutet auch darauf hin, dass Ausbildende die Lernenden anfangs sehr unterstützen. Viele Ausbildende haben jedoch möglicherweise schon früher Lernende eingestellt und Erfahrungen damit gemacht, sodass nach kurzer Zeit eine Gewöhnung eintritt und die Unterstützung nachlässt. Dagegen haben Auszubildende mehrheitlich noch keine ähnliche Erfahrung gemacht; sie sehen sich neuen Eindrücken und Herausforderungen gegenübergestellt. Deshalb ist denkbar, dass bei Lernenden die Gewöhnung erst später eintritt und sie während längerer Zeit soziale Unterstützung brauchen. In der am ehesten vergleichbaren Studie von Amos et al. (2003) erwiesen sich die Belastungen im zweiten Lehrjahr als etwas niedriger als im ersten.

Nationalität

Dreimal mehr Lernende, die aus einem Balkanland (inklusive Türkei) stammten, erlebten chronischen Stress als dies bei Lernenden aus der Schweiz oder einem anderen deutschsprachigen Land der Fall war. Aber auch Lernende mit der Nationalität eines anderen europäischen Landes zeigten ein erhöhtes Stresserleben. In der Studie von Amos et al. (2003) zeigten Jugendliche mit Migrationshintergrund aus Balkanländern, der Türkei und Portugal ebenfalls größere Schwierigkeiten beim Einstieg in Ausbildungen der Sekundarstufe II. Gemäß den Autoren könnten die Gründe darin liegen, dass ausländische Lernende in ihrem Betrieb oder in der Berufsschule schlechter behandelt werden als Schweizer Lernende. Rund ein Drittel der balkan-, türkisch- und portugiesischstämmigen Lernenden nehmen ethnische Diskriminierung wahr, deutlich mehr als Lernende mit Schweizer Nationalität (Amos et al. 2003).

Ein weiterer Grund könnte in der Zufriedenheit mit der sozialen Unterstützung liegen. Die Ergebnisse lassen erkennen, dass jeder fünfte Lernende (18,3 %) aus dem Balkan oder der Türkei sich mehr soziale Unterstützung wünschte, was lediglich bei jedem zehnten (10,4 %) Lernenden mit europäischer Nationalität der Fall ist. Bei dieser Gruppe waren aber auch überdurchschnittlich viele Lernende (33,3 %) nur mittelmäßig zufrieden mit der erlebten sozialen Unterstützung. Lernende der Gruppe CH (Schweiz, Österreich, Deutschland und Fürstentum Liechtenstein) erlebten insgesamt gesehen am meisten Zufriedenheit mit sozialer Unterstützung (31,7 % mittel, 58,4 % hoch). Aus diesen Befunden lässt sich ableiten, dass auch der Faktor Nationalität die Ressource der sozialen Unterstützung beeinflusst und Lernende mit ausländischer Nationalität dadurch tendenziell ein höheres Stresserleben zeigen.

Berufe

Die Analyse zur Häufigkeit des Auftretens von chronischem Stress innerhalb verschiedener Berufsgruppen zeigte, dass Lernende, welche mit einem sogenannten Berufsattest abschließen, dreimal mehr chronischen Stress erleben. Bei diesen Ausbildungen handelt es sich um die Berufe mit dem niedrigsten Anforderungsniveau. Wie Amos et al. (2003) ausführten, nimmt der Handlungsspielraum ab, je niedriger das Anforderungsniveau ist. Dies könnte ein Grund für das erhöhte Stresserleben dieser Lernenden sein. Die Gruppe der technischen Berufe umfasst Berufe aus den Bereichen der Industrie, Technik und Informatik, die alle mit einem hohen Anforderungsniveau einhergehen. Amos et al. (2003) stellten bei diesen Berufen den höchsten Handlungsspielraum fest. In der vorliegenden Stichprobe fand man in dieser Gruppe keine Lernenden, die chronischen Stress erlebten. Auch Kauffrauen und Kaufmänner, welche ebenfalls einen Beruf mit hohem Anforderungsniveau erlernen, erlebten weniger chronischen Stress als der Durchschnitt. Der Beruf der Detailhandelsfachfrau bzw. des Detailhandelsfachmanns entspricht einem mittleren Anforderungsniveau. Das Stresserleben war dort etwas höher als das bei Berufen mit hohem Anforderungsniveau. Zusammenfassend scheint, wie im Job-Demand-Control-Modell von Karasek und Theorell (1990) beschrieben, der Handlungsspielraum bei Lernenden ein wichtiger Faktor im Stressprozess zu sein.

2.4.4 **Fazit**

Soziale Unterstützung beeinflusst das Stresserleben der Lernenden stark: Je besser die soziale Unterstützung, umso geringer ist das Stresserleben. Soziale Unterstützung erweist sich damit als wichtige Ressource im Stressprozess und als wichtiger Faktor für die Förderung des Wohlbefindens. Vor allem die Einbettung in einen Freundeskreis, in dem über Probleme und Gefühle gesprochen werden kann, scheint für Jugendliche in einer Berufsausbildung eine große Rolle zu spielen. Auch die Unterstützung der Vorgesetzten kann das Stresserleben von Lernenden abfedern.

Die vorliegende Untersuchung weicht bezüglich des Ausmaßes an Stresserleben bei Jugendlichen von anderen aktuellen Studien ab: Die befragten Auszubildenden zeigten kaum Stress. Nichtsdestotrotz: Der Eintritt ins Berufsleben scheint ein idealer Zeitpunkt für die Sensibilisierung für Stress und den bewussten Umgang mit den eigenen Ressourcen zu sein. Jugendliche befinden sich in einem Veränderungsprozess und sind dabei, sich neue Werte für das Berufsleben, die individuelle Lebensführung und die Freizeitgestaltung anzueignen. Die Annahme, dass Jugendliche von dem in einer Berufsausbildung gelernten Umgang mit Stress auch im zukünftigen Berufsalltag profitieren, ist naheliegend. Die Förderung der Gesundheit von jungen Berufsleuten kann folglich als eine wertvolle Investition in die Zukunft angesehen werden.

Das Companion-App-Projekt wurde finanziell durch die Kommission für Technologie und Innovation (KTI) der Schweizerischen Eidgenossenschaft gefördert (Nb. 15037.2 PFES-ES).

Kommentar aus der Praxis

Ruedi Schneider, Leiter Berufsbildungscenter

Die Post zählt zu einer der wichtigsten Arbeitgeberinnen der Schweiz und gehört wie kaum ein anderes Unternehmen zum Alltag der Bevölkerung. Die Post ist vielseitiger als man denkt, sie ist in vier Märkten tätig: Kommunikationsmarkt, Logistikmarkt, Retailfinanzmarkt und im öffentlichen Personenverkehr. Mit über 2100 Lernenden ist die schweizerische Post einer der größten Lehrbetriebe in der Schweiz. Wir bilden in 16 verschiedenen Lehrberufen aus und bieten die meisten Lehrstellen für angehende Logistiker, Detailhandelsfach- und Kaufleute an. Mit einer professionellen Berufsbildung können wir unsere Lernenden von der Anstellung bis zur Lehrabschlussfeier unterstützen und begleiten. Regionale Berufsbildungsverantwortliche richten ihren Fokus auf die Qualitätssicherung bei den Ausbildungsstellen. Sie führen Ausbilderkurse durch und pflegen den regelmäßigen Austausch mit den Ausbildern und Lernenden. Die regionalen Ausbildungsverantwortlichen haben eine wichtige Rolle und sind für die Lernenden zentrale Ansprechpersonen bei allen Fragen und Anliegen rund um ihre berufliche Grundbildung.

Wir stellen keine Lernenden an, ohne dass sie zuvor einen Schnuppereinsatz im gewünschten Beruf geleistet haben. Uns ist es sehr wichtig, dass sie den zukünftigen Beruf drei Tage lang im Betrieb erleben konnten. Nur so wissen sie, worauf sie sich einlassen – dies gilt übrigens auch für den Lehrbetrieb. Wir sind überzeugt, dass wir mit dieser Maßnahme und weiteren Aktivitäten, die nachfolgend beschrieben werden, die Anzahl von Lehrabbrüchen auf ein Minimum reduzieren können.

Was machen wir vor Beginn der beruflichen Grundbildung? Wir führen für alle Lernenden und deren Angehörigen Informationsveranstaltungen durch. Dort informieren wir über die neuen Lehrstellen und die Berufsfachschulen, die kommenden Herausforderungen und die zu erwartenden Veränderungen. Auch eine lernende Person aus dem ersten Lehrjahr nimmt teil, damit die zukünftigen Lernenden und deren Angehörige an ihren Erfahrungen beim Start in die Berufswelt teilhaben können. Dieses Element wird sehr geschätzt und ist sehr authentisch, da die Lernenden, die ihre Erfahrungen präsentieren, fast gleichaltrig sind. Bei diesen Veranstaltungen wird uns immer wieder bewusst, dass die jungen Leute beim Schritt in die Berufswelt zahlreiche Herausforderungen meistern müssen. Wir appellieren dabei auch immer wieder an deren Eltern, sie in dieser anspruchsvollen Phase zu unterstützen.

Gleich zu Beginn der beruflichen Grundbildung und vor dem ersten Einsatz in der Praxis führen wir für alle Lernenden regional organisierte „Jump-in" durch. Das ist eine Einführungswoche, damit der Sprung ins Berufsleben gelingt. Während der Jump-in-Woche mit etwa 80 Lernenden wollen wir verschiedene Ziele erreichen. Die Lernenden sollen spüren, dass sie nicht alleine sind, sondern dass sie mit ihren Kolleginnen und Kollegen im gleichen Boot sitzen und alle frisch ins Berufsleben starten. Die Lernenden lernen ihre Ansprechpersonen von der Berufsbildung und die betriebseigene Sozialberatung kennen. Die Sozialberatung legt dabei einen Fokus auf das Budget und weist auf die Gefahren der Verschuldung hin. Auch lernen die neuen Lernenden ihren Lehrbetrieb und ihre Anstellungsbedingungen genauer kennen. Zudem erhalten sie Lektionen zu Arbeits- und Lerntechniken, zur Terminplanung und zur Pflege der eigenen Gesundheit und zu den Herausforderungen, die beim Wechsel von der Schule ins Berufsleben auf sie warten.

So starten sie gut gerüstet in die Praxis, in die Berufsfachschule und in die überbetrieblichen Kurse. Die Praxisausbildung findet häufig in kleinen Gruppen und in überschaubaren Teams statt. In diesen kleinen Einheiten erleben die neuen Lernenden eine „familiäre" Situation, mit einem professionellen Ausbilder, ein paar Arbeitskollegen und einem oder mehreren Lernenden in höheren Lehrjahren. Diese sogenannten Oberstifte spielen bei der Einarbeitung eine zentrale Rolle. Die neuen Lernenden können diese alles fragen, ohne irgendwelche Hemmungen. Häufig sind auch die Ausbilder wichtige und beliebte Ansprechpersonen. Die Kompetenzen der Ausbilder und deren Unterstützung schätzen viele Lernende sehr, dies zeigt sich auch in den sehr guten Ergebnissen der alljährlich durchgeführten Umfragen.

Gegen Ende des ersten Lehrjahres findet der obligatorische Seminartag „Fit for Life" statt. An diesem Tag tauschen sich die Lernenden über ihre Erfahrungen während der bereits durchlaufenen Lehrzeit aus. Ein weiterer Fokus wird auf Themen wie beispielsweise Ernährung, Stress und Sucht gelegt. Während des ersten Lehrjahres werden die Lernenden von den regionalen Ausbildungsverantwortlichen der Post bei ihrer Lehrstelle besucht. Im Gespräch mit den Lernenden und den Ausbildenden thematisieren sie die Einarbeitung, die Lernfortschritte, die Leistungen, die Arbeitsauslastung, das Verhalten und das Wohlbefinden der neuen Lernenden. Sie werden bei Bedarf aktiv und ergreifen Maßnahmen zur Verbesserung der Situation. Spezielles Augenmerk legen sie auf Krankheitsabwesenheiten, sie gehen möglichen Ursachen im Lehrbetrieb nach.

Wir sind überzeugt, dass wir den Lernenden mit den erwähnten Maßnahmen einen guten Start ins Berufsleben ermöglichen. Unsere Lernenden erleben ihren Einstieg ins Berufsleben dennoch sehr unterschiedlich.

Literatur

Amos, J., Böni, E., Donati, M., Hupka, S., Meyer, T., & Stalder, B. E. (2003). Wege in die nachobligatorische Ausbildung: die ersten zwei Jahre nach Austritt aus der obligatorischen Schule. Zwischenergebnisse des Jugendlängsschnitts TREE. Neuchâtel: Bundesamt für Statistik.
Baumann, U., & Laireiter, A. (1995). Individualdiagnostik interpersoneller Beziehungen. In K. Pawlik & M. M. Amelang (Hrsg.), *Grundlagen und Methoden der Differentiellen Psychologie* (S. 609–643). Göttingen: Hogrefe.
Berweger, S., Krattenmacher, S., Salzmann, P., & Schönenberger, S. (2013). LiSA Lernende im Spannungsfeld von Ausbildungserwartungen, Ausbildungsrealität und erfolgreicher Erstausbildung. St. Gallen: Pädagogische Hochschule [On-line]. Zugegriffen 07. Mai 2014. Verfügbar unter: http://www.phsg.ch/Portaldata/1/Resources/forschung_und_entwicklung/professionsforschung/LiSA_Projektbericht.pdf
Biffl, G., Faustmann, A., Gabriel, D., Leoni, T., Mayrhuber, C., & Rückert, E. (2011). *Psychische Belastungen der Arbeit und Ihre Folgen*. Wien: WIFO.
Fydrich, T., Sommer, G., & Brähler, E. (2007). *F-SozU. Fragebogen zur Sozialen Unterstützung*. Göttingen: Hogrefe.
Gelhaar, T. (2010). Stress und Coping in der Adoleszenz. In *Ein Kulturvergleich von Jugendlichen in 10 europäischen Ländern*. Marburg: Tectum.
Grebner, S., Berlowitz, I., Alvarado, V., & Cassina, M. (2010). Stressstudie 2010. Stress bei Schweizer Erwerbstätigen. Bern: Staatssekretariat für Wirtschaft SECO [On-line]. Zugegriffen 20. Nov. 2013.Verfügbar unter: http://www.news.admin.ch/NSBSubscriber/message/attachments/24101.pdf
Hapke, U., Maske, U. E., Scheidt-Nave, C., Bode, L., Schlack, R., & Busch, M. A. (2013). Chronischer Stress bei Erwachsenen in Deutschland: Ergebnisse der Studie zur Gesundheit Erwachsener in Deutschland (DEGS1). *Bundesgesundheitsblatt – Gesundheitsforschung – Gesundheitsschutz, 56*(5–6), 749–754. https://doi.org/10.1007/s00103-013-1690-9
Kälin, W., Semmer, N. K., Elfering, A., Tschan, F., Dauwalder, J.-P., Heunert, S., & Crettaz, F. (2000). Work characteristics and well-being of swiss apprentices entering the labor market. *Swiss Journal of Psychology, 59*(4), 272–290. https://doi.org/10.1024//1421-0185.59.4.272
Karasek, R. A., & Theorell, T. (1990). *Healthy work. Stress, productivity, and the reconstruction of working life.* New York: Basic Books.
Knebel, A., & Seiffge-Krenke, I. (2007). Veränderungen in der Stresswahrnehmung und Stressbewältigung im Jugendalter. In I. Seiffge-Krenke & A. Lohaus (Hrsg.), *Stress und Stressbewältigung im Kindes- und Jugendalter* (S. 111–125). Göttingen: Hogrefe.
Krankenkasse, T. (2016). *„Entspann dich, Deutschland" – TK-Stressstudie*. Hamburg: Techniker Kasse.
Padlina, O., Ceesay, K., & Gehring, T. M. (2002). Rauch- und Stressprävention bei Jugendlichen. Zürich: Universität Zürich, Institut für Sozial- und Präventivmedizin [On-line]. Zugegriffen 13. Jan. 2014. Verfügbar unter: http://www.feel-ok.ch/files/wissenschaftlicheBerichte/2002_rauch_stress_praevention.pdf.
Ramaciotti, D., & Perriard, J. (2003). Die Kosten des Stresses in der Schweiz. Bern: Staatssekretariat für Wirtschaft [On-line]. Zugegriffen 14. Okt. 2013. Verfügbar unter: www.seco.admin.ch/dokumentation/publikation/00008/00022/
Rimann, M., & Udris, I. (1997). Subjektive Arbeitsanalyse: Der Fragebogen SALSA. In O. S. Strohm & E. Ulich (Hrsg.), Unternehmen arbeitspsychologisch bewerten: Ein Mehr-Ebenen-Ansatz unter besonderer Berücksichtigung von Mensch, Technik und Organisation. Zürich: vdf Hochschulverlag.
Schraml, K., Perski, A., Grossi, G., & Simonsson-Sarnecki, M. (2011). Stress symptoms among adolescents: The role of subjective psychosocial conditions, lifestyle, and self-esteem. *Journal of Adolescence, 34*(5), 987–996. https://doi.org/10.1016/j.adolescence.2010.11.010
Schulten, D., & Wussler, K. (2013). Auszubildende im Stress? Was Unternehmen tun können. *Wirtschaftspsychologie aktuell, 2*(20), 40–44.
Schulz, P., Schlotz, W., & Becker, P. (2004). *TICS. Trierer Inventar zum chronischen Stress*. Göttingen: Hogrefe.
Seiffge-Krenke, I. (2004). Adaptive and maladaptive coping styles: Does intervention change anything? *European Journal of Developmental Psychology, 1*, 367–382. https://doi.org/10.1080/17405620444000247
Semmer, N. K., & Udris, I. (2007). Bedeutung und Wirkung von Arbeit. In H. Schuler (Hrsg.), *Lehrbuch Organisationspsychologie* (S. 157–195). Bern: Huber.
Skakon, J., Nielsen, K., Borg, V., & Guzman, J. (2010). Are leaders' well-being, behaviors and style associated with the affective well-being of their employees? A systematic review of three decades of research. *Work & Stress, 24*, 107–139. https://doi.org/10.1080/02678373.2010.495262

Staatssekretariat für Wirtschaft. (2003). [Datensatz der Studie die Kosten des Stresses in der Schweiz]. Unpublizierte Rohdaten.

Steinmann, R. M. (2005). Psychische Gesundheit – Stress. Wissenschaftliche Grundlagen für eine nationale Strategie zur Stressprävention und Förderung psychischer Gesundheit in der Schweiz. Bern: Gesundheitsförderung Schweiz [On-line]. Zugegriffen 07. Mai 2014.Verfügbar unter: http://edudoc.ch/record/29554/files/135.pdf

Strandh, M., Winefield, A., Nielsson, K., & Hammarström, A. (2014). Unemployment and mental health scarring during life course. *European Journal of Public Health*, *24*(3), 440–445.

Thorsteinsson, E. B., Ryan, S., & Sveinbjornsdottir, S. (2013). The mediating effects of social support and coping on the stress-depression relationship in rural and urban adolescents. *Open Journal of Depression*, *02*(01), 1–6. https://doi.org/10.4236/ojd.2013.21001

Ulich, E., & Wülser, M. (2010). *Gesundheitsmanagement in Unternehmen: arbeitspsychologische Perspektiven.* Wiesbaden: Gabler.

Wiklund, M., Malmgren-Olsson, E. B., Öhman, A., Bergström, E., & Fjellman-Wiklund, A. (2012). Subjective health complaints in older adolescents are related to perceived stress, anxiety and gender–a cross-sectional school study in Northern Sweden. *BMC public health*, *12*(1), 993.

Zapf, D., & Semmer, N. K. (2004). Stress und Gesundheit in Organisationen. In H. Schuler (Hrsg.), *Organisationspsychologie*. *Grundlagen der Personalpsychologie* (S. 1007–1112). Göttingen: Hogrefe.

Ist eine App der richtige Weg, um die psychische Gesundheit von Jugendlichen zu fördern? Erfahrungen aus dem Companion-App-Projekt

Laura Wade-Bohleber, Aureliano Crameri und Agnes von Wyl

© Springer-Verlag GmbH Deutschland, ein Teil von Springer Nature 2018
F. Sabatella, A. von Wyl (Hrsg.), *Jugendliche im Übergang zwischen Schule und Beruf*,
https://doi.org/10.1007/978-3-662-55733-4_3

Kapitel 3 · Ist eine App der richtige Weg, um die psychische Gesundheit ...

43   3

3.1   Hintergründe des Companion-App-Projekts

3.1.1   Förderung der psychischen Gesundheit im Jugendalter

Jugendliche sind mit vielen tiefgreifenden biologischen, kognitiven und psychosozialen Veränderungen konfrontiert (Alsaker und Flammer 2006; Steinberg 2005). Vor allem müssen sie herausfinden, wer sie sind und wer sie sein wollen (Blos 1979; Erikson 1959) Auch müssen Jugendliche mit der Ablösung von den Eltern neue Identifikationen und Rollenvorbilder in ihrer Peergruppe finden (Brown et al. 1986; Zimmer-Gembeck und Collins 2003).

Durch diese vielen Veränderungen und die zu bewältigenden Anforderungen ist das Jugendalter eine vulnerable Phase und anfällig für die Entstehung psychischer Störungen. Ungefähr die Hälfte der psychischen Störungen setzt bereits vor dem 14. Lebensjahr ein (Kessler et al. 2005; WHO 2014) und geht mit erheblichen psychologischen, sozialen und ökonomischen Folgen einher (Dawson et al. 2008; Knapp et al. 2002; Scott et al. 2001; Singh et al. 2008). Das Jugendalter ist deshalb eine Altersspanne von großer Bedeutung für Präventions- und Gesundheitsförderungsbestrebungen (Lee et al. 2014; Sawyer et al. 2012). Die Frage, wie Jugendliche mit solchen Bemühungen am besten erreicht werden können, ist deshalb zentral.

Gesundheitsförderung im Jugendalter kann wirksam und kosteneffizient sein (Catalano et al. 2012; D'Arcy und Meng 2014; Lee et al. 2015). Allerdings sollten Gesundheitsförderungsprogramme die spezifischen Entwicklungsaufgaben des Jugendalters berücksichtigen (Mackinnon 2007). Vor allem der im Jugendalter so wichtige Einfluss der Peergruppe sowie das Autonomiebestreben der Jugendlichen sollten dabei Beachtung finden. Zudem sollte eine Programmteilnahme für Jugendliche möglichst attraktiv gestaltet werden.

Der Einfluss der Peergruppe und Empowerment

Aufgrund des wesentlichen Einflusses der Peergruppe auf das Verhalten der Einzelnen im Jugendalter (Brown und Larson 2009) sollten die Interventionen von Gesundheitsförderungsprogrammen auf Peergruppen abzielen. In den 1970er-Jahren haben Vorrath und Brendtro (1985) das Konzept der *positive peer culture* entwickelt. Sie gingen davon aus, dass es für Jugendliche sowohl notwendig sei, sich mit „positiven" Werten zu identifizieren als auch anderen zu helfen. Beides stärkt ihren Selbstwert. Einen ähnlichen Ansatz verfolgt die *positive youth development perspective*, welche die Ressourcen und Potenziale junger Menschen hervorhebt (Lerner et al. 2005; Silbereisen und Lerner 2007). Das Konzept hat in der Adoleszenzforschung an Einfluss gewonnen. Es gibt einige Beispiele für Gesundheitsförderungsprogramme, die auf solchen Ansätzen aufbauen (z. B. Durlak et al. 2007; Gavin et al. 2010; Guerra und Bradshaw 2008; Lapalme et al. 2014). Diese Beispiele erweitern unser bereits bestehendes Wissen bezüglich der protektiven Rolle sozialer Unterstützung für die psychische (und körperliche) Gesundheit (Auerbach et al. 2010; Bal et al. 2003; Cohen und Wills 1985; Taylor und Stanton 2007; Umberson und Montez 2010).

Gesundheitsförderungsprogramme im Jugendalter sollten schließlich die adoleszenten Bestrebungen nach Autonomie berücksichtigen. Partizipative Ansätze, wie sie in Empowermentkonzepten verwirklicht werden, sind in dieser Hinsicht vielversprechend (Tengland 2007; Wong et al. 2010). Jugendliche wollen als aktive Akteure angesprochen werden, indem ihre Sicht auf das Thema Gesundheit und ihre Kompetenzen miteinbezogen werden (Shepherd et al. 2002; Shucksmith und Spratt 2002). Idealerweise stellt dies die Grundlage

für die Ausarbeitung und Implementierung eines wirksamen Gesundheitsförderungspro-
gramms dar.

Peer-Mentoring-Ansätze berücksichtigen beides: den Einfluss der Peergruppe und das
Autonomiebestreben von Jugendlichen. Obwohl einige Studien zu solchen Ansätzen vorliegen (Mathews et al. 2009; Moody et al. 2003; Steinebach und Steinebach 2006), haben Peer-
Mentoring-Ansätze insgesamt bisher eine untergeordnete Rolle in der Gesundheitsförderung
bei Jugendlichen eingenommen. Hier setzt das Companion-App-Projekt an.

Die Wahl einer attraktiven Umsetzung

Mit welchen Gesundheitsförderungsprogrammen und mit welcher Umsetzung erreicht
man Jugendliche am besten? Die starke Nutzung neuer Medien durch Jugendliche eröffnet
in dieser Hinsicht neue Möglichkeiten. Jugendliche in der Schweiz und anderen wirtschaft-
lich starken Ländern nutzen Smartphones und das Internet häufig und gerne. 98 % der
12- bis 19-jährigen Schweizer Jugendlichen und 83,7 % der amerikanischen Jugendlichen
besitzen ein Smartphone (Waller et al. 2016; Lenhart 2015). Der Anteil der Internetnutzung
über das Smartphone steigt stetig (Bosomworth 2015). Apps spielen hier eine maßgebende
Rolle: 86 % der Zeit, die Jugendliche und Erwachsene in den USA mit ihren Smartphones
verbringen, wird für die Nutzung von Apps verwendet (Khalaf 2014). Zudem ermöglichen
neue Medien neuartige Formen von partizipativer Kommunikation, welche die Teilnahme
an Gesundheitsförderungsprogrammen für Jugendliche attraktiver machen könnte. In den
letzten Jahren gab es zunehmend Versuche, neue Medien in der Gesundheitsförderung oder
Prävention psychischer Störungen bei Jugendlichen einzusetzen (Clarke et al. 2015; O'Dea
et al. 2015). Dabei gab es unterschiedliche Ansätze, wie webbasierte verhaltenstherapeu-
tisch orientierte Interventionen, internetbasierte Edukationsprogramme, psychoeduka-
tive Webseiten, professionelle Unterstützung online, Onlineselbsthilfegruppen und -foren,
Beratungschats, Gruppentherapie via Chatrooms oder auch Onlinespiele. Die Interventionen hatten verschiedene Zielgruppen und unterschieden sich in ihrem Design und in ihrer
Qualität. Dies erschwert es, die Wirksamkeit derjenigen Interventionen zu beurteilen, die
neue Medien einsetzen.

Ein offenes Forschungsfeld bleiben zudem peerorientierte Ansätze. Neuere Projekte,
die erste Schritte in diese Richtung unternommen haben (Freeman et al. 2008; Horgan et al.
2013), wurden mit verschiedenen Problemen konfrontiert, u. a. hohe Dropoutraten. Allerdings gab es bisher noch kaum Versuche, eine solche Intervention mit einer App zu implementieren – trotz der weiten Verbreitung von Smartphones bei Jugendlichen.

Das Companion-App-Projekt griff diese Forschungslücke auf. Es wurde eine App (die
sogenannte Companion-App) entwickelt, die zum Ziel hat, eine positive Peerkultur unter
Jugendlichen zu fördern.

3.1.2 Ziele und Hypothesen des Companion-App-Projekts

Das Companion-App-Projekt verfolgte einen ganzheitlichen Ansatz der Gesundheitsförderung im Jugendalter. Ein Peer-Mentoring-System, ein vermehrter Austausch zwischen den
Jugendlichen über die App und informative Elemente der App sollten eine positive Peerkultur und die gegenseitige Unterstützung unter den Jugendlichen fördern. Wir nahmen
an, dass die verstärkte gegenseitige Unterstützung der Jugendlichen das allgemeine Wohlbefinden der Jugendlichen stärken und spezifisch das Stresserleben reduzieren würde.

Dementsprechend stellten wir die Hypothese auf, dass die Intervention mit der Companion-App einen Einfluss auf das Stresserleben (Reduktion) und auf die soziale Unterstützung (Verstärkung) haben würde.

3.2 Methoden

3.2.1 Studiendesign

Die Companion-App wurde basierend auf den beschriebenen theoretischen Überlegungen als Teil eines Präventionsprogramms der Gesundheitsförderung Schweiz entwickelt (Blum 2015). Das Konzept und die Inhalte der Companion-App wurden in der Entwicklungsphase mit Jugendlichen diskutiert, um ihre Bedürfnisse an eine solche App zu eruieren. Die Companion-App kam anschließend während zehn Monaten in einer Studie mit Kontrollgruppendesign bei Lernenden und stellensuchenden Jugendlichen zum Einsatz (◘ Abb. 3.1). Die Nutzung der Companion-App wurde mit Google Analytics aufgezeichnet. Diejenigen, welche die Companion-App nutzten, konnten monatlich ein Feedback zur App geben. Das Stresserleben und die erlebte soziale Unterstützung wurden vor (t0) und nach (t1) der Intervention mit Fragebögen evaluiert. Am Ende der Intervention wurden sechs Jugendliche mit und acht Jugendliche ohne Lehrstelle in qualitativen Interviews befragt, um ihre Sicht auf die App umfassender zu explorieren.

3.2.2 Rekrutierung

Für die Gruppe der Jugendlichen mit Lehrstelle wurden sowohl die Interventions- als auch die Kontrollgruppe in einer großen Schweizer Firma rekrutiert. Es nahmen Lernende im ersten und zweiten Lehrjahr an diesem Projekt teil. In der Interventionsgruppe hatten alle Lernenden aus den unterschiedlichen Berufsausbildungen und von verschiedenen Standorten der Firma Zugang zu der Companion-App (n = 546). Die Kontrollgruppe erhielt keine Intervention und wurde von andern regionalen Standorten der Firma rekrutiert (n = 395).

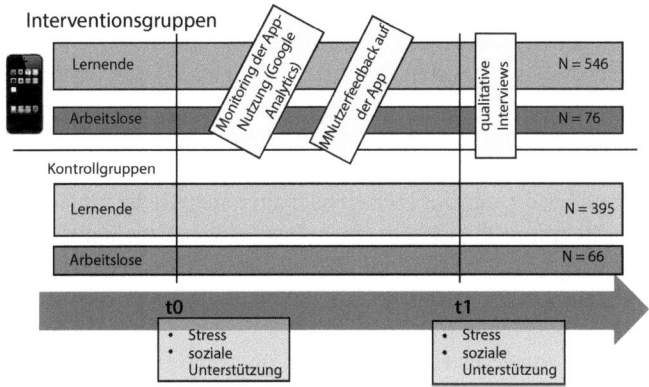

◘ **Abb. 3.1** Studiendesign Companion-App-Projekt

Interventionsgruppe (n = 73) und Kontrollgruppe (n = 120) der Jugendlichen ohne Lehrstelle wurden im Rahmen von staatlichen Brückenangeboten (arbeitsmarktliche Maßnahme
zur Integration der Jugendlichen, die keine Lehrstelle nach Abschluss der obligatorischen
Schulzeit gefunden haben) rekrutiert.

3.2.3 Messinstrumente

Die *Stresswahrnehmung* wurde mit dem Trierer Inventar zum chronischen Stress (TICS;
Schulz et al. 2004) erhoben. Das TICS erfragt, wie oft eine bestimmte Stresssituation in den
der Befragung vorangegangenen letzten drei Monaten erlebt worden ist. Es umfasst 57 Items,
die 9 belastungsspezifische Stressskalen bilden: Arbeitsüberlastung (UEBE), soziale Überlastung (SOUE), Erfolgsdruck (ERDR), Unzufriedenheit mit der Arbeit (UNZU), Überforderung bei der Arbeit (UEFO), Mangel an sozialer Anerkennung (MANG), soziale Spannungen (SOZS), soziale Isolation (SOZI), chronische Besorgnis (SORG). Es wird anhand
einer fünfstufigen Likert-Skala geantwortet (von 0 = nie bis 4 = sehr häufig). Als globaler
Indikator für das Stresserleben kann eine Screeningskala zum chronischen Stress (SSCS)
aus zwölf skalenübergreifenden Items gebildet werden. In unserer Stichprobe zeigten alle
Skalen gute bis exzellente interne Konsistenz (α = .83 bis α = .92)

Die *Zufriedenheit mit sozialer Unterstützung* sowie die *Reziprozität der sozialen Unterstützung* (d. h. inwieweit man andere sozial unterstützt) wurden anhand der gleichnamigen
Subskalen (fünf respektive vier Items) des Fragebogens zur sozialen Unterstützung (F-SozU;
Fydrich et al. 2007) erfragt. Antworten werden auf einer fünfstufigen Likert-Skala gegeben
(von 0 = nie bis 4 = immer). Die Skala „Zufriedenheit mit sozialer Unterstützung" zeigte eine
gute interne Konsistenz (α = .83), während die der Skala „Reziprozität der sozialen Unterstützung" fraglich blieb (α = .63).

3.2.4 Die Companion-App

Die Kernmerkmale der Companion-App sind:
- das Vorhandensein eines Peer-Mentoring-Systems: Jeder App-Nutzende hat einen
  Mentor, der in einer ähnlichen beruflichen Situation ist,
- ein eigenes Profil: Jeder Nutzende hat die Möglichkeit, ein Profilbild hochzuladen und
  Informationen zur eigenen Person anzugeben,
- ein Nachrichtensystem: Es können Nachrichten versendet und Gruppen gebildet
  werden (inklusive Chat),
- Links zu interaktiven und informativen Webseiten zum Thema psychische
  Gesundheit,
- Links zu Webseiten, die sich auf Freizeit oder altersspezifische Inhalte beziehen,
- ein anonymer Beratungsdienst (von einem Psychologen bzw. Sozialarbeiter betreut),
  der auch eine Frage-Antwort-Seite zu verschiedenen Themen (Beziehung, Familie,
  Finanzen etc.) enthält.

Die Companion-App wurde als webbasierte App programmiert, damit die sie Nutzenden
sowohl von ihrem Smartphone als auch von ihrem Computer darauf zugreifen konnten.
Während des Companion-App-Projekts konnten alle Nutzende ein monatliches Feedback
zu ihrer Nutzung der Companion-App geben und Verbesserungsvorschläge einbringen. So
wollten z. B. einige Nutzende auf ihrem Profil einen Status (ähnlich wie auf den gängigen

Social-Media-Plattformen) angeben können. Eine solche Funktion wurde daraufhin in der App implementiert.

3.2.5 Datenanalyse

Die deskriptive Statistik diente der Beschreibung der Stichprobe. Veränderungen des Stresserlebens und der sozialen Unterstützung untersuchten wir mittels gemischter linearer Modelle. Solche Modelle erlauben es, Daten mit wiederholten Messzeitpunkten zu untersuchen, indem Veränderungen sowohl auf der Ebene des Individuums als auch der Gruppe berücksichtigt werden. Um Unterschiede zwischen den Interventions- und Kontrollgruppen im Verlauf der Zeit zu schätzen (Gruppe-Zeit-Interaktion), haben wir Prädiktoren in verschiedene Modelle eingegeben und diese Modelle mittels Likelihood-Ratio-Tests verglichen. Alle statistischen Analysen wurden mit SPSS 22 (IBM Corp. 2013) berechnet.

Das monatliche Feedback der App-Nutzenden wurde qualitativ ausgewertet: Antworten in Bezug auf Nutzungsfrequenz, Wahrnehmung der App und Verbesserungsvorschläge wurden thematisch gruppiert. Die qualitativen Interviews am Ende des Projekts wurden mithilfe eines semistrukturierten Interviewleitfadens durchgeführt. Die Interviews wurden transkribiert, und die Antworten mithilfe einer Analysesoftware (VERBI 1989) thematisch gruppiert.

3.3 Ergebnisse

3.3.1 Stichprobe

In der Gruppe der Jugendlichen mit Lehrstelle füllten 477 Lernende im ersten Lehrjahr die t0 (Rücklaufquote 97 %) und 433 die t1 Evaluation aus (Rücklaufquote 90 %). Beim Ausfüllen des Fragebogens gaben die Jugendlichen einen anonymisierten Code an. Aufgrund vieler Fehler in diesen Codes konnten nur 66 % (n = 292) den Fragebögen der t0- und t1-Erhebungen zugeordnet werden. Im zweiten Lehrjahr füllten 464 Lernende den t0-Fragebogen aus (Rücklaufquote 98 %) und 226 die t1-Evaluation (Rücklaufquote 49 %). Die Evaluation fand online statt. 69 % (n = 156) der t0- und t1-Fragebögen konnten zugeordnet werden.

In der Gruppe der Jugendlichen ohne Lehrstelle füllten 193 Jugendliche den t0- und 43 den t1-Fragebogen aus. Wir schätzen, dass dies einer ungefähren Rücklaufquote von 43 % für t0 und 10 % für t1 entspricht. Aufgrund der geringen Fallzahl zu t1 sahen wir von einer longitudinalen Analyse der Daten ab.

In der Gruppe der Jugendlichen mit Lehrstelle betrug das Durchschnittsalter 16,1 Jahren (SD = 1.73) im ersten und 17,5 Jahren (SD = 1.59) im zweiten Lehrjahr. 50 % der Lernenden im ersten und 40 % der Lernenden im zweiten Lehrjahr waren weiblich. Bei den stellensuchenden Jugendlichen betrug das Alter im Durchschnitt 18,4 Jahre (SD = 1.96), und 40 % der Jugendlichen waren weiblich.

3.3.2 Nutzung der Companion-App

Mit Google Analytics konnten wir den Zugang zur Companion-App verfolgen. In den ersten zwei Wochen des Projekts wurde durchschnittlich 61 Mal pro Tag auf die App zugegriffen mit einem Höhepunkt von 189 Zugriffen pro Tag, nachdem wir die Log-in-Details an die

Jugendlichen verschickt hatten. Sechs Monate später griffen im Zwei-Wochen-Durchschnitt noch acht Nutzende auf die Companion-App zu. Eine Steigerung der Nutzung trat bis zum Projektende nicht ein.

3.3.3 Feedback der Companion-App-Nutzenden

Die Gruppe der Jugendlichen mit Lehrstelle wurde über die App insgesamt acht Mal eingeladen, ihre Nutzung und Zufriedenheit mit der Companion-App anzugeben. Die erste Evaluation hatte den größten Rücklauf mit insgesamt 60 Teilnehmenden.

Die häufigsten Gründe, die die Jugendlichen für die Nutzung der App angaben, waren Neugier, das Interesse an einer neuen App sowie das Kennenlernen anderer Lernenden. Zudem sagten die Jugendlichen, dass sie die App wegen des Mentoringsystems nutzten und für die psychologischen Tests, die man über die App finden und ausfüllen konnte.

Als häufigste Gründe, warum die App nicht öfters genutzt wurde, gaben die Jugendlichen an, keinen Mehrwert in der Nutzung der Companion-App zu sehen oder zu wenig Zeit zu haben. Zudem berichteten sie, dass sie die App deshalb nicht häufiger nutzten, weil andere Jugendliche die App ebenfalls nicht oft nutzen würden, die App nicht gut aufgebaut sei und es technische Schwierigkeiten gäbe.

Die Verbesserungsvorschläge der Jugendlichen lauteten, die App sollte attraktiver gestaltet (z. B. ein schöneres Layout, einen intuitiveren Aufbau) und die technischen Schwierigkeiten sollten behoben werden. Einige Jugendliche schlugen vor, die App könnte durch das Einbeziehen weiterer Inhalte, wie Spiele oder das Verlinken mit anderen sozialen Medien oder Internetseiten, interessanter gemacht werden.

3.3.4 Qualitative Interviews am Ende des Companion-App-Projekts

Am Ende des Companion-App-Projekts führten wir qualitative Interviews mit einigen Jugendlichen aus den Interventionsgruppen mit Lehrstelle (n = 6) und ohne Lehrstelle (n = 8), um ihre Wahrnehmung des Companion-App-Projekts eingehender zu erfassen.

Die Mehrheit der Interviewten aus beiden Gruppen fand das Konzept der App gut, insbesondere das Peer-Mentoring-System. Sie nannten als Gründe für die Nutzung der App vor allem Neugier. Jugendliche mit Lehrstelle schätzten Inhalt und Layout der App, zeigten sich jedoch unzufrieden mit deren Bedienung. Als Hauptgrund für die Nichtnutzung oder geringe Nutzung nannten Jugendliche beider Gruppen technische Schwierigkeiten sowie – in der Gruppe der Lernenden – mangelnde Zeit. Beide Gruppen sagten, dass ihnen der Mehrwert und Zweck der App nicht deutlich geworden sei und sie über Social Media (WhatsApp und Facebook) miteinander kommunizieren. Alle befragten stellensuchenden Jugendlichen gaben an, dass sie sich mehr Werbung und Reminders für die Nutzung der Companion-App gewünscht hätten.

3.3.5 Stresserleben und soziale Unterstützung

Mithilfe von gemischten linearen Modellen untersuchten wir bei der Gruppe der Jugendlichen mit Lehrstelle Veränderungen im Stresserleben und die soziale Unterstützung betreffend.

Um Veränderungen im Stresserleben zu erfassen, nutzten wir die TICS-Screening-Skala (SSCS). In einem schrittweisen Verfahren gaben wir verschiedene Prädiktoren in ein gemischtes lineares Modell ein und verglichen dann die Modellpassung. Dies ermöglicht es, den Zusammenhang der einzelnen Prädiktoren mit dem Stresserleben zu untersuchen.

In einem ersten Schritt haben wir allgemeine Prädiktoren (Zeitpunkt, Geschlecht, Lehrjahr und Alter) als feste Effekte in ein gemischtes lineares Modell einbezogen. Das Alter wurde zentriert. Wir nahmen die Achsenabschnitte der Teilnehmenden als zufällige Effekte. Schrittweise gaben wir anschließend die *Gruppe* (Interventions- versus Kontrollgruppe) und die *Interaktion Gruppe mit Zeit* als fixe Effekte ein. Danach verglichen wir die Abweichung dieser verschiedenen Modelle mit Likelihood-Ratio-Tests. Dabei zeigte sich, dass weder der Prädiktor Gruppe noch die Interaktion der Gruppe mit Zeit die Modellpassung signifikant verbesserte. Daraus lässt sich ableiten, dass sich die Gruppen in ihrem Stresserleben nicht unterschieden und auch keine unterschiedlichen Veränderungen im Stresserleben über die Zeit hinweg in den beiden Gruppen stattfanden.

Veränderungen im Erleben der sozialen Unterstützung untersuchten wir mit analogen gemischten linearen Modellen. Auch hier fand sich kein Zusammenhang zwischen der Gruppenzugehörigkeit und der Interaktion von Gruppenzugehörigkeit und Zeit. Zum Zeitpunkt t0 unterschieden sich die Gruppen also nicht im Erleben der sozialen Unterstützung und es traten auch keine (unterschiedlichen) Veränderungen bis t1 ein.

Es ließ sich also nicht nachweisen, dass die Intervention mit der Companion-App einen Einfluss auf das Stresserleben und die erlebte soziale Unterstützung bei den Jugendlichen mit Lehrstelle hatte.

3.4 Diskussion

In der Diskussion möchten wir uns vor allem auf Gründe für die geringe Nutzung der Companion-App konzentrieren sowie Empfehlungen für zukünftige Gesundheitsförderungsprojekte im Jugendalter formulieren.

3.4.1 Ergebnisse der qualitativen Evaluation: Interesse an der Companion-App, aber zu wenige Anreize und unbefriedigende technische Umsetzung

Die Jugendlichen gaben in den qualitativen Erhebungen an, sich für eine neue App zu interessieren. Der Inhalt und das Design der App wurden generell positiv bewertet, insbesondere wurde das Interesse am Peer-Mentoring-System unterstrichen. Das deutet darauf hin, dass das grundlegende Konzept der Companion-App gut aufgenommen wurde.

Allerdings sagten einige Jugendlichen, dass für sie der Zweck und der Nutzen der App nicht genügend erkenntlich geworden waren. Wir hatten die Companion-App den Jugendlichen am Anfang der Studie vorgestellt und mehrfach E-Mails an alle Jugendlichen mit Zugang zur App verschickt, die sie zur Nutzung einluden und über den Inhalt der App, insbesondere das Mentoringsystem, informierten. Die Jugendlichen konnten auch an einer Verlosung teilnehmen, wenn sie ein monatliches Feedback zu ihrer Nutzung der App abgaben. Ebenso verteilten wir Flyer und Poster in Gemeinschaftsräumen der Jugendlichen. Diese Bestrebungen, die App bekannt zu machen und die Jugendlichen zur Nutzung anzuregen, scheinen allerdings nicht ausreichend gewesen zu sein.

Das Feedback der Jugendlichen wies darauf hin, dass technische Schwierigkeiten eine Rolle für die geringe Nutzung der App gespielt haben. Dies ist sicherlich ein wichtiger Faktor. Die Companion-App wurde im Rahmen eines Forschungsprojekts entwickelt. Daher waren die Ressourcen für die technische Entwicklung limitiert. Die Companion-App wurde während des Projekts laufend verbessert, aber es ist zu vermuten, dass viele Jugendliche die App nicht erneut ausprobierten, wenn sie einmal auf technische Schwierigkeiten gestoßen waren. Solches Nutzungsverhalten bei App-Usern ist bekannt (Dimension Research 2015; Kaul 2015).

3.4.2 Ergebnisse zum chronischen Stresserleben

Aufgrund der geringen Nutzung der Companion-App erwarteten wir keine Veränderungen in der sozialen Unterstützung und dem chronischen Stresserleben bei den Jugendlichen, was sich am Ende auch bewahrheitete. Wir konzentrieren uns daher hier auf die Diskussion der Ergebnisse, die sich auf den Beginn der Studie beziehen.

Wie sich zeigte, waren die Jugendlichen zu Anfang der Studie oft zufrieden mit der erlebten sozialen Unterstützung. Auch hatten sie in den der Befragung vorangehenden drei Monaten selten chronischen Stress erlebt. Bedeutet dies, dass bei den Jugendlichen wenig Bedarf für eine Intervention wie die des Companion-App-Projekts bestand?

Die generelle Zufriedenheit der Jugendlichen der Interventionsgruppe mit der sozialen Unterstützung könnte zu einem geringen Interesse an einem Angebot wie dem Peer-Mentoring-System geführt haben. Dies entspricht allerdings nicht dem Feedback, das wir in der qualitativen Evaluation erhalten haben: In dieser gaben viele Jugendliche an, dass sie das Peer-Mentoring-System für hilfreich befanden. Zudem kann man aus der Perspektive der Gesundheitsförderung argumentieren, dass auch bei einem zufriedenstellenden Niveau der sozialen Unterstützung diese erhalten oder noch gestärkt werden kann.

Auf das Stresserleben bezogen stellt sich die Frage, ob dieses so niedrig war, dass die Jugendlichen Stress nicht als ein relevantes Thema empfanden. Dies würde jedoch den Ergebnissen anderer Studien widersprechen. In einer Studie von Padlina et al. (2002) gaben 64,3 % der befragten Schweizer Lernenden (n = 211) an, sich generell überfordert und gestresst zu fühlen. In einer repräsentativen Umfrage fragten Jeannin et al. (2005) Schweizer Lernende (n = 7428), in welchen Gesundheitsbereichen sie sich Unterstützung wünschten. 28,5 % der männlichen und 47,7 % der weiblichen Jugendlichen gaben an, sich Unterstützung hinsichtlich des Umgangs mit Stress zu wünschen. Bei Schweizer Lernenden wurden bisher keine Daten mit dem TICS erhoben, sodass ein direkter Vergleich mit dem gleichen Messinstrument nicht möglich ist. Deshalb haben wir das Stresserleben in unserer Stichprobe mit der deutschen TICS-Normierungsstichprobe (Schulz et al. 2004) einer ähnlichen Altersgruppen (16 bis 30 Jahre, n = 146) verglichen. Für die Gruppe der Schweizer Lernenden entsprach der Durchschnittswert von 1.25 (SD = .64) bzw. der Summenwert von 14.97 (SD = 7.65) auf der TICS-Screeningskala für chronischen Stress (SCSS) einem T-Wert von 52. Das bedeutet, dass der Durchschnittswert des chronischen Stresses bei Jugendlichen in unserer Stichprobe vergleichbar mit dem deutscher Jugendlicher und junger Erwachsener ist. Obwohl bisher bei Schweizer Lernenden noch keine Daten mit dem TICS erhoben wurden, können wir mehrere Aspekte in Betracht ziehen, warum sich das Stresserleben in unserer Stichprobe eventuell als niedrig erwies. Um das Stresserleben der Jugendlichen zu erfassen, haben wir uns auf die Ergebnisse auf der TICS-Screeningskala konzentriert. Diese erfasst die Erfahrung von andauerndem und ausgeprägtem Stress. Somit stellt sich die Frage, ob wir dadurch mildere

Formen von Stress, wenngleich diese auch als belastend erlebt werden können, vernachlässigt haben. Auch könnte das weniger ausgeprägte Stresserleben in der Gruppe der Lernenden mit spezifischen Aspekten des Betriebes, in dem sie rekrutiert wurden, zu tun haben (bereits existierende Strukturen, informelles Mentoringsystem). Diese Aspekte werden im Folgenden noch ausführlicher diskutiert.

In Bezug auf das Stresserleben bei stellensuchenden Jugendlichen war für uns überraschend, dass sich dieses nicht signifikant von dem der Lernenden unterschied. Der Durchschnitt von 1.38 (SD = .66) auf der TICS-Screeningskala entsprach im Vergleich zu der bereits erwähnten deutschen Normstichprobe einem T-Wert von 54. Dies bedeutet, dass sich die stellensuchenden Jugendlichen in Bezug auf ihr chronisches Stresserleben nur knapp vom Durchschnitt der Normstichprobe unterschieden. Dies überraschte uns, da wir wissen, dass die psychische Gesundheit von arbeitslosen Jugendlichen oft beeinträchtigt und das Erleben von Stress häufig ist (Reneflot und Evensen 2012). So zeigten z. B. Reissner et al. (2014) in einer repräsentativen Stichprobe 16- bis 24-jähriger arbeitsloser Jugendlicher, dass 43 % eine psychische Störung aufwiesen. In der Schweiz kamen Sabatella und von Wyl (2014) zu dem Ergebnis, dass 74 % aller 151 befragten arbeitslosen Jugendlichen, die sie in Brückenangeboten interviewten, psychische Schwierigkeiten zeigten. Ein Aspekt, warum das Stresserleben in unserer Stichprobe relativ niedrig war, könnte auf den speziellen Kontext unsere Rekrutierung zurückzuführen sein: Wir befragten die stellensuchenden Jugendlichen, als sie gerade in das Brückenangebot eintraten. So war die Situation, arbeitslos zu sein, noch recht neu für die Jugendlichen. Zudem hatten diese Jugendlichen durch den Eintritt in ein solches Angebot die Perspektive, in einen strukturierten Alltag einzutreten und bei der Stellensuche unterstützt zu werden. Wir sollten jedoch beachten, dass Prävention bei dieser Gruppe von Jugendlichen besondere Relevanz hat, da Arbeitslosigkeit die psychische Gesundheit gefährdet und Jugendliche mit psychischen Schwierigkeiten häufiger arbeitslos sind (McKee-Ryan et al. 2005; Paul und Moser 2009).

3.4.3 Weitere Überlegungen zur geringen Nutzung der Companion-App

Für die geringe Nutzung der Companion-App spielten noch weitere Aspekte eine Rolle, die im Folgenden diskutiert werden.

Erstens können bestimmte Aspekte des Implementierungskontexts des Projekts eine bedeutsame Rolle gespielt haben. Die Lernenden wurden in einer großen Schweizer Firma rekrutiert. In diesem Betrieb wurde das Companion-App-Projekt als Pilotprojekt nicht direkt in bereits bestehende betriebliche Gesundheitsförderungsstrategien integriert. Dies könnte einen Einfluss darauf gehabt haben, wie das Projekt von den Lernenden wahrgenommen und angenommen wurde. Es zeigte sich z. B., dass innerhalb des Betriebs nur wenig Informationsfluss in Bezug auf die Companion-App stattfand (z. B. in Bezug auf deren Zweck). Zudem bestanden in dem Betrieb bereits Strukturen zur betrieblichen Gesundheitsförderung der Mitarbeitenden, auch wenn diese nicht spezifisch auf die Lernenden des Betriebs zurechtgeschnitten waren. Des Weiteren gab es eine Art natürliches Mentoringsystem unter den Lernenden: Lehrstellen wurden jedes Jahr neu besetzt und der ältere Lernende war für die Einführung des Neulings zuständig. Diese bereits existierenden Strukturen konnen dazu beigetragen haben, dass die Teilnahme am Companion-App-Projekt für Lernende dieses Betriebes weniger „Mehrwert" hatte als von uns bei der Konzeption des Projekts angenommen.

Stellensuchende Jugendliche wurden in einem Brückenangebot rekrutiert. In diesem waren die Strukturen sehr viel flexibler. Jugendliche traten während der gesamten Projektdauer in das Angebot ein bzw. aus. Der Zugang zu den Jugendlichen wurde durch die zuständigen Sozialarbeiter (Jobcoaches), welche die Jugendlichen im Programm betreuten, ermöglicht. Diese Jobcoaches stellten den Jugendlichen das Companion-App-Projekt vor, wenn diese in das Brückenangebot eintraten, und verfolgten deren Projektteilnahme. Die zeitlichen Ressourcen dieser Jobcoaches waren jedoch begrenzt. In den qualitativen Interviews bemerkten stellensuchende Jugendliche, dass sie mehrere Erinnerungen für die Projektteilnahme gebraucht hätten. Wahrscheinlich wäre eine engere Betreuung und Unterstützung bei der Nutzung der Companion-App für diese Jugendlichen hilfreich gewesen. Einige Jugendlichen äußerten z. B., dass sie ihre Log-in-Daten vergessen hatten und sich dann nicht darum gekümmert hätten, diese neu zugeschickt zu bekommen. Die Jobcoaches konnten den Jugendlichen in Fragen wie diesen nicht mehr Unterstützung geben, und vielleicht hätte dies vonseiten des Projektteams aufgegleist werden müssen. Natürlich hätte dies auch die Kosten des Companion-App-Projekts in die Höhe getrieben. Aber es bleibt festzuhalten, dass arbeitslose Jugendliche wahrscheinlich in einem solchen Projekt wie dem unseren mehr Unterstützung brauchen und ggf. von einem strukturierteren Vorgehen profitieren.

Zweitens ist zu überlegen, ob die Wahl, das Projekt mit einer App umzusetzen, die richtige war. Aufgrund der weiten Verbreitung von Smartphones und deren Nutzung schien uns ein solcher Ansatz geeignet. Durch den Einsatz der App wurde die Intervention zudem kostengünstiger. Zudem hatte die App das Potenzial, mehr Jugendliche zu erreichen, als eine Face-to-Face-Intervention. Das ist der große Vorteil von Projekten im Bereich der Gesundheitsförderung, die auf neue Medien zurückgreifen (Barak und Grohol 2011; O'Dea et al. 2015). Die zentrale Herausforderung besteht jedoch weiterhin darin, die Teilnahme an solchen Projekten zu etablieren und aufrechtzuerhalten (Clarke et al. 2015). Insbesondere mit Blick auf das Peer-Mentoring-System bleibt offen, ob eine Face-to-Face-Intervention nicht die Adhärenz der Mentoren und Mentees verstärkt hätte. Den Mentor bzw. die Mentees über eine App kennenzulernen unterscheidet sich von einem persönlichen Treffen. Letzteres verstärkt sehr wahrscheinlich die Verbindlichkeit einer Mentoringbeziehung.

Drittens sollten wir unseren Gebrauch von Anreizen überprüfen. Anreize spielen eine wichtige Rolle in Präventionsprogrammen für Jugendliche (Fridrici et al. 2009). Im Rahmen des Companion-App-Projekts setzten wir verschiedene Anreize ein, um die Nutzung der Companion-App zu verstärken (Werbung für die App mit Postern und Flyern, monatlicher Infoversand per E-Mail, Verlosungen). Jedoch scheint es, dass diese Anreize entweder in ihrer Anzahl zu gering oder in ihrer Art zu wenig stark waren. Im Rahmen des Companion-App-Projekts gab es zudem für die Jugendlichen kein persönliches Feedback zu ihrer individuellen Nutzung der Companion-App. So ein persönliches Feedback hätte wohlmöglich einen positiven Einfluss auf die Verbindlichkeit der Nutzung der App gehabt.

3.4.4 Fazit: Überlegungen für zukünftige Gesundheitsförderungsprogramme für Jugendliche mit einer App

Abschließend können wir mehrere Erkenntnisse aus dem Companion-App-Projekt zusammentragen, die für zukünftige Projekte in diesem Bereich hilfreich sein könnten.

Erstens denken wir, dass es zentral ist, die spezifischen Entwicklungsaufgaben in der Umsetzung eines Gesundheitsförderungsprojekts für Jugendliche zu berücksichtigen und so einen theoriebasierten Ansatz zu verfolgen. Die Implementierung eines Peer-Mentoring-Ansatzes scheint hier geeignete Möglichkeiten zu eröffnen. In unserer qualitativen Evaluation zeigte sich, dass dieser Ansatz von den Jugendlichen sehr geschätzt wurde. Jedoch sollten zukünftige Projekte genau prüfen, ob ein solcher Ansatz mit einer App zu implementieren ist oder ob es doch von Vorteil ist, Face-to-Face-Elemente zu integrieren, um die Verbindlichkeit der Mentoringbeziehung zu stärken.

Zweitens möchten wir die Vorteile eines ganzheitlichen Ansatzes in der Prävention und Gesundheitsförderung hervorheben, z. B. mit dem Ziel, eher die soziale Unterstützung in der Zielgruppe zu stärken als die Vorbeugung einer spezifischen Störung. Es gibt viele Studien, die die protektive Wirkung sozialer Unterstützung aufzeigen, und zwar sowohl in Bezug auf die psychische als auch physische Gesundheit (Auerbach et al. 2010; Bal et al. 2003; Cohen und Wills 1985; Umberson und Montez 2010). Solche Ansätze berücksichtigen auch, dass Jugendliche oft mehrere Arten von Risikoverhalten verbinden und selten nur eine Art von Risikoverhalten zeigen (Viner und Macfarlane 2005). Hier kann auch wieder der Peer-Mentoring-Ansatz als eine besondere Möglichkeit genannt werden, eine ganzheitliche Herangehensweise in der Gesundheitsförderung zu implementieren.

Drittens sehen wir den Einsatz einer App als vielversprechend an. Berücksichtigt man, wie intensiv Apps von Jugendlichen heutzutage genutzt werden, eröffnen diese neue Wege, um viele Jugendliche zu erreichen. In unserem Projekt haben wir jedoch direkt erfahren, wie schwierig es sein kann, eine verbindliche Nutzung und Interventionsteilnahme bei Jugendlichen in einem App-Projekt zu erreichen. Jugendliche scheinen unerbittlich zu sein, wenn sie einmal technische Schwierigkeiten mit einer App erleben: Sie geben schnell auf. Zudem scheint jede App heute in einen harten Wettbewerb mit vielen anderen kommerziell entwickelten Apps zu treten. Deshalb sollten Projekte viel Gewicht auf die Entwicklung der App setzen, bevor eine solche zum Einsatz kommt. Des Weiteren erscheint uns der Einbezug der Zielgruppe in die Entwicklung der App sinnvoll (so wie wir es versucht haben). Beides, genügende Ressourcen für die App-Entwicklung sicherzustellen und der Einbezug der Zielgruppe, könnte die Nutzung und Teilnahme an einem App-Projekt stärken.

Viertens scheint der gut überlegte und weitreichende Einsatz von Anreizen zur Projektteilnahme und App-Nutzung von großer Bedeutung zu sein. Die Art und Verwendung der Anreize hängt natürlich von dem spezifischen Projekt ab. Im Fall des Companion-App-Projekts wäre wohl eine verstärkte Kommunikation über die Companion-App auch innerhalb der Firma und ein persönliches Feedback zur App-Nutzung hilfreich gewesen.

Zuletzt benötigen bestimmte Gruppen von Jugendlichen, so wie in unserem Projekt die Risikogruppe von arbeitslosen Jugendlichen, wohl mehr Unterstützung bei der Nutzung einer App oder profitieren möglicherweise von strukturierterem Vorgehen in der Projektimplementierung. Im Companion-App-Projekt wäre vermutlich eine persönliche Unterstützung für die Nutzung der App und des Peer-Mentoring-Systems notwendig gewesen.

Zusammenfassend lässt sich festhalten, dass das Companion-App-Projekt einen theoriebasierten und innovativen Ansatz in der Gesundheitsförderung bei Jugendlichen implementiert hat, der die spezifischen Entwicklungsaufgaben des Jugendalters berücksichtigt. Die Companion-App konnte keine dauerhafte Nutzung erreichen, und so hatte die Intervention keinen messbaren Einfluss auf das chronische Stresserleben oder die soziale Unterstützung bei den Jugendlichen. Trotzdem können aus dem Companion-App-Projekt wichtige Einsichten für zukünftige Interventionsprojekte im Bereich der Gesundheitsförderung bei Jugendlichen mit Einsatz von neuen Medien gezogen werden.

Das Companion-App-Projekt wurde finanziell durch die Kommission für Technologie und Innovation (KTI) der Schweizerischen Eidgenossenschaft gefördert (Nb. 15037.2 PFES-ES).

Kommentar aus der Praxis

Anita Blum, Projektleiterin Entwicklung BGM

Es ist mittlerweile gelungen, diverse Gesundheitsförderungsprogramme im Setting Betrieb in der Schweiz zu etablieren. Jedoch sind die meisten Programme lebensphasenübergreifend und nicht auf bestimmte Zielgruppen zugeschnitten. Insbesondere für Jugendliche im Setting Betrieb gab es bisher keine spezifischen Programme des betrieblichen Gesundheitsmanagements (BGM). Diese wären aber besonders wichtig, da:

1. das Jugendalter eine Lebensphase ist, die gegenüber dem Erwachsenenalter einige Besonderheiten aufweist, die in Gesundheitsförderungsprogrammen berücksichtigt werden sollten.
2. im Jugendalter viele gesundheitsbezogene Verhaltensweisen entstehen, sich weiter verfestigen und sich damit auf die gesamte Lebensspanne auswirken.

Ziel

Mit dem Ziel, die psychische Gesundheit (Happiness) bei Jugendlichen im betrieblichen Setting zu stärken, hat die Gesundheitsförderung Schweiz mit Partnern Companion entwickelt. Companion wurde in der Zwischenzeit weiterentwickelt und heißt nun Friendly Work Space Apprentice. Aus diesem Grund wird im Folgenden der Doppelname FWS-Apprentice/Companion verwendet.

Teilmaßnahmen des Gesamtprojekts

In der ersten Pilotphase (2014–2015) wurden die Maßnahmen Web-App, Webseite und Kurse lanciert. Die erste Maßnahme, die Web-App mit ihren ressourcenfördernden Funktionen, wurde in diesem Kapitel sehr gut und detailliert beschrieben. Neben dieser Maßnahme auf der Verhaltensebene mit der Zielgruppe Jugendliche wurden im Gesamtprojekt auch eine Webseite und Kurse lanciert, die Berufsbildungsverantwortliche und Ausbilder als Zielgruppe haben. Somit wurde neben der Verhaltensebene mit der Zielgruppe Jugendliche auch die Verhältnisebene im Gesamtprojekt einbezogen.

FWS-Apprentice/Companion-Web-App

Hintergründe, Kernmerkmale, Inhalte und Ergebnisse der entwickelten Web-App können dem vorangegangenen Forschungsteil entnommen werden. Ziel bei der Entwicklung war, dass die Web-App für die Jugendlichen niederschwellig einsetzbar ist, sie sich mit ihren Kollegen organisieren und austauschen können und Merkmale der psychischen Gesundheit wie Handlungsfähigkeit, das Wohlbefinden und das Erleben von Sinnhaftigkeit anhand der hinterlegten Links und Informationen gestärkt werden.

FWS-Apprentice/Companion-Webseite

Auf der Webseite www.fws-apprentice.ch werden primär Berufsbildungsverantwortliche angesprochen. Diese stehen häufig mit den Jugendlichen in Kontakt und haben daher einen großen Einfluss auf deren psychische Gesundheit. In Zusammenarbeit mit Berufsbildungsverantwortlichen sowie weiteren Experten wurden folgende vier Themenbereiche priorisiert, die in der Webseite aufgenommen wurden:

1. Führung von Lernenden,
2. Besonderheiten des Jugendalters,
3. Aufgaben und Stress sowie
4. Motivation und Leistung.

Innerhalb dieser Themen stehen Materialien, Methoden, Informationen, Best-Practice-Beispiele und Checklisten den Berufsbildungsverantwortlichen und weiteren Interessierten frei zur Verfügung.

FWS-Apprentice/Companion-Kurse

Basierend auf den vier Themen (1–4) der Webseite wurden vier Kurse entwickelt, die als Weiterbildung und Vertiefung für Berufsbildungsverantwortliche sowie Interessierte angeboten werden und von Fachspezialisten geleitet werden.

Weiterentwicklung nach der ersten Pilotphase

In der ersten Pilotphase (2013–2014), wie in diesem Kapitel beschrieben, wurde die App als Einzelmaßnahme evaluiert sowie auch die beiden Maßnahmen Webseite und Kurse zusammen. Anhand der Ergebnisse dieser ersten Pilotphase wurde eine zweite Pilotphase mit drei neuen Pilotbetrieben (Verkehr, Baugewerbe und Gesundheitswesen) lanciert. Im Unterschied zur ersten Phase wurden die Web-App, die Webseite und die Kurse in allen drei Organisationen kombiniert eingesetzt und somit verhaltens- und verhältnisorientierte Strategien innerhalb einer Organisation verfolgt. Zusätzlich wurde die Zielgruppe Jugendliche neu mit dem Thema Happiness anstelle der psychischen Gesundheit angesprochen. Durch diese Formulierung wurde eine bessere Akzeptanz bei der Zielgruppe erwartet. In der ersten Pilotphase zeigte sich, dass die Jugendlichen mit wissenschaftlichen Fragebogen eher überfordert waren. Um diesen Aspekt Genüge zu tun, wurde in der zweiten Pilotphase ein semistandardisiertes Interview für die Fragen bei den Jugendlichen eingesetzt.

Die zweite Pilotphase (2015–2016) kann kurz mit folgenden Evaluationsbeschreibungen zusammengefasst werden: Grundsätzlich kann eine positive Bilanz gezogen werden. Insbesondere kann FWS-Apprentice/Companion als zweckmäßig beurteilt werden, um das Thema Happiness/psychische Gesundheit der Jugendlichen im betrieblichen Setting zu stärken, da das Programm nachweislich zu einer Auseinandersetzung mit diesem Thema führt. Die Web-App kann mit ihren aktuellen technischen Möglichkeiten nicht die Nutzung ausschöpfen. Somit sind die Erwartungen an die Nutzung und Wirkung der App auf ein realistisches Maß zu reduzieren. Trotzdem sei an dieser Stelle darauf hingewiesen, dass von den 19 befragten Jugendlichen (Netto-N = 19 von Brutto-N = 170) eine Person durch die Informationsveranstaltung zur Einführung von FWS-Apprentice/Companion inspiriert wurde, anschließend Unterstützung bei der erwähnten internen Sozialberatung zu holen. Bei einer Hochrechnung macht das bei 100 Jugendlichen eine Kontakthäufigkeit von 5 Lernenden aus, die sich an eine Fachperson wenden könnten. Somit kann man anhand der Lancierung der App Jugendliche auch trotz der seltenen Nutzung der Web-App aktiv und niederschwellig Unterstützung in belastenden Situationen bieten. Die Kurse haben die Erwartungen der Teilnehmenden gut bis sehr gut erfüllt. Hier wird explizit erwähnt, dass die Teilnahme an den Kursen für Personen mit weniger Berufserfahrung als berufsbildungsverantwortliche Person einen höheren Nutzen generiert als für jene, die bereits länger, teilweise über 20 bis 30 Jahre, in dieser Funktion sind. Zwei der drei Projektverantwortlichen ziehen eine positive Bilanz aus der Pilotphase und führen FWS-Apprentice/Companion auch nach der Pilotphase weiter.

Bei der dritten Organisation fällt die Bilanz negativ aus. Zwar entsprachen die Kurse den Erwartungen. Die Erwartungen, durch die App das „Wirgefühl" der Klasse zu stärken, wurde hingegen nicht erfüllt. Es handelt sich um ein Brückenangebot für Jugendliche, das bereits betriebsintern gut mit Betreuungspersonen besetzt ist, die die Jugendlichen unterstützen.

Aktuell entwickeln wir eine native App, d. h., die App wird auf den aktuellen Stand der Technik gebracht. Hauptgrund waren die hohen Implementierungskosten für neue Organisationen, die die App einsetzen möchten sowie die Ergänzung durch neue technische Möglichkeiten, wie Push-Nachrichten zu versenden. Neben dem Thema Happiness/psychische Gesundheit werden in Zusammenarbeit mit der Suva nun auch die Themen Arbeits- und Freizeitsicherheit aufgenommen. Die neue native App wird ab 2018 interessierten Organisationen zur Verfügung stehen.

Das Ziel des Gesamtprojektes ist, den Jugendlichen Ressourcen aufzuzeigen, die sie im Setting Betrieb stärken. Gesundheitsförderung Schweiz initiiert, koordiniert und evaluiert zusammen mit Partnern diese Art von Projekten; in diesem Fall mit Fokus auf die Jugendlichen im Setting Betrieb, denn Jugendliche sind die Zukunft – auch die Zukunft eines Unternehmens.

Literatur

Alsaker, F. D., & Flammer, A. (2006). Pubertal maturation. In S. Jackson & L. Goosens (Hrsg.), *Handbook of adolescent development* (S. 30–50). New York: Psychology Press.

Auerbach, R. P., Bigda-Peyton, J. S., Eberhart, N. K., Webb, C. A., & Ho, M.-H. R. (2010). Conceptualizing the prospective relationship between social support, stress, and depressive symptoms among adolescents. *Journal of Abnormal Child Psychology*, *39*(4), 475–487. https://doi.org/10.1007/s10802-010-9479-x

Bal, S., Crombez, G., Van Oost, P., & Debourdeaudhuij, I. (2003). The role of social support in well-being and coping with self-reported stressful events in adolescents. *Child Abuse & Neglect*, *27*(12), 1377–1395. https://doi.org/10.1016/j.chiabu.2003.06.002

Barak, A., & Grohol, J. M. (2011). Current and Future Trends in Internet-Supported Mental Health Interventions. *Journal of Technology in Human Services*, *29*(3), 155–196. https://doi.org/10.1080/15228835.2011.616939

Blos, P. (1979). *The adolescent passage*. New York: International Universities Press.

Blum, A. (2015). Psychische Gesundheit Jugendlicher im betrieblichen Umfeld. *Journal Gesundheitsförderung*, *2*, 48–51.

Bohleber, L., Crameri, A., Eich-Stierli, B., Telesko, R., & von Wyl, A. (2016). Can we foster a culture of peer support and promote mental health in adolescence using a web-based app? A control group study. *JMIR Mental Health*, *3*(3), 1–14.

Bosomworth, D. (2015). Mobile marketing statistics 2015. *Leeds: Smart Insights (Marketing Intelligence) Ltd.*

Brown, B. B., & Larson, J. (2009). Peer relationships in adolescents. In R. M. L. Steinberg, (Hrsg.), *Handbook of adolescent psychology, contextual influences on adolescent development* (Bd. 2, 3. Aufl., S. 74–103). Hoboken, NJ: John Wiley & Sons.

Brown, B. B., Eicher, S. A., & Petrie, S. (1986). The importance of peer group („crowd") affiliation in adolescence. *Journal of Adolescence*, *9*(1), 73–96. https://doi.org/10.1016/S0140-1971(86)80029-X

Catalano, R. F., Fagan, A. A., Gavin, L. E., Greenberg, M. T., Irwin, C. E., Ross, D. A., & Shek, D. T. (2012). Worldwide application of prevention science in adolescent health. *The Lancet*, *379*(9826), 1653–1664.

Clarke, A., Kuosmanen, T., & Barry, M. M. (2015). A systematic review of online youth mental health promotion and prevention interventions. *Journal of Youth and Adolescence*, *44*(1), 90–113. https://doi.org/10.1007/s10964-014-0165-0

Cohen, S., & Wills, T. A. (1985). Stress, social support, and the buffering hypothesis. *Psychological Bulletin*, *98*(2), 310–357. https://doi.org/10.1037/0033-2909.98.2.310

D'Arcy, C., & Meng, X. (2014). Prevention of common mental disorders: Conceptual framework and effective interventions. *Current Opinion in Psychiatry*, *27*(4), 294–301.

Dawson, D. A., Goldstein, R. B., Patricia Chou, S., June Ruan, W., & Grant, B. F. (2008). Age at first drink and the first incidence of adult-onset DSM-IV alcohol use disorders. *Alcoholism: Clinical and Experimental Research*, *32*(12), 2149–2160. https://doi.org/10.1111/j.1530-0277.2008.00806.x

Dimension Research. (2015). Failing to meet mobile app user expectations. A mobile app user survey. Retrieved January 6, 2016, from http://techbeacon.com/sites/default/files/gated_asset/mobile-app-user-survey-failing-meet-user-expectations.pdf

Durlak, J. A., Taylor, R. D., Kawashima, K., Pachan, M. K., DuPre, E. P., Celio, C. I., & Weissberg, R. P. (2007). Effects of positive youth development programs on school, family, and community systems. *American Journal of Community Psychology, 39*(3-4), 269–286.

Erikson, E. H. (1959). *Identity and the life cycle: Selected papers*. New York: International Universities Press.

Freeman, E., Barker, C., & Pistrang, N. (2008). Outcome of an online mutual support group for college students with psychological problems. *CyberPsychology & Behavior, 11*(5), 591–593.

Fridrici, M., Lohaus, A., & Glaß, C. (2009). Effects of incentives in web-based prevention for adolescents: Results of an exploratory field study. *Psychology & Health, 24*(6), 663–675. https://doi.org/10.1080/08870440802521102

Fydrich, T., Sommer, G., & Brähler, E. (2007). *Fragebogen zur Sozialen Unterstützung: F-SozU; Manual*. Göttingen, Germany: Hogrefe.

Gavin, L. E., Catalano, R. F., David-Ferdon, C., Gloppen, K. M., & Markham, C. M. (2010). A review of positive youth development programs that promote adolescent sexual and reproductive health. *Journal of Adolescent Health, 46*(3), S75–S91.

Guerra, N. G., & Bradshaw, C. P. (2008). Linking the prevention of problem behaviors and positive youth development: Core competencies for positive youth development and risk prevention. *New Directions for Child and Adolescent Development, 2008*(122), 1–17.

Horgan, A., McCarthy, G., & Sweeney, J. (2013). An evaluation of an online peer support forum for university students with depressive symptoms. *Archives of Psychiatric Nursing, 27*(2), 84–89.

IBM Corp. (2013). *IBM SPSS for Windows, Version 22*. Armonk, NY: IBM Corp.

Jeannin, A., Narring, F., Tschumper, A., Bonivento, L. I., Addor, V., Bütikofer, A., … Michaud, P.-A. (2005). Self-reported health needs and use of primary health care services by adolescents enrolled in post-mandatory schools or vocational training programmes in Switzerland. *Swiss Medical Weekly, 135*(1–2), 11–18. https://doi.org/2005/01/smw-10846

Khalaf S. (2014). Android personalization apps: *The battle for app, content and service discovery*. URL: http://flurrymobile.tumblr.com/post/115191474785/android-personalization-apps-the-battle-for-app. Zugegriffen: 08. Sept. 2017

Kaul, N. (2015). First impressions count with mobile app quality. Retrieved January 6, 2016, from http://blog.smartbear.com/microsoft/first-impressions-count-with-mobile-app-quality/

Kessler, R. C., Berglund, P., Demler, O., Jin, R., Merikangas, K. R., & Walters, E. E. (2005). Lifetime prevalence and age-of-onset distributions of DSM-IV disorders in the National Comorbidity Survey Replication. *Archives of General Psychiatry, 62*(6), 593–602.

Knapp, M., McCrone, P., Fombonne, E., Beecham, J., & Wostear, G. (2002). The Maudsley long-term follow-up of child and adolescent depression. *The British Journal of Psychiatry, 180*(1), 19–23. https://doi.org/10.1192/bjp.180.1.19

Lapalme, J., Bisset, S., & Potvin, L. (2014). Role of context in evaluating neighbourhood interventions promoting positive youth development: A narrative systematic review. *International Journal Of Public Health, 59*(1), 31–42.

Lee, F. S., Heimer, H., Giedd, J. N., Lein, E. S., Šestan, N., Weinberger, D. R., & Casey, B. J. (2014). Adolescent mental health – Opportunity and obligation. *Science, 346*(6209), 547–549. https://doi.org/10.1126/science.1260497

Lee, S., Aos, S., & Pennucci, A. (2015). What works and what does not? Benefit-cost findings from WSIPP (doc. No 15-02-4101).

Lenhart A. (2015). *A majority of American teens report access to a computer, game console, smartphone and a tablet*. Washington, DC: Pew Internet and American Life Project.

Lerner, R. M., Almerigi, J. B., Theokas, C., & Lerner, J. V. (2005). Positive youth development a view of the issues. *The Journal of Early Adolescence, 25*(1), 10–16.

Mackinnon, D. (2007). Health promotion and health education. Coleman J, Hendry L. B., Kloep, M., *Adolescence and Health* (S. 177–198). Chichester (England): John Wiley & Sons.

Mathews, T. L., Fawcett, S. B., & Sheldon, J. B. (2009). Effects of a peer engagement program on socially withdrawn children with a history of maltreatment. *Child & Family Behavior Therapy, 31*(4), 270–291.

McKee-Ryan, F., Song, Z., Wanberg, C. R., & Kinicki, A. J. (2005). Psychological and physical well-being during unemployment: A meta-analytic study. *Journal of Applied Psychology, 90*(1), 53–76. https://doi.org/10.1037/0021-9010.90.1.53

Moody, K. A., Childs, J. C., & Sepples, S. B. (2003). Intervening with at-risk youth: evaluation of the youth empowerment and support program. *Pediatric Nursing, 29*(4), 263.

O'Dea, B., Calear, A. L., & Perry, Y. (2015). Is e-health the answer to gaps in adolescent mental health service provision? *Current Opinion in Psychiatry*, *28*(4), 336–342. https://doi.org/10.1097/YCO.0000000000000170

Padlina, O., Ceesay, K., & Gehring, T. M. (2002). *Rauch- und Stressprävention bei Jugendlichen* (Wissenschaftlicher Bericht). Zürich: Universität Zürich, Institut für Sozial- und Präventivmedizin. Retrieved from http://www.feel-ok.ch/files/wissenschaftlicheBerichte/2002_rauch_stress_praevention.pdf. Zugegriffen: 25. Juli 2015.

Paul, K. I., & Moser, K. (2009). Unemployment impairs mental health: Meta-analyses. *Journal of Vocational Behavior*, *74*(3), 264–282. https://doi.org/10.1016/j.jvb.2009.01.001

Reissner, V., Mühe, B., Wellenbrock, S., Kuhnigk, O., Kis, B., Dietrich, H., & Hebebrand, J. (2014). DSM-IV-TR Axes-I and II mental disorders in a representative and referred sample of unemployed youths – Results from a psychiatric liaison service in a job centre. *European Psychiatry*, *29*(4), 239–245. https://doi.org/10.1016/j.eurpsy.2013.06.001

Reneflot, A., & Evensen, M. (2012). Unemployment and psychological distress among young adults in the Nordic countries: A review of the literature. *International Journal of Social Welfare*, *23*(3–15).

Sabatella, F., & von Wyl, A. (2014). *Youth unemployment and mental health: An underestimated problem in Switzerland. Poster presented at: the 14th Biennial Conference of the European Association for Research on Adolescence (EARA)*. Çeşme, Turkey.

Sawyer, S. M., Afifi, R. A., Bearinger, L. H., Blakemore, S., Dick, B., Ezeh, A., & Patton, G. (2012). Adolescence: a foundation for future health. *Lancet*, *379*(9826), 1630–1640.

Schulz, P., Schlotz, W., & Becker, P. (2004). *Trierer Inventar zum Chronischen Stress (TICS) [Trier Inventory for Chronic Stress (TICS)]*. Göttingen, Germany: Hogrefe. Retrieved from http://eprints.soton.ac.uk/50017/

Scott, S., Knapp, M., Henderson, J., & Maughan, B. (2001). Financial cost of social exclusion: follow up study of antisocial children into adulthood. *BMJ*, *323*(7306), 191. https://doi.org/10.1136/bmj.323.7306.191

Shepherd, J., Garcia, J., Oliver, S., Harden, A., Rees, R., Brunton, G., & Oakley, A. (2002). Barriers to, and facilitators of, the health of young people: a systematic review of evidence on young people's views and on interventions in mental health, physical activity and healthy eating. Vol. 1, Overview. Vol. 2, Complete report.

Shucksmith, J., & Spratt, J. (2002). Young people's self identified health needs. *HEBS Young People and Health Initiative Working Paper*.

Singh, A. S., Mulder, C., Twisk, J. W. R., Van Mechelen, W., & Chinapaw, M. J. M. (2008). Tracking of childhood overweight into adulthood: a systematic review of the literature. *Obesity Reviews*, *9*(5), 474–488. https://doi.org/10.1111/j.1467-789X.2008.00475.x

Silbereisen, R., Lerner, R. (2007). *Approaches to positive youth development*. Los Angeles: Sage Publications.

Steinberg, L. (2005). Cognitive and affective development in adolescence. *Trends in Cognitive Sciences*, *9*(2), 69–74. https://doi.org/10.1016/j.tics.2004.12.005

Steinebach C, Steinebach U. Neue (2006). Wege der Jugendberatungvaluation von Positive Peer Culture (PPC) In Kösler E, (Hrsg.). *Forschen und Weiterbilden für eine Soziale Zukunft. Konstanz*, (S. 85–95). Germany: Hartung-Gorre.

Taylor, S. E., & Stanton, A. L. (2007). Coping resources, coping processes, and mental health. *Annual Review of Clinical Psychology 3*, 377–401.

Tengland, P. A. (2007). Empowerment: A goal or a means for health promotion? *Medicine, Health Care and Philosophy*, *10*(2), 197.

Umberson, D., & Montez, J. K. (2010). Social relationships and health a flashpoint for health policy. *Journal of Health and Social Behavior*, *51*(1), 54–S66.

VERBI Software – Consult – Sozialforschung GmbH. (1989). *MAXQDA, software for qualitative data analysis*. Berlin.

Viner, R., & Macfarlane, A. (2005). ABC of adolescence: health promotion. *BMJ: British Medical Journal*, *330*(7490), 527.

Vorrath, H. H., & Brendtro, L. K. (1985). *Positive peer culture: Second edition*, (5. Aufl.). New York: Aldine Pub.

Waller, G., Willemse, I., Genner, S., Suter, L. & Süss, D. (2016). Jugend Aktivitäten Medien – Erhebung Schweiz. Zürich: Zürcher Hochschule für Angewandte Wissenschaften.

WHO. (2014). Adolescents: health risks and solutions, Fact sheet N°345. Retrieved from http://www.who.int/mediacentre/factsheets/fs345/en/. Zugegriffen: 22. Nov. 2017.

Wong, N. T., Zimmerman, M. A., & Parker, E. A. (2010). A typology of youth participation and empowerment for child and adolescent health promotion. *American Journal of Community Psychology*, *46*(1–2), 100–114.

Zimmer-Gembeck, M. J., & Collins, W. A. (2003). Autonomy development during adolescence. In G. Adams & M. Berzonsky (Hrsg.), *Blackwell handbook of adolescence* (S. 175–204). Malden, MA: Blackwell Publishing.

Arbeitslosigkeit und psychische Belastung

Filomena Sabatella und Angelina Mirer

© Springer-Verlag GmbH Deutschland, ein Teil von Springer Nature 2018
F. Sabatella, A. von Wyl (Hrsg.), *Jugendliche im Übergang zwischen Schule und Beruf*,
https://doi.org/10.1007/978-3-662-55733-4_4

4.1   Arbeit – mehr als eine Ressource

Arbeitslosigkeit spiegelt die unzureichende Verfügbarkeit von Arbeit in einer Gesellschaft wider und wird als belastend erlebt. Sie wirkt sich negativ auf die Gesundheit aus. Denn Arbeit bedeutet nicht nur Gelderwerb und die Sicherung der eigenen Existenz, sondern sie beinhaltet auch psychologische und soziale Komponenten. Dazu zählen beispielsweise eine zeitliche Strukturierung des Alltags, soziale Kontakte, das Gefühl, gebraucht zu werden, die Möglichkeit eines stabilen Selbstwertgefühls und nicht zuletzt auch das Eingebundensein in größere, sinnstiftende Strukturen (Brähler et al. 2002; Kieselbach und Beelmann 2006). Die Folgen erlebter Arbeitslosigkeit werden aktuell intensiv beforscht. Einige Forscher setzen sich mit dem sogenannten *Scarring* (Narbenbildung) auseinander (Daly und Delaney 2013; McQuaid et al. 2016; Strandh et al. 2014). Die Argumentation dieser Studien ist einleuchtend: Gesundheitsschäden, welche während der Arbeitslosigkeit entstehen, verschwinden nicht, sobald man Arbeit gefunden hat. Die Erholung braucht einige Zeit und kann auch über eine längere Zeit hinweg unvollständig bleiben; durch die Arbeitslosigkeit bildet sich eine Art „Narbe". Das Ausmaß des *Scarring* ist von zwei Faktoren abhängig: der Dauer und dem Zeitpunkt der Arbeitslosigkeit. Dies gilt insbesondere für Jugendliche. Allerdings besteht bei ihnen nach dem Verlassen der Schule ein erhöhtes Risiko für Arbeits- und Ausbildungslosigkeit (Reissig und Tillmann 2013). Durchleben Jugendliche die Erfahrung von Arbeitslosigkeit, kann dies ihre Identität und ihren Sozialisationsprozess in die Erwachsenenwelt beeinträchtigen. Dabei handelt es sich um Beeinträchtigungen, die vor allem die psychische Gesundheit betreffen und sich auch verspätet zeigen können (Reine et al. 2004). Deshalb ist es für Jugendliche besonders wichtig, in den Arbeitsprozess integriert zu bleiben.

Da Jugendliche während der obligatorischen Schulzeit unter konstanter Beobachtung von Lehrpersonen, Schulpsychologischem Dienst, Eltern etc. stehen, sollte das Erkennen von psychischen Belastungen gut gelingen. Studien zeigen jedoch, dass Jugendliche, wenn es um psychische Probleme geht, selten Hilfe suchen (Barker et al. 2005). Hierfür werden individuelle und strukturelle Faktoren geltend gemacht. Individuelle Faktoren sind vor allem das eigene Wissen über psychische Gesundheit (*mental health literacy*) und die eigene Haltung gegenüber psychisch Kranken. Strukturelle Faktoren sind in der fehlenden Unterstützung durch Familie und Schule zu suchen oder im Gesundheitssystem. Das Gesundheitssystem beeinflusst das Hilfesuchverhalten von Jugendlichen vor allem durch die geringe Verfügbarkeit von Versorgungsangeboten, einen mangelnden niederschwelligen Zugang oder durch die anfallenden Kosten. Individuelle und strukturelle Faktoren interagieren miteinander und beeinflussen, wann und ob Jugendliche Hilfe suchen. Insbesondere Jugendliche, die nach der Schulzeit keine Lehrstelle oder Arbeit finden, sind dem Risiko ausgesetzt, durch die Maschen fallen. Sie verschwinden sozusagen vom Radar der Fachpersonen, und mit dem Erreichen der Volljährigkeit fühlt sich keine Fachstelle mehr für sie zuständig. Viele tauchen Jahre später mit Mehrfachproblematiken bei der Sozialhilfe oder Invalidenversicherung (IV) wieder auf. Werden diese Probleme jedoch erst dann erkannt, stehen die Prognosen für eine berufliche Eingliederung oft schlecht (Baer et al. 2009; SKOS 2007).

Dieses Kapitel widmet sich dieser gefährdeten Gruppe – den arbeitslosen Jugendlichen. Zwei Fragen werden hier untersucht: Wie wirkt sich Arbeitslosigkeit auf die psychische Gesundheit der Jugendlichen aus, und spielen dabei Geschlecht oder Migrationshintergrund eine Rolle? Um diese Frage zu beantworten, wurden arbeitslose und erwerbstätige Jugendliche untersucht.

Wenn man vom Zusammenhang zwischen Arbeit und psychischen Erkrankungen spricht, wird häufig nach der Kausalität gefragt: Hat die Arbeitslosigkeit zur psychischen

Erkrankung geführt oder hat die psychische Erkrankung es verunmöglicht, eine Arbeit zu finden? So wichtig diese Frage auch sein mag, lässt sie sich nur durch Langzeitstudien annähernd beantworten. Es lässt sich annehmen, dass beide Kausalrichtungen eine Rolle spielen. Aus Sicht der Betroffenen ist dies jedoch eher zweitrangig. Wichtiger erscheint, dass der Zusammenhang existiert und gut belegt ist. In der Studie von Reissner et al. (2011) litten 98 % der arbeitslosen Jugendlichen unter einer psychischen Störung. Dabei waren Affekt- und Angststörungen die häufigsten Störungsbilder der Achse I (47,9 % und 33,4 %). 58,2 % der Probanden erfüllten die Kriterien einer Persönlichkeitsstörung, wobei die Hälfte der Borderlinepersönlichkeitsstörung zuzuschreiben war. Weiter fanden die Autoren heraus, dass trotz einer Komorbiditätsrate von 49 % mit Achse-I- und Achse-II-Diagnosen und schweren Psychopathologien die Mehrheit der Probanden nicht in Behandlung war. Im Allgemeinen war die Inanspruchnahme einer psychiatrischen oder psychotherapeutischen Behandlung sehr selten. Die Studie von Fergusson et al. (2001) konnte zudem belegen, dass arbeitslose Jugendliche verglichen mit erwerbstätigen Jugendlichen psychisch belasteter sind, häufiger delinquent handeln und vermehrt suizidale Handlungen ausüben. Unterschiedliche Untersuchungen konnten nebst den psychischen Belastungen ebenfalls psychosomatische Beschwerden in Zusammenhang mit der erlebten Arbeitslosigkeit aufzeigen (Balz et al. 1985; Paul und Moser 2001; Wilhelm-Reis 1979).

In ihrer Metaanalyse haben Paul und Moser (2009) bereits viele Faktoren untersucht, die einen moderierenden Effekt auf die Beziehung zwischen Arbeitslosigkeit und psychische Gesundheit haben könnten: Geschlecht, sozioökonomischer Status, Zugehörigkeit zu einer Minderheit, Dauer der Arbeitslosigkeit usw. Der Zusammenhang zwischen Geschlecht und Arbeitslosigkeit wurde schon von Jahoda (1983) diskutiert und hat auch in der zeitgenössischen Forschung viel Interesse geweckt. Die Ergebnisse sind jedoch widersprüchlich. Metaanalysen sind zu unterschiedlichen Schlussfolgerungen gekommen: McKee-Ryan et al. (2005) fanden in ihrer Metaanalyse heraus, dass arbeitslose Frauen über eine schlechtere psychische Gesundheit verfügen, wohingegen Paul und Moser (2009) feststellten, dass Männer stärker unter Arbeitslosigkeit leiden. Tatsächlich ist nicht das Geschlecht per se (*sex*) entscheidend in Bezug auf den Umgang mit der Arbeitslosigkeit, sondern die mit dem Geschlecht einhergehende Stellung in der Gesellschaft (*gender*). Oft wird betont, dass die männliche Identität in westlichen Gesellschaften damit verbunden ist, eine Arbeit zu haben; dies wird durch den Status *arbeitslos* beeinträchtigt (McFayden 1995). Wie Strandh et al. (2013) in ihrer Arbeit betonen, sind Studien, die geschlechtsbezogene Unterschiede finden, entweder älter oder stammen aus Ländern mit einer die Frauen betreffenden niedrigen Arbeitsmarktbeteiligung.

Als ein weiterer moderierender Faktor wird häufig die Zugehörigkeit zu einer Minderheit untersucht, da davon ausgegangen wird, dass Minderheiten durch die erlebte Arbeitslosigkeit einer doppelten Belastung ausgesetzt werden. In der vorliegenden Studie wurden Jugendliche mit Migrationshintergrund als Minderheit betrachtet. Zu den Auswirkungen von Arbeitslosigkeit auf Jugendliche mit oder ohne Migrationshintergrund gibt es bereits einige Studien, jedoch wird die psychische Gesundheit nicht berücksichtigt. Jahoda (1983) zum Beispiel erkannte, dass eine große Anzahl der Arbeitslosen einen Migrationshintergrund aufweist. Diese Gruppe sei oft finanziell benachteiligt und würde unter Diskriminierung leiden, was eher zu einem Verlust des Arbeitsplatzes führe oder die Chance auf einen Arbeitsplatz verringere. Neighbors et al. (1983) analysierten, wie Jugendliche mit Migrationshintergrund mit ihrer Arbeitslosigkeit umgehen. Sie stellten fest, dass Arbeitslose aus ethnischen Minderheiten sich eher an anderen Arbeitslosen aus ethnischen Minderheiten orientieren, sodass sie den Eindruck haben, es sei „normal", arbeitslos zu sein. Zudem würden Arbeitslose aus ethnischen Minderheiten teilweise die Meinung vertreten, dass ihre Arbeitslosigkeit eher etwas mit dem System des Landes zu tun habe als mit ihnen selbst, weshalb Arbeitslosigkeit ihren Selbstwert nicht unbedingt negativ beeinflusse. Paul und Moser (2009) konnten in ihrer Metaanalyse keine aussagekräftigen Ergebnisse vorzeigen und bemängelten das Fehlen von Primärstudien.

4.2   Ziel der vorliegenden Untersuchung

Bisherige Studien konnten deutlich aufzeigen, dass Arbeitslosigkeit einen negativen Einfluss auf das psychische Wohlbefinden der Betroffenen hat (Fergusson et al. 2001; Reissner et al. 2011; Schaufeli 1997). Es gibt allerdings wenig aktuelle Studien zum direkten Vergleich zwischen arbeitslosen und erwerbstätigen Jugendlichen. Ebenso waren das Geschlecht und der Migrationshintergrund bisher nur vereinzelt Gegenstand von Untersuchungen (z. B. Paul und Moser 2009). Gerade auf das Jugendalter bezogen ist es jedoch wichtig, diesen Zusammenhang weiter zu erforschen und moderierende Faktoren genauer zu untersuchen. Jugendliche stehen noch am Anfang ihrer Arbeitsbiografie, und mögliche nichtlineare Verläufe und deren Auswirkung auf die psychische Gesundheit sowie die Weiterentwicklung des Jugendlichen sind nicht nur für die Forschung bedeutsam, sondern für die gesamte Gesellschaft.

In der vorliegenden Studie war deshalb das Ziel, vertieft auf den Zusammenhang zwischen Jugendarbeitslosigkeit und psychischer Belastung einzugehen und die arbeitslosen Jugendlichen mit erwerbstätigen Jugendlichen zu vergleichen. Für den Vergleich zwischen arbeitslosen und erwerbstätigen Jugendlichen wurde die psychische Belastung mit dem Young Adult Self-Report (YASR) erhoben, der Verhaltensauffälligkeiten misst. Um ein genaueres klinisch-diagnostisches Bild zu erhalten, wurde mit einer weiteren Stichprobe von arbeitslosen Jugendlichen ein klinisches Interview durchgeführt. Durch den Einbezug der Variablen Geschlecht und Migrationshintergrund wurde zudem eruiert, ob diese einen Einfluss auf die Art und das Ausmaß der Belastung von arbeitslosen erwerbstätigen Jugendliche ausüben.

Verhaltensauffälligkeiten

Von **Verhaltensauffälligkeit** wird insbesondere bei Kindern und Jugendlichen gesprochen. Zeigen Kinder oder Jugendliche ein Verhalten, welches gegen die Erwartungsnormen des sozialen Umfeldes verstößt, so werden sie als verhaltensauffällig beschrieben. Dabei gibt es verschiedene Möglichkeiten, wie ein Verhalten auffällig werden kann. Zum Beispiel macht sich das durch eine sehr starke Ausprägung des entsprechenden Verhaltens oder ein sehr häufiges Vorkommen desselben bemerkbar (Köck und Ott 1994). Nach Fröhlich-Gildhoff (2007) leiden Jugendliche ab dem 15. Lebensjahr vor allem unter folgenden Verhaltensauffälligkeiten: Angststörungen, dissoziale Störungen, depressive Störungen und hyperkinetische Störungen. Dabei unterscheiden sich männliche von weiblichen Jugendlichen. Weibliche Jugendliche leiden eher unter internalisierenden Störungen, wohingegen männliche eher unter externalisierenden Störungen leiden. Unter internalisierenden Störungen sind mehr nach innen gerichtete Störungen wie beispielsweise Depressionen und Angststörungen zu verstehen, unter externalisierenden Störungen dagegen Auffälligkeiten, die sich mehr nach außen richten wie beispielsweise aggressives Verhalten (Fröhlich-Gildoff 2007).

4.3 Design und Vorgehen

Um den Zusammenhang zwischen Arbeitslosigkeit, Geschlecht, Migrationshintergrund und Verhaltensauffälligkeiten bei Jugendlichen zu untersuchen, wurden an mehreren Schulen und in mehreren Motivationssemestern Fragebogenuntersuchungen durchgeführt (Mirer 2014). Um ein detaillierteres Bild der Verhaltensauffälligkeit zu erhalten, wurden die Daten einer größeren Befragung ausgewertet (Sabatella und von Wyl 2014), die ebenfalls in Motivationssemestern stattfand und ausschließlich arbeitslose Jugendliche befragte.

4.3.1 Rekrutierung und Stichprobe

In der ersten Studie (Mirer 2014) wurden 180 arbeitslose Jugendliche zwischen 14 und 26 Jahren in unterschiedlichen Motivationssemester der Deutschschweiz rekrutiert. Die in der gesamten Schweiz angebotenen Motivationssemester sind Programme für Jugendliche, die im Anschluss an die obligatorische Schulzeit arbeitslos geworden sind und über keine abgeschlossene berufliche Grundausbildung verfügen. Ziel des Motivationssemesters ist es, die Jugendlichen bei der Integration in die Arbeitswelt zu unterstützen. Das Programm wird durch Rahmenbedingungen des Staatssekretariats für Wirtschaft (SECO) definiert, von der Arbeitslosenversicherung (ALV) finanziert und von den kantonalen Arbeitsämtern organisiert.

Als Vergleichsgruppe wurden weitere 118 erwerbstätige Jugendliche im Alter zwischen 16 und 22 Jahren in Mittelschulen oder in Berufsschulen rekrutiert (◘ Tab. 4.1).

Für Studie 2 (Kühnis 2016) wurden die Daten einer größeren Stichprobe von 199 arbeitslosen Jugendlichen (Sabatella und von Wyl 2014) analysiert, die ebenfalls in unterschiedlichen Motivationssemestern der Deutschschweiz rekrutiert worden waren (◘ Tab. 4.2).

◘ Tab. 4.1 Zusammensetzung der Stichprobe Studie 1

	Total	Weiblich	Männlich	Migrations-hintergrund	Schweizer
Arbeitslose Jugendliche	180 60,4 %	70 23,7 %	110 37,3 %	130 47,4 %	27 9,9 %
Erwerbstätige Jugendliche	118 39,6 %	35 11,9 %	80 27,1 %	19 6,9 %	98 35,8 %
Total	298 100 %	105 35,6 %	190 64,4 %	149 54,3 %	125 45,7 %

◘ Tab. 4.2 Zusammensetzung der Stichprobe Studie 2

	Total	Weiblich	Männlich	Migration shintergrund	Schweizer
Arbeitslose Jugendliche	180 60,4 %	70 23,7 %	110 37,3 %	130 47,4 %	27 9,9 %

4.3.2 Erhebungsinstrumente

Young Adult Self-Report (YASR).   Der *YASR* misst die Verhaltensauffälligkeiten und emotionale Probleme der Jugendlichen. Zu diesem Zweck müssen die Teilnehmenden ihr Befinden während der vergangenen sechs Monate einschätzen. Die Fragen reichen von verschiedenen Kompetenzbereichen (Familie, Freunde, Arbeit/Schule) bis hin zu emotionalen Problemen, Verhaltensauffälligkeiten und körperlichen Beschwerden. Erfasst wurden folgende Syndromskalen: Angst/Depression, sozialer Rückzug, körperliche Beschwerden, Denkprobleme und schizoides/zwanghaftes Denken, Aufmerksamkeitsprobleme, intrusives Verhalten im Sinne von Schwierigkeiten in sozialen Interaktionen (prahlen, hänseln), aggressives Verhalten und delinquentes Verhalten. Zusätzlich zu den Verhaltensauffälligkeiten mussten die Jugendlichen anhand von drei Fragen aus dem YASR ihren Substanzkonsum einschätzen (jeweils eine Frage zu Tabak-, Alkohol-, und Drogenkonsum). Diese Selbsteinschätzung erfolgte auf einer dreistufigen Skala. Aussagen aus dem Fragebogen konnten beurteilt werden als: 0 = nichtzutreffend, 1 = manchmal zutreffend und 2 = genau oder häufig zutreffend.

Der Fragebogen wurde mit Fragen zum Migrationshintergrund (Geburtsland, Einreisezeitpunkt, Geburtsland der Eltern und Sprachen, die zu Hause gesprochen werden) ergänzt.

Composite International Diagnostic Interview (M-CIDI).   Das *standardisierte Diagnostikinstrument M-CIDI* dient der Erfassung psychischer Störungen nach ICD-10 bzw. DSM-IV und ist in 16 Sektionen unterteilt. Nach den soziodemografischen Daten folgen zwölf störungsbezogene Sektionen. In den letzten drei Sektionen werden Interviewbeobachtungen und -beurteilungen sowie Fragen zu unterschiedlichen gesundheitsbezogenen Themenbereichen erfasst.

4.3.3 Datenerhebung

Alle Jugendlichen nahmen nach ausführlicher Aufklärung über die Studien freiwillig daran teil.

In Studie 1 wurden die Fragebogen den Teilnehmenden in Papierform ausgeteilt und danach für die Auswertung in die elektronische Form übertragen.

In Studie 2 fand das klinische Interview direkt am Computer statt, was einen direkten Export der Daten ermöglichte. Die Jugendlichen wurden anhand der klinischen Interviews in „belastet" und „nicht belastet" unterteilt. Als belastet wurde bezeichnet, wer die diagnostischen Einschlusskriterien für eine psychische Störung gemäß ICD-10 erfüllte. Die diagnostischen Ausschlusskriterien wurden nicht berücksichtigt. Es handelt sich bei den Diagnosen anhand der komplexen Instrumente nicht um klinische Diagnosen, sondern um epidemiologische Diagnosen. Dies impliziert, dass mit systematischen Anteilen an falsch positiven wie auch an falsch negativen Befunden gerechnet werden muss.

Erfasst wurden die Daten zu den Diagnosegruppen ICD-10 F0 (organische Störungen), F1 (psychische Störungen durch psychotrope Substanzen), F2 (Schizophrenie, schizotype und wahnhafte Störungen), F3 (affektive Störungen), F4 (neurotische, Belastungs- und somatoforme Störungen) und F5 (Verhaltensauffälligkeiten mit körperlichen Störungen).

4.4 Ergebnisse

Um die Verhaltensauffälligkeiten weiter zu untersuchen wurde eine multiple lineare Regression berechnet. Erwerbsstatus (arbeitslos vs. erwerbstätig), Geschlecht und Nationalität (mit oder ohne Migrationshintergrund) wurden als Prädiktoren eingesetzt.

4.4.1 Der Einfluss von Arbeitslosigkeit, Geschlecht und Migrationshintergrund auf Verhaltensauffälligkeiten

Geschlecht und Migrationshintergrund waren keine signifikante Prädiktoren für Verhaltensauffälligkeiten, der Erwerbsstatus hingegen schon (◘ Tab. 4.3). Die Varianz, welche durch das Modell erklärt wurde, war eher klein mit $R^2 = 019$ und $F = 1.69$, $P = < .001$. Die visuelle Überprüfung der Plots zeigte keine Verletzung der Prämissen (Homoskedastizität und Normalverteilung der Residuen).

Aufgrund dieser Ergebnisse haben wir die beiden Gruppen (Arbeitslose und Erwerbstätige) hinsichtlich der Subskalen des YASR miteinander verglichen. Dabei kam heraus, dass arbeitslose Jugendliche signifikant mehr Aufmerksamkeitsprobleme, mehr delinquentes Verhalten sowie mehr aggressives Verhalten aufweisen als erwerbstätige Jugendliche. Auch in der gesamten Belastung, gemessen anhand des Gesamtproblemwerts, unterscheiden sich erwerbstätige und arbeitslose Jugendliche. Arbeitslose Jugendliche zeigen insgesamt höhere Gesamtproblemwerte auf. Keine signifikanten Unterschiede konnten für die Bereiche Angst/Depression, sozialer Rückzug, körperliche Beschwerden, Denkprobleme und intrusives Verhalten nachgewiesen werden. Dennoch waren auch in diesen Bereichen fast alle Werte der arbeitslosen Jugendlichen höher als diejenigen der erwerbstätigen Jugendlichen (◘ Tab. 4.4).

◘ Tab. 4.3 Multiple lineare Regression

Prädiktoren	B	SE B	β	T	P Value
Konstante	45.934	3.735	–	12.298	.000
Erwerbsstatus	–7.927	3.882	–.170	–2.042	.042
Geschlecht	3.588	2.950	.078	1.216	.225
Migrationshintergrund	–2.698	3.723	–.058	–.725	.469

◘ Tab. 4.4 Deskriptive Statistik der YASR-Subskalen (Erwerbstätige/Arbeitslose)

	Erwerbstätige			Arbeitslose			
	n	Mittelwert	Std	n	Mittelwert	Std	P
Angst/Depression	118	6.68	5.787	180	7.74	6.549	.151
Sozialer Rückzug	118	2.58	2.401	180	3.03	2.888	.168
Körperliche Beschwerden	118	3.92	3.668	180	4.39	3.643	.282
Schizoides/zwanghaftes Denken	118	0.85	1.067	180	0.84	1.251	.951
Aufmerksamkeitsprobleme	118	3.21	1.969	180	4.89	2.952	.000
Intrusives Verhalten	118	3.06	2.310	180	3.16	2.351	.728
Aggressives Verhalten	118	3.42	2.994	180	4.26	3.793	.042
Delinquentes Verhalten	118	2.03	2.311	180	2.83	2.617	.006
Gesamtproblemwert	118	39.98	21.20	180	46.58	25.181	0.019

4.4.2 Arbeitslosigkeit und ICD-10-Diagnose

Um die psychischen Belastungen arbeitsloser Jugendlicher deutlicher abzubilden, wurden diese in der Untersuchung von Sabatella und von Wyl (2014) unter Einbezug der Kriterien des ICD-10 näher betrachtet. ◘ Abb. 4.1 zeigt, dass mehr als zwei Drittel aller arbeitslosen Jugendlichen (70 %) mindestens in einem Bereich psychisch belastet sind.

Da keiner der 199 arbeitslosen Jugendlichen eine Belastung in den ICD-10-Kategorien F0 (organische Störungen) und F2 (Schizophrenie) aufweist und nur drei Jugendliche (2 %) in der Kategorie F5 (Essstörungen), werden diese im Folgenden nicht weiter betrachtet.

F1 Psychische Störungen durch psychotrope Substanzen.   25,5 % der arbeitslosen Jugendlichen erfüllen die Diagnosekriterien dieser ICD-10-Kategorie. Am auffälligsten ist dabei der Konsum von Cannabis und Alkohol. Bei 9 % der Jugendlichen besteht der Verdacht auf einen schädlichen Gebrauch oder eine Abhängigkeit von Cannabis (F12). Bei 10 % der Jugendlichen gibt es Hinweise für eine Alkoholabhängigkeit und bei 7,5 % gibt es Hinweise für einen schädlichen Gebrauch. Nur wenige berichten von einem schädlichen Konsum von Opioiden, Kokain, Amphetaminen oder Halluzinogenen.

F3 Affektive Störungen.   Bei einem Drittel der arbeitslosen Jugendlichen bestehen ein oder mehrere Belastungen in der ICD-10-F3-Kategorie. 25 % erfüllen die Kriterien einer depressiven Episode, 5 % die der rezidivierende depressive Störung. Bei 2 % der Jugendlichen gibt es Hinweise auf eine bipolare Störung und bei 1 % der Jugendlichen auf manische Episoden.

F4 Neurotische, Belastungs- und somatoforme Störungen.   Es zeigt sich, dass mehr als die Hälfte aller arbeitslosen Jugendlichen die Kriterien einer F4-Störung erfüllen. Die größte Gruppe bilden dabei mit 40 % Jugendliche, welche Anzeichen einer somatoformen Störung (F45) zeigen (z. B. Somatisierungsstörungen, somatoforme Funktionsstörungen oder Schmerzstörungen). 24 % der Jugendlichen geben an, von phobischen Ängsten (F40) wie Agoraphobie, soziale Phobie,

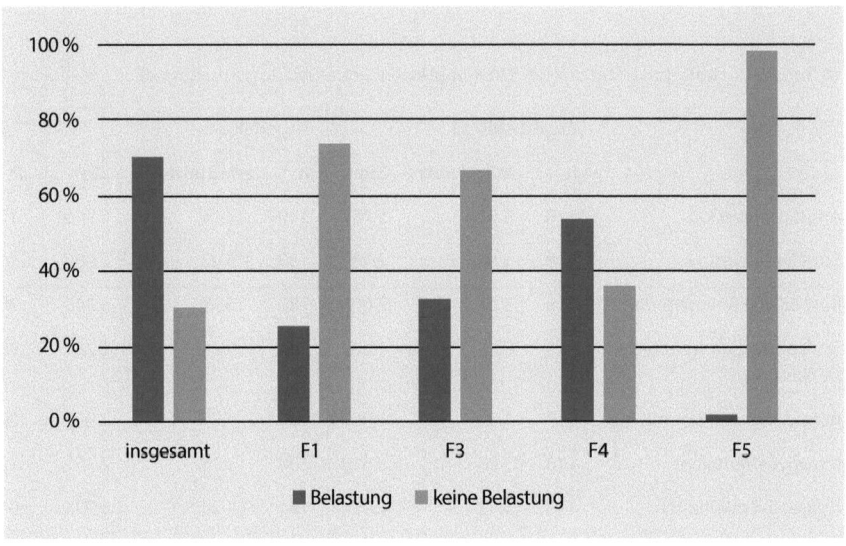

◘ **Abb. 4.1**   Darstellung der psychischen Belastung der befragten 199 Jugendlichen

spezifische Phobien geplagt zu sein. Je 3 % berichten von anderen Angststörungen, wie Panikstörungen oder generalisierte Angststörungen (F41), oder einer Störung als Reaktion auf schwere Belastungen und Anpassungsstörungen (F43). Bei lediglich 0,5 % bestehen Hinweise auf eine Zwangsstörung (F42). Einige Jugendliche erfüllten die Kriterien mehrerer Störungen der Kategorie F4.

Komorbidität. Von den 70 % der psychisch belasteten Jugendlichen gibt es bei knapp der Hälfte (33 %) Hinweise auf eine Mehrfachproblematik. Diese Jugendlichen erfüllen die Voraussetzungen, um in zwei, drei oder sogar vier Diagnosegruppen gleichzeitig als belastet zu gelten. Betrachtet man diese Komorbiditäten genauer, so zeigt sich, dass wiederum knapp die Hälfte (45 %) der mehrfach belasteten Jugendlichen Belastungen in den zwei Diagnosekategorien F4 (neurotische, Belastungs- und somatoforme Störungen) und F3 (affektive Störungen) angaben. Bei 27 % der Jugendlichen kamen zusätzlich zu den Belastungen in den Kategorien F3 und F4 noch Belastungen der Kategorie F1 (psychische Störungen durch psychotrope Substanzen) dazu. Bei 18 % der Fälle wurde auch von der Kombination aus Belastungen der Kategorien F1 (psychische Störungen durch psychotrope Substanzen) und F4 (neurotische, Belastungs- und somatoforme Störungen) berichtet. 3 % der Jugendlichen gaben sogar an, in allen vier Diagnosekategorien belastet zu sein.

4.5   Zusammenfassung und Schlussfolgerungen

4.5.1 Schlussfolgerungen

Der Erwerbsstatus der Jugendlichen hat sich als signifikanter Prädiktor für Verhaltensauffälligkeiten bei den hier untersuchten Jugendlichen herausgestellt. Arbeitslose Jugendliche weisen mehr Aufmerksamkeitsprobleme, delinquentes und aggressives Verhalten auf. Einen deutlichen Unterschied bezüglich Verhaltensauffälligkeit zwischen arbeitslosen und erwerbstätigen Jugendlichen bestätigen frühere Studien (Balz und Schultz-Gambard 1985; Feather 1983; Laubach et al. 1999; Paul und Moser 2001; Reissner et al. 2011; Wilhelm-Reiss 1979). Besonders der Zusammenhang zwischen Depression und Arbeitslosigkeit wird durch mehrere Studien gestützt (Laubach et al. 1999; Reissner et al. 2011). Diese Interaktion lässt sich möglicherweise durch den hohen Stellenwert von Arbeit in der westlichen Gesellschaft erklären. Arbeit ist nicht nur Teil der Identität, sie gibt den Menschen eine Aufgabe, ermöglicht soziale Kontakte und strukturiert den Alltag. Fehlt diese gesellschaftlich hoch angesehene Tätigkeit, so kann dies, wie die vorliegende Untersuchung aufzeigt, nicht nur zu internalisierenden Störungen wie einer Depression, sondern auch zu externalisierenden Formen von Verhaltensauffälligkeiten wie aggressivem Verhalten führen. Dieser Ausdruck der psychischen Belastung durch aggressives Verhalten könnte dadurch begründet sein, dass sich viele Jugendliche ungerecht behandelt fühlen.

Das Geschlecht ist nach den beiden vorliegenden Studien kein signifikanter Prädiktor bezüglich der Verhaltensauffälligkeiten zu sein. Dies scheint in Kontrast zu stehen mit anderen Studien, die Geschlechtsunterschiede gefunden haben. Fröhlich-Gildoff (2007) zeigte in seiner Studie, dass weibliche Jugendliche stärker gefordert sind als männliche Jugendliche. Die dadurch größere Belastung von weiblichen Jugendlichen wird vermutlich auch von außen wahrgenommen und schafft ungleiche Voraussetzungen auf dem Arbeitsmarkt. Männliche Jugendliche wirken so nach außen psychisch weniger belastet als weibliche, und dies könnte sich wiederum positiv auf die Job- und Lehrstellensuche auswirken, weil ihnen durch die Arbeitgeber mehr zugetraut werden dürfte. Imdorf (2005) bestätigte, dass männliche Jugendliche häufiger eine Lehrstelle fanden als weibliche. Weibliche Jugendliche befanden sich häufiger in einer Zwischenlösung, besuchten beispielsweise ein Motivationssemester (Haeberlin et al. 2004, 2005). Bei den beiden vorliegenden Untersuchungen befanden sich jedoch mehr Männer als Frauen in den Motivationssemestern.

Betrachtet man die letzte Einflussvariable, den Migrationshintergrund, so hatte dieser keinen merklichen Einfluss auf Verhaltensauffälligkeiten. Wagner et al. (2017) kamen zu ähnlichen Ergebnissen: In einer landesweiten Befragung in Österreich fanden sie ebenfalls keinen Unterschied im Migrationsstatus zwischen belasteten und unbelasteten Jugendlichen. Dies reiht sich in die Ergebnisse von Rescorla et al. (2007) ein, die in einer in 24 Ländern durchgeführten internationalen Studie ebenfalls keinen Zusammenhang fanden zwischen den Ergebnissen aus dem Youth Self-Report (YSR; erhebt wie der YASR ebenfalls Verhaltensauffälligkeiten) und Ethnizität oder Religion. Obwohl Jugendliche mit Migrationshintergrund einer Minderheit angehören, sind sie also keinem größeren Risiko ausgesetzt, eine psychische Erkrankung zu entwickeln, als Jugendliche ohne Migrationshintergrund.

Schauen wir die psychische Belastung der arbeitslosen Jugendlichen an, dann zeigt sich, dass insgesamt 70 % der Jugendlichen so stark psychisch belastet waren, dass die Kriterien für eine psychische Störung gemäß ICD-10 erfüllt wurden. Bei einem Drittel waren komorbide Störungen vorhanden. Die häufigste Diagnosegruppe waren mit 52 % Störungen aus der Kategorie ICD-10-F4, also neurotische, belastungs- und somatoforme Störungen. Innerhalb der Kategorie zeigten sich die häufigsten Belastungen im somatoformen Störungsbereich, wobei die arbeitslosen Jugendlichen multiple körperliche Symptome (z. B. Bauch- oder Kopfschmerzen, Übelkeit, Taubheitsgefühle) angaben, für welche es keine körperliche Erklärung gab. Darauf folgten Belastungen im Zusammenhang mit Ängsten (z. B. soziale Ängste, Agoraphobie, spezifische Phobien oder Panikstörung).

An zweiter Stelle standen mit 33 % die affektiven Störungen. Die dazu zählenden depressiven Symptome, die von den arbeitslosen Jugendlichen genannt wurden, sind ein deutlicher Hinweis auf das Vorliegen einer depressiven Störung (einmalige oder rezidivierende depressive Episoden). Gleich nach den affektiven Störungen kamen die psychischen Störungen durch psychotrope Substanzen, wobei es sich vor allem um den schädlichen Gebrauch von Alkohol und Cannabis handelt.

4.5.2 Fazit für die Praxis

Die Ergebnisse der vorgestellten Untersuchungen weisen darauf hin, dass arbeitslose Jugendliche deutlich belasteter sind als erwerbstätige Jugendliche. Dieser Umstand legt den Schluss nahe, dass sich die psychische Gesundheit der Jugendlichen verschlechtert, wenn sie arbeitslos werden oder keine Lehrstelle finden. Es wäre daher sinnvoll, Vorkehrungen zu treffen, die diesem Verlauf entgegenwirken. Dabei sollten bei der Entwicklung von Maßnahmen die folgenden drei Phasen bzw. Ebenen berücksichtigt werden:

- Maßnahmen bereits während der obligatorischen Schulzeit oder in der Anfangsphase der Lehrstellensuche durchführen,
- Maßnahmen spezifisch auf die Jugendlichen und deren psychische Probleme und Auffälligkeiten angepasst durchführen und schließlich
- Maßnahmen auf politischer Ebene einführen.

Maßnahmen während der obligatorischen Schulzeit oder in der Anfangsphase der Lehrstellensuche durchführen

Frühzeitige Maßnahmen, die bereits während der Schulzeit stattfinden, wären hilfreich. Dazu gehört eine ausreichende Vorbereitung auf die Berufswelt, was eine sorgfältige Auseinandersetzung mit den eigenen Berufswünschen und Möglichkeiten beinhaltet. Auch die Jugendlichen über ihre Rechte und Pflichten zu informieren ist von großer Bedeutung. Die Jugendlichen sind sich oft nicht im Klaren darüber, was die Anforderungen der Arbeitswelt sind und welche Rechte und Pflichten sie als zukünftige Lehrlinge haben werden. Oft treffen Jugendliche auf eine Arbeitswelt, die auf längere Sicht immer weniger Verwendung für Menschen mit geringeren kognitiven und schulischen Voraussetzungen hat. In einem solchen Setting sind psychisch belastete Jugendliche besonders gefährdet, den Einstieg in den Arbeitsmarkt nicht zu meistern. Diese Risikofaktoren wurden bereits mehrfach in Studien belegt (Brändle und Müller 2014; Hansen 2000; Keller und Moser 2013; Oser und Düggeli 2008).

Maßnahmen auf Jugendliche und deren psychische Probleme anpassen

Mit den vorliegenden Daten konnte nicht geklärt werden, ob die psychische Belastung der Jugendlichen schon vor oder erst wegen der Arbeitslosigkeit bestanden hat. Gehen wir aber davon aus, dass Jugendliche aufgrund einer bereits bestehenden psychischen Belastung eher gefährdet sind, arbeitslos zu werden, hat dies weitreichende Folgen für Institutionen wie die Regionalen Arbeitsvermittlungszentren (RAV) sowie Brückenangebote und Anschlusslösungen. Das Angebot dieser Institutionen müsste auf die Bedürfnisse psychisch belasteter Jugendlicher angepasst werden, um sie optimal in ihrer Situation unterstützen zu können.

Bei Jugendlichen, die bereits unter Verhaltensauffälligkeiten, übermäßigem Substanzkonsum oder anderen psychischen Auffälligkeiten leiden, sollen deren Bezugspersonen (Lehrende, Lehrmeister, Beratende der RAV etc.) geschult und zum Thema psychische Gesundheit sensibilisiert werden. Früherkennungsinstrumente wie auch Frühinterventionen sollten vermehrt zum Einsatz kommen.

Was kann die Politik machen?

Auf politischer Ebene ist dafür zu sorgen, dass die arbeitsmarktlichen Chancen von leistungsschwächeren Jugendlichen verbessert werden. Dazu gehören z. B. Arbeitsplätze mit verminderten Anforderungen und flexibleren Gestaltungsmöglichkeiten. Es sollen Systeme geschaffen werden, in denen Jugendliche, die den Berufseinstieg nicht schaffen, weiterhin registriert und professionell begleitet werden. Mit dieser Maßnahme soll verhindert werden, dass Jugendliche bei wiederholtem Versagen aus dem System fallen und sich selbst überlassen werden.

Zu guter Letzt darf nicht außer Acht gelassen werden, unter welchem Leistungsdruck junge Erwachsene stehen. Durch den hohen gesellschaftlichen Wert, der einer Arbeitsstelle zugeschrieben wird, kann Arbeitslosigkeit als stark entwertend erlebt werden. Vor allem bei Jugendlichen, die sich in ihrer Identitätsentwicklung noch am Anfang befinden, kann dieser Druck als überfordernd erlebt werden. Hier ist es die Aufgabe der Gesellschaft, Gegenmaßnahmen zu ergreifen, damit sich Jugendliche möglichst unbelastet entfalten können. Nur so wird auch erreicht, dass Jugendliche einen Job ergreifen, der ihnen entspricht. Dies dient sowohl dem Wohlbefinden der Jugendlichen als auch der Wirtschaft, da hiermit Lehrstellenabbrüche reduziert werden können.

Kommentar aus der Praxis

Dr. phil. Ralph Wettach, Fachpsychologe FSP für Psychotherapie sowie für Kinder- und Jugendpsychologie, Direktor des Schulpsychologischen Dienstes des Kantons St. Gallen

Anna, 17, war schon in der Primarschule wegen Konzentrationsproblemen aufgefallen. Eine therapeutische und medikamentöse Behandlung ließ sie dann aber die Primar- und anschließend die Sekundarschule B erfolgreich abschließen. Auch der Berufseinstieg gelang in einer Lehre im Gesundheitswesen zunächst gut. In der Ausbildung kamen aber die Aufmerksamkeitsdefizite wieder verstärkt zum Vorschein: Anna hörte Erklärungen nicht richtig zu, setzte Tätigkeiten in der Folge nur teilweise um oder vergaß sie ganz. Die Lehre wurde nach kurzer Zeit aufgelöst, und Anna trat in ein Motivationssemester ein, wo ihr Arbeitsverhalten auch bald zum Thema wurde. Zusätzlich war die Jugendliche durch den Lehrabbruch und die Kritik an ihrem Verhalten stark verunsichert und begann daran zu zweifeln, dass eine Lehre für sie zu „schaffen" sei.

Die Wichtigkeit der Ausbildung und der Einbindung in die Erwerbstätigkeit für die gesunde Entwicklung von Jugendlichen sowie die schädlichen Auswirkungen des Fehlens derselben ist unbestritten. Daneben ist ein Berufsabschluss der beste Schutz vor Arbeitslosigkeit für das ganze Leben. Während der Lehrstellenkrise Mitte der 1990er-Jahre wurde eine ganze Reihe von Maßnahmen ergriffen, um Jugendlichen den Anschluss in eine Berufsausbildung zu erleichtern (Lehrstellenförderung, Brückenangebote). Erfreulicherweise sind die Abschlussquoten der 18- bis 24-Jährigen in der Sekundarstufe II in der Schweiz seit dieser Zeit sehr hoch, nämlich zwischen 90 und 94 % (SKBF 2014). Andererseits ist die Anzahl von jungen Menschen mit psychischen Erkrankungen, die IV-Renten beziehen, in den letzten Jahren angestiegen (Baer et al. 2015).

Die vorgestellte Untersuchung zur Arbeitslosigkeit von Jugendlichen und deren psychischer Belastung präsentiert neue Zahlen, die für die Praxis von Fachleuten, die diese Jugendlichen vor, während oder nach dieser Phase begleiten, relevant sind. Zunächst einmal erstaunt es, welch hohe Zahl von Jugendlichen in einem Motivationssemester psychische Auffälligkeiten zeigen, weil sie währenddessen Vollzeit beschäftigt sind und intensiv daran arbeiten, anschließend mit einer Ausbildung zu beginnen.

Es stellt sich deshalb die Frage, ob die Jugendlichen bereits psychische Belastungen aufwiesen, als sie arbeitslos wurden – was vorgängig die Lehrstellensuche erschwerte –, oder aber ob die Arbeitslosigkeit zu den psychischen Auffälligkeiten führte.

Wie von den Autorinnen klargestellt, kann die vorliegende Querschnittstudie keine Ursache-Wirkungs-Zusammenhänge klären. Allerdings wäre deren Beantwortung für die Praxis wichtig und hätte Implikationen auf die Maßnahmen und die Verwendung der knappen Gelder für Unterstützungsmaßnahmen.

Im ersteren Falle, wenn die Jugendlichen bereits vor der Arbeitslosigkeit psychische Auffälligkeiten zeigten, müssten die Anstrengungen für Früherkennung und -intervention von psychischen Störungen im Kindes- und Jugendalter verstärkt werden und zu einer vordringlichen Querschnittsaufgabe von Schul-, Sozial- und Gesundheitspolitik erklärt werden. In der Schulzeit werden Verhaltensauffälligkeiten viele Schüler zwar durch Eltern, Lehrpersonen, schulpsychologische Dienste und andere Fachleute erkannt; viele früh, aber auch einige spät. Es darf dabei nicht unerwähnt bleiben, dass mit der Erkennung noch wenig bewirkt ist. Danach müssen die Eltern und deren Kind nämlich für unterstützende Angebote gewonnen und motiviert werden, und solche müssen zur Verfügung stehen. Gemäß einer kürzlich im Auftrag des Bundesamtes für Gesundheit erstellten Studie besteht indes für Kinder und Jugendliche ganz allgemein eine Unterversorgung im Hinblick auf Psychotherapie und psychiatrische Behandlung (Stocker et al. 2016). Für Erwachsene ist hingegen eher in ländlichen und Randregionen eine Unterversorgung festzustellen. Zudem ist zu erwähnen, dass bei einigen psychischen Störungen Symptome zwar deutlich gemildert werden können – wie beispielsweise bei einer Aufmerksamkeitsdefizit-/Hyperaktivitätsstörung –, die Grunderkrankung aber bestehen bleibt. Bei anderen psychischen Störungen wie beispielsweise Depressionen wiederum sind die Verläufe von Psychotherapie oder psychiatrisch-medikamentöser Behandlung trotz aller Anstrengung nicht selten von Behandlungsabbrüchen, langsamen Fortschritten und späteren Rückfällen geprägt.

Im zweiten Falle, wenn die Arbeitslosigkeit nach dem Schulaustritt vormals mehrheitlich gesunde Jugendliche stark belastete und dies oft zu einer psychischen Störung führte, wären Maßnahmen während der obligatorischen Schulzeit und einem schulischen Berufsvorbereitungsjahr sowie die Verhinderung von Lehrabbrüchen zu priorisieren. Ein Austritt aus einem schulischen Angebot oder einer Berufsausbildung ohne Übertritt in eine neue Ausbildung müsste dann mit aller Konsequenz verhindert werden.

Es stellt sich im Weiteren die Frage, was mit den psychisch belasteten jungen Menschen geschieht, die nach einem Motivationssemester – und eventuell zuvor besuchtem schulischen Berufsvorbereitungsjahr – noch keine Lehrstelle gefunden haben. Manchmal führt der Weg in Praktika, die von Betrieben angeboten werden oder in Vorlehren; größere Städte haben Programme, die für ihre Einwohner gratis sind; Jugendliche mit einer psychischen Störung werden von der Invalidenversicherung unterstützt, wenn ihre Arbeitsfähigkeit eingeschränkt ist; auch Sozialämter haben die Möglichkeit, weitere Arbeitsintegrationsprogramme zu finanzieren.

Die Sensibilisierung des Umfeldes von Jugendlichen mit psychischen Auffälligkeiten ist eine sinnvolle Maßnahme. Sie reicht aber nicht aus, um psychisch belastete Jugendliche und junge Erwachsene auf dem Weg zu einem Berufsabschluss hinreichend zu unterstützen. Einerseits sind Jugendliche mit psychischen Einschränkungen manchmal nur begrenzt fähig, die Bedingungen zu erfüllen, die es braucht, um Unterstützungsangebote in Anspruch zu nehmen. Andererseits beansprucht die Begleitung von psychisch belasteten Jugendlichen bei Versicherungen, Ämtern und Schulen wahrscheinlich hohe Zeitressourcen, weil diese – teilweise viel – mehr Unterstützung bedürfen als gesunde Jugendliche. Und zuletzt gibt es Jugendliche mit Mehrfachproblematiken, bei denen die Koordination der Unterstützungsangebote sehr anspruchsvoll ist. Als neuere Maßnahme versucht beispielsweise das Case Management Berufsbildung der Problematik beizukommen, dass junge Menschen den Zugang zu Angeboten sowie deren Koordination nicht mehr bewältigen.

Ein geringer Teil von Jugendlichen, die es nach einem Motivationssemester nicht in eine Berufsausbildung schaffen, bleibt wohl ungewollt ohne Beschäftigung. Die Resultate der vorliegenden Untersuchung weisen darauf hin, dass diese Jugendlichen in erheblichem Ausmaß psychisch belastet sind. Sie stellen eine vulnerable Risikogruppe für schwierigste Langzeitverläufe dar und erhalten nach dem Austritt aus Zwischenlösungen möglicherweise weder die nötige Behandlung noch eine angemessene Unterstützung bei der beruflichen Integration.

Wo steht die eingangs erwähnte Jugendliche heute? Anna besucht noch das Motivationssemester. Nach einer weiteren psychiatrischen Abklärung und erneuten Behandlung, einer intensiven Auseinandersetzung mit dem problematischen Arbeitsverhalten und einer anderen Berufswahl, ist sie nun mit neuem Mut auf dem Weg zu einer beruflichen Grundbildung.

Literatur

Baer, N., Frick, U., & Fasel, T. (2009) Dossieranalyse der Invalidisierungen aus psychischen Gründen; Typologisierung der Personen, ihrer Belastungen, Erkrankungen und Berentungsverläufe. Bern: Bundesmat für Sozialversicherungen.

Baer, N., Juvalta, S., Altwicker-Hàmori, S., Frick, U., & Rüesch, P. (2015). Profile von jungen IV-Neurentenbeziehenden mit psychischen Krankheiten Bern: Bundesamt für Sozialversicherungen.

Balz, H.-J., Drewski, R., Schultz-Gambard, J. & Mowka, K. H. (1985). Psychische Auswirkungen andauernder Arbeitslosigkeit – Erste Ergebnisse der Bielefelder Längsschnittstudie. In T. Kieselbach & A. Wacker (Hrsg.), *Individuelle und gesellschaftliche Kosten der Massenarbeitslosigkeit. Psychologische Theorie und Praxis* (S. 91–106). Weinheim: Beltz Verlag.

Barker, G., Olukoya, A., & Aggleton, P. (2005). Young people, social support and help-seeking. *International Journal of Adolescent Medicine and Health, 17*, 315–335.

Brähler, E., Laubach, W., & Stöbel-Richter, Y. (2002). Belastung und Befindlichkeit von Arbeitslosen in Deutschland. In J. Schumacher, K. Reschke, & H. Schröder (Hrsg.), *Mensch unter Belastung. Erkenntnisfortschritte und Anwendungsperspektiven der Stressforschung* (S. 201–214). Frankfurt: Verlag für Akademische Schriften.

Brändle, T., & Müller, S. (2014). Realitätsferne Berufswünsche? Die Berufsorientierung von Jugendlichen im Übergangssystem. In A. Grönemeyer & D. Hoffmann (Hrsg.), *Jugend als soziales Problem – soziale Probleme der Jugend? Diagnosen, Diskurse und Herausforderungen* (S. 97–118). Weinheim Basel: Beltz Verlag.

Daly, M., & Delaney, L. (2013). The scarring effect of unemployment throughout adulthood on psychological distress at age 50: Estimates controlling for early adulthood distress and childhood psychological factors. *Social Science & Medicine, 80*, 19–23.

Feather, N. T. (1983). Causal attributions and beliefs about work and unemployment among adolescents in state and independent secondary schools. *Australian Journal of Psychology, 35*, 211–232. https://doi.org/10.1080/00049538308255067

Fergusson, D. M., Horwood, L. J., & Woodward, L. J. (2001). Unemployment and psycho- social adjustment in young adults: causation or selection? *Social Science and Medicine, 53*, 305–320. https://doi.org/10.1016/S0277-9536(00)00344-0

Fröhlich-Gildhoff, K. (2007). *Verhaltensauffälligkeiten bei Kindern und Jugendlichen*. Stuttgart: Kohlhammer.

Haeberlin, U., Imdorf, C. & Kronig, W. (2004). Von der Schule in die Berufslehre. *Untersuchungen zur Benachteiligung von ausländischen und von weiblichen Jugendlichen bei der Lehrstellensuche*. Bern: Haupt

Haeberlin, U., Imdorf, C., & Kronig, W. (2005). Schulqualifikation und Erfolg bei der Lehrstellensuche. Weshalb schweizerische sowie männliche Jugendliche bei der Lehrstellensuche erfolgreicher sind als ausländische sowie weibliche Jugendliche. In M. Chaponnière, Y. Flückiger, B. Hotz-Hart, F. Osterwalder, G. Sheldon, & K. Weber (Hrsg.). *Forum Bildung und Beschäftigung* (S. 155–162). Chur: Verlag Rüegger.

Hansen, H. (2000). Le capital humain: une notion toujours plus importante. Zürich: Soziologisches Institut der Universität Zürich [On-line]. http://socio.ch/work/hh/02f.htm. Zugegriffen: 02. Dez. 2016

Imdorf, C. (2005). *Schulqualifikation und Berufsfindung. Wie Geschlecht und nationale Herkunft den Übergang in die Berufsbildung strukturieren*. Wiesbaden: VS Verlag für Sozialwissenschaften.

Jahoda, M. (1983). *Wieviel Arbeit braucht der Mensch?* Weinheim: Beltz.

Keller, F., & Moser, U. (2013). *Schullaufbahnen und Bildungserfolg. Auswirkungen von Schullaufbahn und Schulsystem auf den Übertritt ins Berufsleben*. Zürich und Chur: Rüegger Verlag.

Kieselbach, T. & Beelmann, G. (2006). Arbeitslosigkeit und Gesundheit: Stand der Forschung. In A. Hollederer & H. Brand (Hrsg.), *Arbeitslosigkeit, Gesundheit und Krankheit*, (S. 13–31). Bern: Huber.

Köck, P., & Ott, H. (1994). *Wörterbuch für Erziehung und Unterricht: 3100 Begriffe aus den Bereichen Pädagogik, Didaktik, Psychologie, Soziologie, Sozialwesen*. Donauwörth: Auer.

Kühnis, R. (2016). *Psychische Gesundheit von jugendlichen Arbeitslosen in Motivationssemester. Masterarbeit*. Zürcher: Hochschule für Angewandte Wissenschaften.

Laubach, W., Mundt, A., & Brähler, E. (1999). Selbstkonzept, Körperbeschwerden und Gesundheitseinstellungen nach Verlust der Arbeit – ein Vergleich zwischen Arbeitslosen und Beschäftigten anhand einer repräsentativen Untersuchunq der deutschen Bevölkerunq. In A. Hessel, M. Geyer, & E. Brähler (Hrsg.), Gewinne und Verluste sozialen Wandels. Globalisierung und deutsche Wiedervereinigung aus psychosozialer Sicht (S. 75–92). Opladen: Westdeutscher Verlag.

McFayden, R. G. (1995). Coping with threatened identities: Unemployed peoples's self-categorizations. *Current Psychology, 14*(3), 233–256. https://doi.org/10.107/BF02686910

McKee-Ryan, F., Song, Z., Wanberg, C. R., & Kinicki, A. J. (2005). Psychological and Physical Well-Being During Unemployment: A Meta-Analytic Study. *Journal of Applied Psychology*, *90*(1),53–76. https://doi.org/10.1037/0021-9010.90.1.53

McQuaid, R., Raeside, R., Egdell, V., & Graham, H. (2016). Multiple scarring effects of youth unemployment in the UK

Mirer, A. (2014). Arbeitslosigkeit und psychisches Wohlbefinden-Arbeitslose Jugendliche im Vergleich zu nicht arbeitslosen Jugendlichen. Masterarbeit, Zürcher Hochschule für Angewandte Wissenschaften.

Neighbors, H. W., Jackson, J. S., Bowman, P. J., & Gurin, G. (1983). Stress, coping and Black mental health: Preliminary findings from a national study. *Prevention in Human Services*, *2*(3),5–29. https://doi.org/10.1300/J293v0n03_01

Oser, F., & Düggeli, A. (2008). *Zeitbombe dummer Schüler. Resilienzentwicklung bei minderqualifizierten Jugendlichen, die keine Lehrstelle finden*. Basel: Beltz Verlag.

Paul, K., & Moser, K. (2001). Negatives psychisches Befinden als Wirkung und Ursache von Arbeitslosigkeit: Ergebnisse einer Metaanalyse. In J. Zempel, J. Bacher, & K. Moser (Hrsg.), *Erwerbslosigkeit. Ursachen, Auswirkungen und Interventionen* (S. 83–110). Opladen: Leske + Budrich.

Paul, K. I., & Moser, K. (2009). Unemployment impairs mental health: Meta-analyses. *Journal of Vocational Behavior*, *74*(3),264–282.

Reine, I., Novo, M., & Hammarström, A. (2004). Does the association between ill health and unemployment differ between young people and adults? Results from a 14-year follow-up study with a focus on psychological health and smoking. *Public Health*, *118*(5),337–345.

Reissig, B., & Tillmann, F. (2013). DropOut und prekäre Übergänge. Exklusions- und Ausgrenzungsrisiken im Jugend- und jungen Erwachsenenalter. Forum Erziehungshilfen, *1*, 21–25.

Reissner, V., Rosien, M., Jochheim, K., Kuhnigk, O., Dietrich, H., Hollederer, A., & Hebebrand, J. (2011). Psychiatric disorders and health service in unemployed youth. *Journal Of Pulbic Health*, *19*, 13–20. https://doi.org/10.1007/s10389-010-0387-x

Rescorla, L., Achenbach, T., Ivanova, M. Y., Dumenci, L., Almqvist, F., Bilenberg, N., … Döpfner, M. (2007). Behavioral and emotional problems reported by parents of children ages 6 to 16 in 31 societies. *Journal of Emotional and Behavioral Disorders*, *15*(3),130–142.

Sabatella, F., & Von Wyl, A. (2014). *Pilotprojekt Integration arbeitsloser Jugendlicher und junger Erwachsener Forschungsbericht*. Zürich: ZHAW.

Schaufeli, W. B. (1997). Youth, unemployment and mental health: Some Dutch findings. *Journal of Adolescence*, *20*(3), 281–292. https://doi.org/10.1006/jado.1997.0085

Schweizerische Konferenz für Sozialhilfe [SKOS]. (2007). Ausbildungs- und Arbeitslosigkeit bei jungen Erwachsenen. Anregungen zu einer integrierten Strategie zur Bekämpfung des Armutsrisikos bei jungen Erwachsenen.

SKBF – Schweizerische Koordinationsstelle für Bildungsforschung. (2014). *Bildungsbericht Schweiz 2014*. Aarau.

Staatssekretariat für Wirtschaft. (2017). Die Lage auf dem Arbeitsmarkt im Februar 2017.[On-line] https://www.seco.admin.ch. Zugegriffen: 02. Dez. 2016

Stocker, D., Stettler, P., Jäggi, J., Bischof, S., Guggenbühl, T., Abrassart, A., Rüesch, P., & Künzi, K. (2016). *Versorgungssituation psychisch erkrankter Personen in der Schweiz*. Bern: Bundesamt für Gesundheit

Strandh, M., Hammarström, A., Nilsson, K., Nordenmark, M., & Russel, H. (2013). Unemployment, gender and mental health: The role of the gender regime. *Sociology of Health & Illness*, *35*(5),649–665. https://doi.org/10.1111/j.1467-9566.2012.01517.x

Strandh, M., Winefield, A., Nilsson, K., & Hammarström, A. (2014). Unemployment and mental health scarring during the life course. *The European Journal of Public Health*, *24*(3),440–445.

Wagner, G., Zeiler, M., Waldherr, K., Philipp, J., Truttmann, S., Dür, W., …, Karwautz, A. F. K. (2017). Mental health problems in Austrian adolescents: a nationwide, two-stage epidemiological study applying DSM-5 criteria. *European Child & Adolescent Psychiatry*. https://doi.org/10.1007/s00787-017-0999-6

Wilhelm-Reiss, M. (1979). *Psychische Veränderungen bei Jugendlichen ohne Arbeit. Eine empirische Studie zu den Folgewirkungen der Arbeitslosigkeit*. Weinheim: Beltz Verlag.

Sind Schüler in Brückenangeboten psychisch belastet? Explorative Untersuchung zum Bedarf von unterstützenden Maßnahmen in Brückenangeboten

Vanessa Barth und Sandra Angst

© Springer-Verlag GmbH Deutschland, ein Teil von Springer Nature 2018
F. Sabatella, A. von Wyl (Hrsg.), *Jugendliche im Übergang zwischen Schule und Beruf*,
https://doi.org/10.1007/978-3-662-55733-4_5

5.1 Der Übertritt von der Schulzeit in eine nachobligatorische Ausbildung

Was erwartet die Jugendlichen beim Übertritt von der obligatorischen Schulzeit in die nachobligatorische Ausbildung und wie gestaltet sich diese Transition in der Schweiz? Mit dieser Frage beschäftigt sich seit dem Jahr 2000 die schweizweite Jugendlängsschnittstudie TREE (Transitionen von der Erstausbildung ins Erwerbsleben). Rund 5000 Jugendliche, die an der PISA-Erhebung 2000 in der Schweiz teilgenommen hatten und sich zum damaligen Zeitpunkt in ihrem letzten Pflichtschuljahr befanden, wurden im Rahmen der TREE-Untersuchung von 2001 bis 2010 einmal jährlich zu ihrem Werdegang befragt. Etwa drei Viertel der TREE-Kohorte begannen nach ihrem Schulaustritt eine zertifizierende Ausbildung. Bei rund einem Viertel der Jugendlichen führte der Weg in eine Zwischenlösung, vor allem in die sogenannten Brückenangebote. Von diesen Jugendlichen traten ca. 75 % nach dem Zwischenjahr eine Ausbildungsstelle an, die übrigen 25 % absolvierten ein weiteres Jahr in einem Brückenangebot (Keller et al. 2010). Für die Mehrheit der Teilnehmenden wurde also das Ziel der Brückenangebote (Integration in den Arbeitsmarkt) erreicht. Ein beachtlicher Anteil fand aber auch nach einem Jahr in einem Brückenangebot keine befriedigende Anschlusslösung. Dies ist insofern bedenklich, als jede Verzögerung beim Berufseinstieg das Risiko erhöht, keine Berufsausbildung abzuschließen. Zudem deutet viel darauf hin, dass junge Erwachsene in der Schweiz, die bis zum Alter von 23 Jahren den Berufseinstieg noch nicht gemeistert haben, es später auch nicht schaffen (Keller et al. 2010).

5.1.1 Brückenangebote

Die Schweiz besitzt ein heterogenes Spektrum an zahlreichen sogenannten Brückenangeboten, welche sich in den einzelnen Kantonen konzeptionell stark unterscheiden.

Brückenanbgebote

„Brückenangebot" wird synonym zu den Begriffen „Übergangslösung" oder auch „Zwischenlösung" verwendet. Brückenangebote sind freiwillige Zwischenlösungen für Jugendliche, die nach Beenden der obligatorischen Schulzeit aus unterschiedlichen Gründen keinen direkten Anschluss an eine Berufslehre oder eine weiterführende Schule finden. Der Übergang in eine berufliche oder schulische Ausbildung soll dadurch erleichtert werden (Annen et al. 2010).

Es stehen sowohl öffentliche wie auch private Anbieter zur Auswahl. Auftraggeber der öffentlichen Brückenangebote sind überwiegend die jeweiligen kantonalen Berufsbildungsämter (Egger et al.2007). Dabei handelt es sich um Berufsvorbereitungsjahre, welche unterschiedliche Ausprägungen vorweisen. Im Auftrag der Arbeitslosenversicherung werden in fast allen Kantonen sogenannte Motivationssemester angeboten, die ebenfalls als Brückenangebot zählen. Ergänzend stehen weitere Zwischenlösungen privater Anbieter (z. B. Sprachaufenthalte, privates 10. Schuljahr) zur Verfügung, die jedoch von den Teilnehmenden selbst finanziert werden müssen. Die Ausbildungsdauer ist in der Regel auf ein Jahr beschränkt. Die spezifischen Aufgaben von Brückenangeboten sind unterschiedlich. Sie können kompensatorisch sein, um schulische, sprachliche oder weitere Defizite zu beheben. Manche Jugendliche

> nutzen das Jahr als Entscheidungshilfe bei der Wahl einer Berufslaufbahn. Für andere handelt es sich um einen Puffer, um die Wartezeit bis zum Beginn ihrer Lehre oder der weiterführenden Schule zu überbrücken (Meyer 2004).

Bei den schulischen Angeboten geht es um die Weitergabe von Allgemeinbildung ohne Praxisanteile (Egger und Partner 2007). Es handelt sich dabei hauptsächlich um das 10. Schuljahr, Berufswahljahre, Berufsvorbereitungsschulen und Integrationsklassen. Andere Maßnahmen konzentrieren sich neben dem allgemeinbildenden Bereich auf die Vermittlung von Berufskenntnissen, welche die Teilnehmenden auf eine Lehre oder Attestausbildung vorbereiten. So wird bei kombinierten Angeboten neben der Schule an zwei bis drei Tagen pro Woche ein Praktikum absolviert. Die Vorlehre ist dem kombinierten Angebot sehr ähnlich, hier wird ebenfalls neben dem schulischen Ausbildungsteil eine praxisorientierte Ausbildung in einem Betrieb besucht. Die Werkjahre bestehen ebenfalls aus einem Bildungsteil und einem praxisorientierten Zusatzangebot, welche jedoch beide innerhalb der schulischen Institution besucht werden. Die Motivationssemester entsprechen inhaltlich zwar auch den kombinierten Angeboten, sie müssen aber von den bisher beschriebenen Zwischenlösungen abgegrenzt werden. Sie sind von der Arbeitslosenversicherung bezahlte Beschäftigungsmaßnahmen für arbeitslos gemeldete Jugendliche (Annen et al. 2010). Da es sich um den Arbeitsmarkt betreffende Maßnahmen handelt, erhalten die Teilnehmenden von Motivationssemestern ein Taggeld ausbezahlt. Dies löst oft politische Diskussionen aus, da dieser Umstand nicht in das übliche System der Brückenangebote passt (Aeschbacher 2007). Das durchschnittliche Alter der Teilnehmenden liegt zwischen 17 und 19 Jahren; die Motivationssemester werden also in den meisten Fällen nicht sofort nach der obligatorischen Schulzeit besucht. Dies liegt daran, dass diese Maßnahmen nicht als Alternative zu anderen Zwischenlösungen beworben werden, es gilt der Grundsatz „Bildung vor Arbeit".

Die Brückenangebote werden kantonal unterschiedlich stark genutzt, wobei sich die größeren Nutzungsunterschiede nicht durch die Arbeitsmarktlage der jeweiligen Kantone erklären lassen. Deshalb wird vermutet, dass unter anderem die Angebote selbst, beispielsweise durch gute Erreichbarkeit, die Nachfrage induzieren (Annen et al. 2010).

Im Jahr 2013 nahmen 12.5 % der Schulabgänger an einem Brückenangebot teil. Doppelt so viele (26 %) der im Ausland geborenen Ausländer nahmen an einem Brückenangebot teil, verglichen mit den in der Schweiz geborenen Schweizer (10 %) (Bundesamt für Statistik 2014).

Trotz der bereits erwähnten kantonalen Unterschiede gibt es einige Eigenschaften, die den Brückenangeboten gemeinsam sind. So werden alle Jugendlichen bei fristgerechter Anmeldung und unter der Bedingung, eine entsprechende Grundmotivation nachweisen zu können, in eines der verschiedenen Brückenangebote aufgenommen. Eine langfristig koordinierte Begleitung von Jugendlichen mit erheblichen schulischen oder persönlichen Defiziten wird jedoch nicht bereitgestellt. Besonders kritische Verläufe zeigen sich bei Teilnehmenden mit großen psychischen Auffälligkeiten und geringer Motivation. Hier besteht gemäß Egger et al. (2007) der größte Handlungsbedarf. Die Brückenangebote sollten ihre Fokussierung auf die Zielgruppe der Jugendlichen mit komplexen Defiziten und Mehrfachproblematiken verstärken. Die Anbieter von Zwischenlösungen sind für den weiteren Weg, den die Teilnehmenden nach Abschluss ihres Angebotes nehmen, nicht mehr verantwortlich. Eine fallbezogene Koordination oder eine Übergabe der Jugendlichen ohne Anschlusslösung an eine weitere Stelle erfolgt daher kaum. So könnte möglicherweise die Anzahl der Jugendlichen, die trotz der Brückenangebote den Einstieg in eine weiterführende Ausbildung oder ins Erwerbsleben nicht schaffen, verringert werden. Diese 2,5 % bis 3 % aller Schulabgänger laufen mit dem verpassten Berufseinstieg Gefahr, dauerhaft auf die Unterstützung der sozialen Sicherungssysteme angewiesen zu sein (Egger und Partner 2007).

Wie bereits ausgeführt sind die Brückenangebote unterschiedlich konzipiert und bieten den Jugendlichen abhängig von deren jeweiligen Lebenssituation und dem Stand der Berufswahl entsprechende Unterstützung. Die Kompensations- und Berufswahlfunktion der Angebote lässt dabei erwarten, dass insbesondere Jugendliche mit schulischen Defiziten, beruflichen Orientierungsschwierigkeiten, Motivationsproblemen und/oder fehlenden Sozial- und Persönlichkeitskompetenzen das Angebot nutzen. Bayard (2011) stellt fest, dass für die Jugendlichen selbst vor allem das Streben nach Unterstützung und verbesserten Chancen bei der Lehrstellensuche im Vordergrund steht und sie ihre Kompetenzdefizite sekundär wahrnehmen. Das Berufsvorbereitungsjahr ist ein Brückenangebot für Jugendliche, die nach der obligatorischen Schulzeit zu große Bildungsdefizite aufweisen, um eine Lehrstelle anzutreten. Als Schwächen des Angebots wurde im Kanton Zürich festgestellt, dass die Anbieter über die Aufnahme und die Einteilung der Jugendlichen entscheiden, wodurch schulisch schwächere und schwierigere Jugendliche nicht aufgenommen werden und die Jugendlichen nicht aufgrund ihrer Bedürfnisse, sondern aufgrund der verfügbaren Plätze den Angeboten zugeteilt werden (Bildungsdirektion Kanton Zürich, MBA 2011). Heute wird zudem das Berufsvorbereitungsjahr immer wieder als Übergangslösung genutzt, bis eine Lehrstelle gefunden wird, oder als Vorbereitung auf eine weiterführende Schule. Mit einer Anpassung der Zulassungsvoraussetzungen soll diese Zweckentfremdung verhindert werden.

5.2 Psychische Auffälligkeiten und psychische Störungen im Jugendalter

Die Schwelle zum Erwachsenwerden ist durch die seelische Auseinandersetzung mit körperlichen und psychosozialen Veränderungen gekennzeichnet (Resch et al. 1999.). Die meisten Jugendlichen durchlaufen diese Zeit ohne nennenswerte Komplikationen. Bei manchen Jugendlichen hingegen treten Adoleszenzkrisen auf, die sie daran hindern, alterstypische Entwicklungsschritte zu durchlaufen. Solche Krisen führen allerdings nicht zwangsläufig zu psychischen Störungen. Geht man davon aus, dass biologische Entwicklungseinflüsse, die genetische Ausstattung sowie psychosoziale Einflüsse die psychische Struktur einer Person bilden, so sind es multiple Faktoren, welche die Disposition eines Menschen, während der Adoleszenz eine psychische Störung zu entwickeln, in eine Krise zu rutschen oder ein delinquentes Verhalten zu zeigen, beeinflussen (Resch et al. 1999).

Erikson hält die psychosoziale Entwicklungsphase während der Pubertät für besonders bedeutend (Erikson 1970). Mit der Klärung der Frage „Wer bin ich und wer möchte ich sein?" entwickelt sich die Persönlichkeit. Verschiedene Anteile und Wahlmöglichkeiten in Bezug auf Beziehungen, Beruf, sexuellen und ideologischen Vorstellungen müssen in ein konsistentes Selbstbild integriert werden, welches die persönliche Identität bildet. Der Mensch wird sich somit seines Charakters und seiner Position in der Gesellschaft bewusst. Scheitern Jugendliche an dieser Aufgabe, kann es zur Rollen- oder Identitätsdiffusion kommen, was Probleme wie beispielsweise Drogenmissbrauch, Flucht in irreale Cyberwelten oder Anschluss an Jugendbanden auslösen kann. Marcia (1993) beschreibt die „diffuse Identität" dergestalt, dass keine Festlegung auf Beruf oder Werte vorliege, das Selbstwertgefühl niedrig sei, man sich von Bezugspersonen unverstanden fühle und meistens auf Peers höre. Gerade ein gesundes Selbstvertrauen ist eine wichtige Voraussetzung für seelisches und körperliches

Wohlbefinden. Darunter wird ein umfassendes und stabiles Gefühl der Wertschätzung gegenüber der eigenen Person verstanden. Damit verbunden sind die Fähigkeiten zu effektiver Stressbewältigung, realer Selbsteinschätzung, Frustrationstoleranz und Durchhaltevermögen.

Gemäß der repräsentativen Zürcher Adoleszenten-Psychologie- und -Psychopathologie-Studie (ZAPPS) leiden 22,5 % der Kinder und Jugendlichen unter psychischen Problemen oder Verhaltensauffälligkeiten (Steinhausen und Winkler Metzke 2002, 1997). Es können neurotische und emotionale Störungen sowie Verhaltensstörungen auftreten, die von weitreichenden Entwicklungsstörungen bis hin zu beginnenden Persönlichkeitsstörungen und Psychosen reichen (Möller et al. 2009). Die auftretenden Erkrankungen lassen sich grob in internalisierende (Depression, Angst etc.) und externalisierende (Aggression, dissoziales Verhalten etc.) Störungen unterteilen.

5.2.1 Inanspruchnahme professioneller Hilfe

Gemäß der European Comission (2000) wird die Beeinträchtigung durch psychische und psychosoziale Probleme bei jungen Erwachsenen unterbewertet, was in der Folge zu mangelhafter Behandlung führt. Befunden aus epidemiologischen Studien zufolge erhalten nur 10 % bis 30 % aller Kinder und Jugendlichen mit einer psychischen Störung professionelle Hilfe; die Mehrheit der Betroffenen bleibt demnach weitgehend unbehandelt (Fombonne 2002).

Welche Anzeichen lässt das Umfeld der betroffenen Person erkennen, dass professionelle Unterstützung notwendig ist? Verschiedene Faktoren spielen hierbei eine Rolle; zum Beispiel der Bildungsstand und psychische Probleme der Eltern sowie andere familiäre Belastungen, der Kenntnisstand und die Haltung von Lehrpersonen und Ärzten sowie das Vorkommen regionaler Hilfsangebote. Kinder und Jugendliche mit externalisierenden Störungen erhalten häufiger psychologische Unterstützung als Betroffene mit internalisierenden Störungen. Dies kann dadurch erklärt werden, dass externalisierende Störungen vermehrt zu Konflikten mit dem Umfeld führen und daher von den Betreuungspersonen leichter erkannt werden (Petermann 2005). Die Studie von Sourander et al. (2004) hat die Inanspruchnahme professioneller Hilfe im Zusammenhang mit internalisierendem Problemverhalten bei 18-jährigen männlichen Jugendlichen untersucht. Es zeigte sich, dass nur die Lehrpersonen mit ihrer Einschätzung den Kontakt zu Hilfsangeboten zehn Jahre später voraussagen konnten. So wurden 40 % der später behandelten Jugendlichen zuvor von den Lehrpersonen als psychisch auffällig eingeschätzt. Dieses Ergebnis zeigt die Bedeutung auf, die den Schulen beim Erkennen von psychischen Problemen zukommt.

5.2.2 Herausforderung der Brückenangebote – frühe Intervention

Die systematische Auswertung von Praxiserfahrungen in einigen Kantonen zeigte, dass eine weitere inhaltliche Differenzierung der Brückenangebote sowie Anpassungen bei den Zugangsbedingungen in Angriff genommen werden sollten (Landert und Eberli 2015). Als nicht ausreichend wurde die Leistung von Jugendlichen mit einer mehrfachen Belastung (z. B. psychische Erkrankung, Sucht) bzw. von dropoutgefährdeten Jugendlichen erkannt. Für diese Teilgruppe erwies sich die Zugangsschwelle zu den etablierten Brückenangeboten als zu hoch. Für neu zugewanderte Jugendliche oder jugendliche Flüchtlinge waren die einjährigen Brückenangebote (Typ Integration) oftmals zu kurz, um später dem Unterricht in einem schulischen oder Kombibrückenangebot folgen zu können. Im Bereich sonderpädagogischer Brückenangebote geht es darum, die Angebote zu optimieren. Allgemein gilt es, die Unterstützung und Förderung in den Brückenangeboten zu verstärken sowie die frühere Erfassung von Jugendlichen mit Risikosymptomen betreffend Berufswahl und Übertritt in die Sekundarstufe II auszubauen, um frühe Interventionen und Vermittlung von Support-maßnahmen einzuleiten (Landert und Eberli 2015).

Jugendliche fallen oft an Übergängen wie dem zwischen Schule und Berufswelt durch die Maschen des Systems. Laut dem Länderbericht der OECD zur Schweiz (2014) ließen sich einige Berentungen vermeiden, wenn Schulen oder Berufsausbildungen, Ärzte und Invaliden-versicherungen (IV) frühzeitig agieren, enger zusammenarbeiten und die Angebote früher und besser koordinieren würden. Dies bestätigte auch das Bundesamt für Gesundheit (2016), welches feststellte, dass Personen mit psychischen Problemen oft zu spät erfasst würden, was die Integrationschancen deutlich schmälere. Den Brückenangeboten kommt somit eine wichtige Aufgabe zu, welche darin besteht, die Jugendlichen sowohl auf die bevorstehenden Schritte der Berufswahl und den Eintritt in die Berufswahl vorzubereiten als sie auch für ihre psychischen Probleme zu sensibilisieren und Unterstützungsangebote in die Wege zu leiten. Paul und Moser (2009) kommen zu dem Schluss, dass das Ziel jeglicher Intervention darin bestehen sollte, die Erwerbslosigkeit schnellstmöglich zu beenden, da sich die negativen psy-chischen Folgen in den ersten neuen Monaten der Arbeitslosigkeit kontinuierlich verstärken.

Eine wichtige Rolle bei den Brückenangeboten spielen die Lehrpersonen und das Fach-personal. Sie stehen in einem regelmäßigen, direkten Kontakt zu den Jugendlichen, was ihnen ermöglicht, Veränderungen und erste Anzeichen von Problematiken wahrzuneh-men (Fabian und Müller 2010). Loads und Mastroyannopoulou (2010) verdeutlichen, welch hoher Stellenwert den Lehrpersonen bei der Früherkennung von psychischen Auffällig-keiten bei Jugendlichen zukommt. Ihrer Studie zufolge sind Lehrpersonen mehrheitlich in der Lage, vorhandene Auffälligkeiten und Probleme zu erkennen und diese auch nach dem Schweregrad einzustufen.

5.3   Beschreibung der Studie

Bei der nun vorgestellten Studie handelte es sich um eine Bedarfsanalyse mit explorativem Charakter. Es sollten erste Erkenntnisse zur Situation psychisch auffälliger Jugendlicher in Brückenangeboten gewonnen werden. Mittels einer Onlineumfrage wurden Betreuungsper-sonen aus Zwischenlösungen mit direktem Kontakt zu Jugendlichen befragt. Die vorliegende Arbeit sollte ein breites Bild der vorhandenen wie auch der gewünschten Unterstützung des in Brückenangeboten tätigen Fachpersonals liefern; dementsprechend sollten Personen aus unterschiedlichsten Angebotstypen in die Befragung einbezogen werden. Die Stichprobe rekrutiert sich aus Fachpersonal von Brückenangeboten der Deutschschweiz mit direktem Kontakt zu Jugendlichen und jungen Erwachsenen im Alter von 15 bis 25 Jahren. Die kon-taktierten Institutionen wurden auf der Basis einer Zusammenstellung der Schweizerischen Konferenz der kantonalen Erziehungsdirektoren „Brückenangebote in den Kantonen" (EDK 2012) aus dem Schuljahr 2012/2013 ausgewählt. Die Erhebung wurde einmalig im Querschnitt durchgeführt. Der verwendete Fragebogen wurde eigens zu diesem Zweck erstellt, da in der Literatur kein geeignetes Instrument gefunden werden konnte. Bei der Formulierung der Kri-terien bezüglich der Verhaltensmerkmale wurde besonders darauf geachtet, dass nicht nur Krankheitsbilder, sondern auch auffälliges Verhalten erfasst wurden. Diese Kategorien wurden aus den Leitsymptomen der ICD-10 sowie einer Liste aus dem Bericht „Schwierige Mitarbei-ter" (Baer und Fasel 2011) des Bundesamtes für Sozialversicherungen zusammengestellt.

Diese Untersuchung ermöglichte erste Erkenntnisse bezüglich der Auftretenshäufig-keit psychischer Auffälligkeiten bei Jugendlichen und jungen Erwachsenen. Erfragt wurden zudem die beobachteten auffälligen Verhaltensmerkmale sowie deren erschwerender Einfluss auf den Übertritt in die Arbeitsweilt. Die direkte Befragung von betreuendem Fachpersonal von Brückenangeboten sollte ein breites Bild der zur Verfügung stehenden sowie der gewünschten Unterstützung beim Auftreten psychischer Auffälligkeiten liefern.

5.4   Resultate

Insgesamt 133 in Brückenangeboten tätigen Betreuungspersonen beantworteten den Fragebogen vollständig. Ein Großteil der Fragebögen wurde von Lehrpersonen beantwortet. Die zwei grooßten Gruppen der Teilnehmenden arbeiteten in einem Berufsvorbereitungsjahr (berufswahlorientiert) oder einem kombinierten Brückenangebot. Weitgehend waren die Betreuungspersonen in einem angestellten Arbeitsverhältnis bei einer kantonalen Institution tätig, welche sich in städtischen Gebieten befinden.

Die Ursachen, weshalb Jugendliche ein Brücken- oder Beratungsangebot in Betracht ziehen, wurden unterschiedlich eingeschätzt. Aus den Antworten geht jedoch hervor, dass die Gründe „keine Lehrstelle gefunden" mit 20,5 % (n = 148) und „unentschlossen in der Berufswahl" mit 16,6 % (n = 120) besonders häufig angegeben wurden. Zu etwa gleichen Anteilen wurden die Gründe „Lehre abgebrochen" mit 13,3 % (n = 96), „Ausgleich von schulischen Defiziten" mit (11,8 %) und „fehlende Unterstützung im sozialen Umfeld" genannt.

5.4.1 Anteil psychisch auffälliger Jugendlicher

Insgesamt betrachtet beobachten die befragten Betreuungspersonen bei 23 % ihrer Schüler psychische Auffälligkeiten. Der Anteil psychisch auffälliger Schüler wird von zwei Drittel der aufgeführten Institutionen höher eingeschätzt als die Gruppe auffälliger Schülerinnen. Die Einschätzungen innerhalb der Schultypen variieren mit Ausnahme des Motivationssemesters und der Coachingangebote jedoch kaum (◻ Tab. 5.1.)

◻ **Tab. 5.1** Einschätzung der prozentualen Anteile von psychisch auffälligen Jugendlichen in Brückenangebote

Institution	Prozentualer Anteil
Motivationssemester	37 %
Coachingangebot	35 %
Jugendberatung	24 %
Kombiniertes Brückenangebot	22 %
10. Schuljahr	23 %
Integrationskurs	24 %
Berufsvorbereitungsjahr (berufswahlorientiert)	20 %
Berufsvorbereitungsjahr (berufsfeldorientiert)	23 %
Vorlehre/Grundjahr eidgenössisches Berufsattest	21 %
Anmerkung: Total n = 137	

In den Coachingangeboten betrug der Anteil auffälliger Jugendlicher 35 %. Zusammen mit der Jugendberatung entspricht der Coachingbereich nicht einem Brückenangebot als solchem, vielmehr handelt es sich hierbei um eine zusätzliche Hilfeleistung für Jugendliche, die weitere Unterstützungen benötigen. Es sind also bereits bestehende Unterstützungsangebote, die sich allerdings nicht primär auf die psychische Gesundheit der Jugendlichen konzentrieren. Dennoch kann angenommen werden, dass diese innerhalb und teilweise auch außerhalb der Brückenangebote häufig erste Anlaufstellen für junge Menschen sind, die psychische Auffälligkeiten zeigen oder bereits unter psychischen Beeinträchtigungen leiden. Bemerkenswert sind die Einschätzungen der Motivationssemester, welche mit 36,6 % (Frauen) und 38,2 % (Männer) die höchsten Werte aufweisen.

5.4.2 Einschätzung der Vermittelbarkeit

Ebenfalls erhoben wurde, welche auffälligen Verhaltensmerkmale die betreuenden Personen bei den Jugendlichen am meisten beobachteten und für wie gravierend sie deren Einfluss auf die Vermittelbarkeit halten. Die sechs am häufigsten beobachteten auffälligen Verhaltensmerkmale sind in ◘ Tab. 5.2 aufgeführt. Die Darstellung beginnt mit dem höchsten durchschnittlichen Wert und wird in absteigender Rangreihenfolge fortgeführt; die fünf erstgenannten Merkmale wurden zudem von allen befragten Personen registriert.

Wie sich zeigt, fielen die Jugendlichen vermehrt durch geringe Belastbarkeit, Konzentrationsdefizite, mangelnde Zuverlässigkeit und das Missachten von sozialen Normen auf. Gleichzeitig bewerteten die Betreuungspersonen genau diese Merkmale als Hindernis für den erfolgreichen Berufseinstieg.

Ein in den Medien oft diskutiertes Thema sind gewalttätige Jugendliche. Die befragten Betreuungspersonen gaben jedoch selten an, ein „gewalttätiges Verhalten" zu beobachten. Überdies wurde auch das Merkmal „beleidigende, aggressive und kränkende Ausdrucksweise" selten wahrgenommen.

◘ Tab. 5.2 Durchschnittliche Häufigkeit der auffälligen Verhaltensmerkmale in Rangfolge

Verhaltensmerkmal	Durchschnittliche Bewertung	Minimum	Maximum
Geringe Belastbarkeit	7.62	2	10
Defizite in Konzentration und Aufmerksamkeit	7.45	2	10
Mangelnde Zuverlässigkeit	7.34	3	10
Missachten von sozialen Normen, Regeln und Verpflichtungen	6.63	2	10
Überempfindlichkeit gegenüber Kritik	6.45	2	10
Häufiges Klagen über körperliche Schmerzen und Verspannungen	6.21	1	10

Anmerkung: n = 137; Skala 1 = nie, 10 = bei jedem Klienten

Zusätzlich zu den beschriebenen auffälligen Verhaltensmerkmalen wurde erhoben, ob die betreuenden Personen die Jugendlichen auf vermutete psychische Probleme ansprechen. Die Hälfte der Befragten (49,3 %) gab an, die Jugendlichen immer auf bemerkte Auffälligkeiten anzusprechen. Ein weiterer großer Anteil von 42,5 % spricht die Jugendlichen häufig an. In den unterschiedlichen Brückenangeboten wird somit aktiv auf wahrgenommene Schwierigkeiten reagiert.

Die überwiegende Mehrheit der befragten Betreuungspersonen (97 %) bestätigte, dass psychische Auffälligkeiten die Vermittelbarkeit der betroffenen Jugendlichen auf dem Arbeitsmarkt einschränkt.

5.4.3 Bedarf an unterstützenden Maßnahmen

Die Befragung nach der zur Verfügung stehenden zusätzlichen Unterstützung für psychisch auffällige Jugendlichen zeigte, dass 99 % der befragten Fachleute die Möglichkeit haben, mindestens eine Form von Unterstützung zu vermitteln (◘ Abb. 5.1). Von den zur Auswahl stehenden Unterstützungsformen überwiegen Coachingangebote (19 %), die Einbindung des sozialen Umfeldes (18 %) und die psychologische Unterstützung (17 %). Diese decken zusammen mehr als die Hälfte der Angebote ab. Unter der Kategorie „anderes" befanden sich, neben weiteren Unterstützungsformen, Angaben wie Sozialarbeit und Sozialpädagogik.

Nach ihren Unterstützungswünschen gefragt, ergab sich bei den Betreuern der Brückenmaßnahmen ein dem Angebot entsprechendes Bild (◘ Abb. 5.2). Stellenweise wurde eine Intensivierung des Angebots gewünscht, in erster Linie psychologische Unterstützung und die Einbindung des sozialen Umfeldes, vor allem der Eltern.

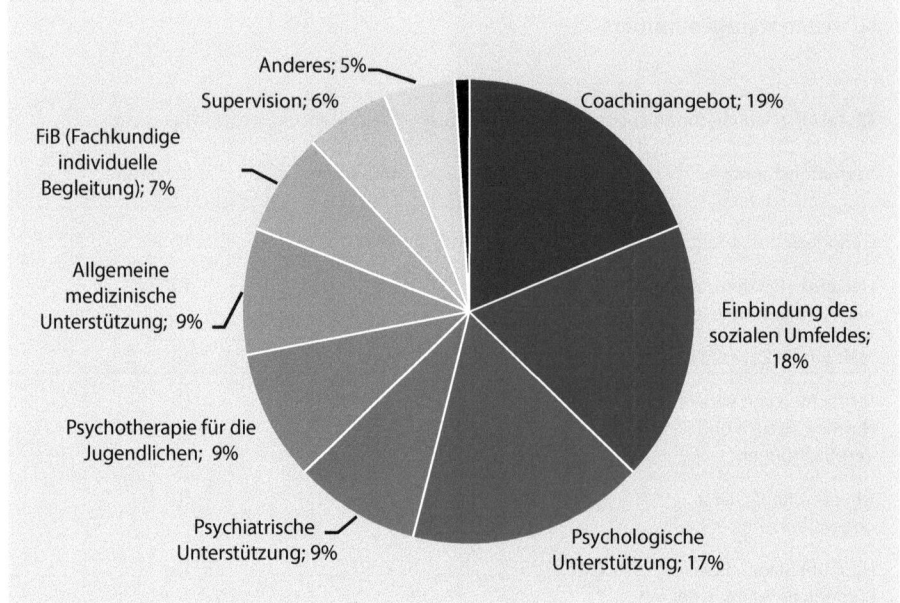

◘ **Abb. 5.1**   Verteilung der zur Verfügung stehenden Unterstützungsangebote im Umgang mit psychisch auffälligen Jugendlichen

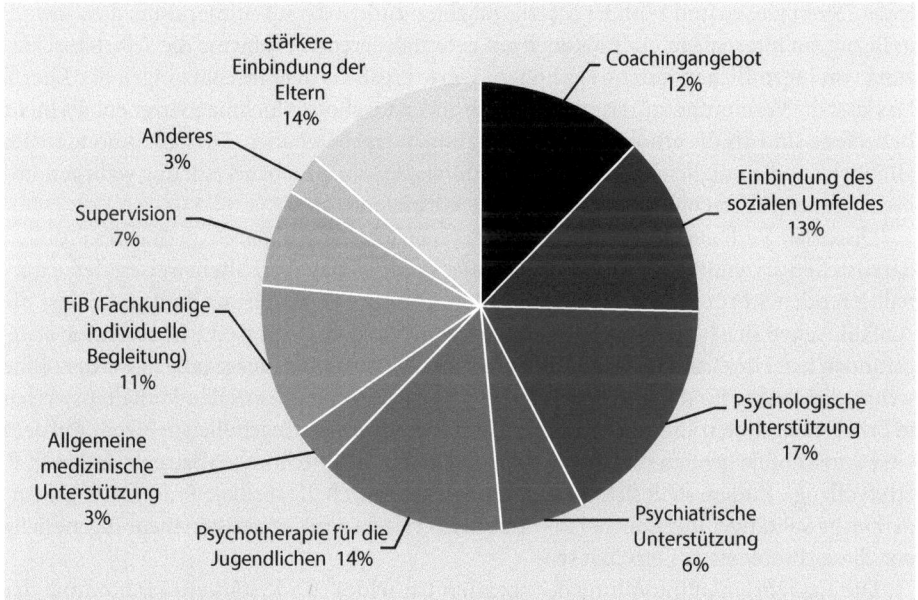

□ **Abb. 5.2**   Verteilung der gewünschten Unterstützungsangebote im Umgang mit psychisch auffälligen Jugendlichen

5.5   Zusammenfassung und Schlussfolgerungen

5.5.1   Psychisch belastete Jugendliche in Brückenangeboten

Wenn Betreuer von Brückenangeboten gefragt werden, wie viele ihrer Klienten ihrer Meinung nach psychische Auffälligkeiten haben, sind insbesondere die Einschätzungen für Jugendliche in Motivationssemestern sehr hoch (36,6 % der Frauen und 38,2 % der Männer), wie die vorliegende Studie zeigt. Ein Grund könnte die besondere Stellung der Motivationssemester innerhalb der Brückenangebote sein. Der Zutritt zu den Motivationssemestern wird nicht durch Aufnahmeverfahren eingeschränkt. Grundsätzlich werden alle Jugendliche aufgenommen, die keine Stelle haben und beim Regionalen Arbeitsvermittlungszentrum (RAV) angemeldet sind. Somit ist anzunehmen, dass ein Teil der Schüler eines Motivationssemesters zumindest für kurze Zeit der Arbeitslosigkeit und deren Wirkung ausgesetzt waren. Möglicherweise scheitern diese Jugendliche an den Zugangshürden anderer Brückenangebote, haben bereits einen Lehrabbruch oder eine erfolglose Stellensuche hinter sich, wenn sie in die „Notlösung" Motivationssemester eintreten. Diese Jugendlichen haben folglich schon eine oftmals wechselhafte und schwierige Phase in Bezug auf den Berufseinstieg hinter sich.

In der vorliegenden Studie wurden die Anzahl Jugendlicher mit einer psychischen Störung aus der Gesamtgruppe durch die Betreuungspersonen der Brückenangebote eingeschätzt. Deshalb ist die direkte Gegenüberstellung der Ergebnisse dieser Studie mit den zuvor genannten Prävalenzzahlen für psychische Störungen im Kindes- und Jugendalter erschwert. Dennoch fällt auf, dass die erhobenen Werte weitgehend denjenigen von Steinhausen und Winkler Metzke (2002) entsprechen, die in ihrer ZAPP-Studie festgestellt haben, dass 22,5 % der Kinder und Jugendlichen unter psychischen Problemen oder Verhaltensauffälligkeiten leiden. Steinhausen und Winkler Metzke machten zudem darauf aufmerksam, dass sowohl in Bezug auf internalisierende als auch auf externalisierende Probleme die Selbsteinschätzung von Jugendlichen durchwegs höhere Werte ergab als die Einschätzungen der Eltern. Das lässt die Vermutung zu, dass unter den Brückenangebotsteilnehmenden ebenfalls mehr Betroffene sind als die erhobenen Einschätzungen ergeben haben. Dies gilt besonders im Hinblick auf die möglicherweise von Betreuungspersonen nicht als auffällig wahrgenommenen Jugendlichen mit internalisierenden Störungen.

Dissoziale Verhaltensweisen scheinen in den Brückenangeboten ein geringeres Problem darzustellen als zahlreiche andere Merkmale. Da dissoziale Verhaltensweisen den externalisierenden Störungen zugerechnet werden, könnte eine Erklärung dafür sein, dass die Auffälligkeiten sich bereits im Kindesalter zeigten und daher schon eine Intervention stattgefunden hat. Hier kann von einer erfolgreichen „Vorselektion" ausgegangen werden. Eine weitere Erklärung für die niedrigen Werte von beobachteten dissozialen Verhaltensweisen in Brückenangeboten könnte darin liegen, dass die betroffenen Jugendlichen bereits mit dem Gesetz in Konflikt geraten sind und deshalb von anderen Einrichtungen betreut werden (z. B. Strafvollzug). Zudem stellt sich die Frage, inwieweit durch die mediale Präsenz einer Minderheit gewalttätiger Jugendlicher der Anschein erweckt wird, es müssten mehr Jugendliche von dieser Problematik betroffen sein.

Die Kategorien „Einbindung des sozialen Umfeldes" und „stärkere Einbindung der Eltern", weisen eine gemeinsame Komponente auf: In beiden Fällen sollen Menschen, die in Beziehung zu den betroffenen Jugendlichen stehen, stärker einbezogen werden können. Ferner stehen psychotherapeutische Angebote für betroffene Jugendliche weit oben auf der Wunschliste. Einige der Befragten gaben zusätzlich an, dass den Jugendlichen oft über die Zeit andauernde verlässliche sowie loyale Bezugspersonen fehlen würden. Sinnvoll wären Bezugspersonen, die betroffene Jugendliche über längere Zeit unterstützend begleiten, Menschen an die sie sich auch dann noch wenden können, wenn sie die Zwischenlösung verlassen haben. So vermuten auch Egger und Partner (2007) in Bezug auf jugendliche Brückenangebotsteilnehmende, die nach dem Zwischenjahr keine Anschlusslösung gefunden haben, dass eine fallbezogene Koordination oder eine Übergabe der Jugendlichen an eine weitere Stelle die Anzahl der Ausbildungslosen verringern könnte. Eine verstärkte Koordination zwischen den Brückenangeboten und den Unterstützungsmaßnahmen könnte auch in Bezug auf psychische Probleme dazu beitragen, dass betroffene Jugendliche nicht durchs Netz fallen und die Chance der entscheidenden frühen Intervention vertan wird.

5.5.2 Geringe Belastbarkeit und Konzentrationsdefizite

Am meisten fallen Jugendliche in Brückenangeboten durch eine geringe Belastbarkeit und Konzentrationsdefizite auf. Diese Merkmale werden von den Betreuungspersonen als Hindernis für einen erfolgreichen Berufseinstieg angegeben. Diese Beurteilung deckt sich mit der Berner Studie „Gesucht wird … " (Stalder 2000), die unter anderem der Frage nachging, was nach Meinung der Lehrbetriebe gute Lehrlinge ausmache. Gemäß dieser Studie zeichnen sich gute Lehrlinge durch Fleiß und Pflichtbewusstsein aus, zudem sollten sie pünktlich und ordentlich sein. Auch Teamfähigkeit und angenehme Umgangsformen sind für die Mehrheit der Betriebe sehr wichtig. Gesucht werden demnach Auszubildende, die exakt jene Eigenschaften mitbringen, welche vielen der auffälligen Jugendlichen in Brückenangeboten fehlen. Die am häufigsten beobachteten Auffälligkeiten sind gleichzeitig diejenigen, die nach Auffassung der Betreuer den erfolgreichen Übertritt in die Berufswelt am stärksten gefährden. Diese Erkenntnis scheint die These von Brahm et al. (2012) zu bestätigen, dass sich eine stärkere Ausrichtung auf bestimmte überfachliche Kompetenzen wie Kommunikation, Selbstverantwortung oder Fairness im Umgang miteinander positiv auf die zukünftigen Berufschancen der Jugendlichen auswirken könnte.

Jugendliche, welche die genannten Merkmale „geringe Belastbarkeit", „Probleme in der Konzentrationsfähigkeit" und „mangelnde Zuverlässigkeit" zeigen, vermitteln den Eindruck mangelhafter Motivation. Betroffene Stellensuchende werden potenzielle Lehrbetriebe so kaum überzeugen können, bis zum Ende der Lehre durchzuhalten. Wie aus der Literatur zudem hervorgeht, bestehen zwischen der schulischen Leistungsfähigkeit, dem sozioökonomischen Status der Familie und der psychischen Gesundheit komplexe Zusammenhänge (z. B. Michaud und Suris 2009). Unklare Zukunftsperspektiven, ein geringer Selbstwert und mangelnde Unterstützung und Anerkennung durch die Eltern oder das soziale Umfeld wirken sich negativ auf die psychische Gesundheit aus. Solche belastenden Umstände können in einen Teufelskreis münden, der alleine schwer zu durchbrechen ist. Daher würde sich eine vertiefte Auseinandersetzung mit der Früherkennung solcher belasteter Jugendlicher als unabdingbar erweisen, da psychisch belastete Schüler ohne die geeignete individuelle Interventionsmaßnahme wahrscheinlich nur bedingt von solchen veränderten Unterrichtsbedingungen profitieren können.

Es stellt sich schließlich die Frage, ob es nicht zielführender wäre, wenn die Betreuungspersonen aus den Brückenangeboten verstärkt als Vermittler zwischen den auffälligen Jugendlichen und den Abklärungsstellen fungieren könnten. Hierfür sprechen auch die Studien von Sourander et al. (2004) sowie Loads und Mastroyannopoulou (2010), die festgestellt haben, dass Lehrkräfte die psychische Gesundheit ihrer Schüler zutreffender erkennen und bewerten als andere Personen aus dem direkten Umfeld der Jugendlichen. Ein ausgereiftes und klar definiertes Vermittlungskonzept könnte sich dabei entlastend auf die Lehrpersonen auswirken, da sie einen Teil der Verantwortung an psychologisches Fachpersonal übergeben könnten. Allerdings müsste genau eruiert werden, wie ein solches Auffangnetz für die Jugendlichen im Detail aussehen müsste.

Unterstützungsangebote können noch so gut sein, werden jedoch wenig zum Erfolg beitragen, wenn die Akzeptanz der Angebote bei den Jugendlichen fehlt. Die Mehrheit des Fachpersonals (60 %) schätzt die Akzeptanz solcher Angebote bei den psychisch auffälligen Jugendlichen als mäßig ein. Ferner haben 20 % der teilnehmenden Personen die Akzeptanz als hoch und 20 % wiederum als gering gewertet.

5.5.3 Zusammenfassende Beurteilung

Die vorliegende Untersuchung kam zu dem Schluss, dass die Brückenangebote in der Früherkennung und -intervention von psychischen Störungen einen wichtigen Eckpfeiler darstellen können. Wie sich zeigte, wird das Potenzial dieser Institutionen als Auffangnetz für bisher unbehandelte Betroffene jedoch kaum genutzt. Gemäß den Ergebnissen dieser Arbeit dürfte sich eine vertiefte Auseinandersetzung mit einer intensiveren Nutzung dieser Zwischenlösungsangebote für die Früherkennung psychischer Leiden in der Adoleszenz als geeignet erweisen. Eine erfolgreiche Umsetzung könnte bedeuten, dass diese Jugendlichen im erwerbsfähigen Alter (von 20 bis 64 Jahre) der Arbeitswelt erhalten blieben und nicht aufgrund entwickelter psychischer Störungen in einer „IV-Karriere" enden müssten. Dies wäre ein möglicher Gewinn für die Gesellschaft und nicht zuletzt für die betroffenen Jugendlichen selbst.

Ein weiteres Aufgabenfeld zeigt sich in einer Vernetzung zwischen Institutionen wie obligatorischen und weiterführenden Schulen, psychologischen Diensten, der IV, Sozialhilfe und weiteren Behörden, um nur einige zu nennen. Eine Zusammenarbeit verschiedener Institutionen würde sich möglicherweise entlastend auf die Lehrpersonen auswirken. Ein für Lehrpersonen ausgereiftes und klar definiertes Vermittlungskonzept, das besagt, wer im Verdachtsfall und bei schulübergreifenden Schwierigkeiten (z. B. sozioökonomische oder familiäre Schwierigkeiten) kontaktiert werden könnte, würde die Verantwortung für betroffene Jugendliche auch außerhalb der Schulinstitutionen ausweiten. Verantwortlichkeiten würden gemeinsam getragen. Allerdings müsste genauer eruiert werden, wie ein tragfähiges Auffangnetz für die Jugendlichen im Detail aussehen müsste oder ob sich Formen eines Case Management nutzen lassen, welches auch gewährleistet, dass betroffene Jugendliche nicht nur während des Übergangs in die Arbeitswelt begleitet werden, sondern auch noch während der ersten Zeit in der Arbeitswelt.

Kommentar aus der Praxis

Ulrike Kunz, Leiterin des Interkulturellen Foyers Bildung und Beruf

Das Interkulturelle Foyer Bildung und Beruf (IFBB; ▶ Kap. 8) ist ein sogenanntes Motivationssemester für junge Frauen ohne Erstausbildung im Alter zwischen 16 und 25 Jahren. Mit mangelnder Motivation hat die Stellenlosigkeit der jungen Frauen jedoch in den seltensten Fällen zu tun. Sozialberater und Beratende aus den Regionalen Arbeitsvermittlungszentren (RAV) schicken uns Klientinnen, die den Eindruck machen, sie bräuchten in verschiedenen Lebensbereichen Unterstützung, und die häufig eine sogenannte Mehrfachbelastung haben.

Zum Beispiel Sonja: Sie kommt mit 15 Jahren zu uns, nachdem der Vater einer Schulfreundin eine Gefährdungsmeldung gemacht hat. Ihre Mutter, die in England lebt, hatte sie zu der Freundin und ihrem Vater geschickt. Sonja ist sehr dünn und bewegt sich mit gebeugtem Rücken, was sie wie eine alte Frau wirken lässt und im Widerspruch zu Absätzen und Minirock steht. Sonja ist sehr sprachbegabt, hat aber Mühe mit Mathematik. Sie möchte gerne eine Ausbildung in der Betreuung alter Menschen machen. Zu ihrer Schnupperlehrstelle kommt sie jedoch jeden Tag um einige Stunden zu spät. Als sie zeitweilig in einem Heim wohnt, geht es ihr besser, sie wirkt weniger verwahrlost. Nach ihrem Auszug dort eskaliert ihre Esssucht dann aber, und sie hortet Massen von Süßigkeiten in ihrer Handtasche. Sonjas Tag dreht sich bald nur noch um ihre Sucht, sie kann nicht mehr pünktlich sein, geht mehrmals pro Stunde auf die Toilette, braucht immer Esswaren in der Nähe, damit sie sich sicher fühlt. Sonja möchte immer alleine arbeiten, scheitert aber oftmals an ihren eigenen unerreichbaren Ansprüchen und zerstört ihre Arbeiten am Ende. Hilfe lehnt sie konsequent und teils aggressiv ab. Eine begleitende Familientherapie, die darauf abzielt, die Autorität der inzwischen in die Schweiz zurückgekehrten Mutter wieder zu stärken, scheitert. Wir weisen die involvierten Sozialbehörden mehrfach auf die immer dringlichere Behandlungsbedürftigkeit von Sonja hin, Sonja selbst lehnt eine ambulante wie auch eine stationäre Psychotherapie zur Behandlung der Essstörung konsequent ab. Ihre Autonomie ist für sie in dieser Zeit das Wichtigste und wird durch ein Behandlungsangebot massiv bedroht. Schließlich zieht sie zu ihrem sehr besitzergreifenden Freund. Eine von ihr mit 16 Jahren beabsichtigte Aufnahme in ein schulisches Brückenangebot sabotiert sie selbst, indem sie dort in der ersten Schulwoche nicht erscheint. Wir weisen gegenüber der Sozialbehörde noch einmal dringlich auf die Betreuungs- und Behandlungsbedürftigkeit von Sonja hin. Damit sind unsere Mittel erschöpft.

Wir können den Autorinnen Recht geben, eine Früherfassung von behandlungsbedürftigen psychisch kranken Jugendlichen tut Not. Aber die Früherfassung allein führt noch nicht zu einer angemessenen Behandlung der kranken Jugendlichen. In diesem Alter steht der Behandlungsbedürftigkeit ein Autonomiebedürfnis gegenüber, welches nicht ignoriert werden kann und welches im Falle von Suchterkrankungen oftmals dazu führt, dass Behandlungsangebote zunächst nicht wahrgenommen werden (können). Bei zusätzlich verwahrlosten Jugendlichen muss daher die Sozialbehörde ihre Autorität auch ausüben und eine geeignete Behandlung und Betreuung anordnen, zumindest soweit, bis eine Gesundung in Gang kommen kann und eine Arbeitsfähigkeit und damit Vermittelbarkeit gegeben ist.

Aferdita tritt mit 16 Jahren bei uns ein. Schnell zeigt sich, dass die sehr schüchtern auftretende junge Frau unter großen sozialen Ängsten leidet. Ihr Vater hat eine schwere, unbehandelte psychische Erkrankung und setzt die junge Frau, ihre Geschwister und ihre Mutter immer wieder mit eskalierender Gewalt unter Druck. Aferdita findet in der Gruppe der jungen Frauen eine Freundin, gegenüber den anderen Kolleginnen bleibt sie meistens verschlossen. Gegenüber den Betreuungspersonen aber öffnet sie sich zunehmend und beginnt, über ihre Ängste zu sprechen. Aferdita möchte am liebsten mit Kindern oder in einem Büro arbeiten. Wegen ihrer sehr eingeschränkten Fähigkeit, sich zu äußern, halten wir diese Berufswünsche zunächst nicht für realisierbar. Mehrfaches Schnuppern in Kindertagesheimen ergibt immer wieder dieselbe Rückmeldung: Aferdita sei viel zu schüchtern und ungeeignet für diesen Beruf. Nach intensiven Gesprächen mit ihr ist sie schließlich dazu bereit, eine ambulante Psychotherapie aufzunehmen. Die Mutter kann dafür gewonnen werden, Aferdita auf diesem Weg zu unterstützen. Parallel üben wir mit ihr im Alltag Situationen ein, in denen sie sich möglichst angstfrei auf einen Arbeitsweg machen, Zug fahren, einkaufen muss und Ähnliches. Im Unterricht zeigt sich schließlich, dass Aferdita über eine große Fähigkeit verfügt, sich schriftlich differenziert und poetisch zu äußern. Sie gewinnt in einem Jugendschreibwettbewerb einen Preis! Die Preisentgegennahme ist eine große Herausforderung für Aferdita, die sie nur mit Begleitung bewältigen kann. Sie arbeitet gerne im Team, bleibt dabei zurückhaltend, in ihrer Arbeitsweise aber sehr genau und sorgfältig. Sie erhält das Angebot, in einem Altersheim ein Praktikum in der Hauswirtschaft zu machen. Die Vorgesetzten sind begeistert, von ihrer sauberen und sorgfältigen Arbeitsweise. Aferdita aber lehnt das Angebot ab, ein Praktikum als Hauswirtschaftspraktikerin anzufangen, aus Angst vor den Bewohnern im Altersheim. So geht ihr Motivationssemesterjahr bei uns zu Ende, ohne dass sie eine Anschlusslösung hat. Mit der gemeinsamen Anstrengung von Aferdita, die einwilligt, einen Teil der Woche in der Wäscherei des Altersheims zu arbeiten und den anderen Teil der Woche zu uns zu kommen, und ihrer Sozialberaterin, die für den weiteren Aufenthalt im IFBB eine Kostenübernahme leistet, können wir schließlich einen neuen Weg einschlagen. Aferdita meldet sich bei der Invalidenversicherung (IV) für berufliche Maßnahmen an, und nach einem weiteren halben Jahr, welches über die IV finanziert wird, findet sie entsprechend ihrem zweiten Wunschberuf einen Ausbildungsplatz als Büroassistentin. Der Arbeitgeber von Aferdita hebt besonders ihre gute Konzentrationsfähigkeit hervor. Auch bei Streit und Turbulenzen um sie herum könne sie sich stoisch auf ihre Aufgaben am Bildschirm konzentrieren.

Manche Jugendliche benötigen mehr als das Jahr, welches das RAV maximal vorgesehen hat, um ihre Berufswünsche zu bearbeiten und ihre Arbeitsfähigkeit auch bei psychischen Belastungen zu entwickeln. Aferdita gelang es, frühzeitig psychotherapeutische Hilfe für sich zu nutzen und sich dann auch die nötige Unterstützung bei der Ausbildung zu holen, trotz fortbestehender Schwierigkeiten im familiären Umfeld. Auch die Wahrnehmung von

Kompetenzdefiziten benötigt seine Zeit. Das Ich der Jugendlichen muss erst stark genug werden, um Kränkungen und Einsichten auszuhalten und Hilfsangebote anzunehmen.

Die kantonalen Arbeitsämter sind frei in der Gestaltung ihrer Unterstützung für mehrfach belastete Jugendliche. Sie vergleichen die Vermittlungsquoten der verschiedenen Angebote miteinander, unbesehen der Schwierigkeiten, die die zu vermittelnden Jugendlichen mitbringen. Dabei zählen nur Ausbildungsplätze im ersten Arbeitsmarkt als erfolgreiche Vermittlung! Das heißt, es besteht die große Gefahr, dass die verschiedenen Angebote nach möglichst ressourcenstarken Jugendlichen „fischen", um gute Vermittlungsquoten zu erzielen. Psychisch kranke Jugendliche, die keine Unterstützung der IV bekommen (wollen), gehen so aber leicht dem Arbeitsmarkt verloren und stellen langfristig eine Belastung für die Gesellschaft dar. Dabei nimmt der gesellschaftliche Druck zu, und die Gesellschaft erkennt immer mehr die Aufgabe, auch psychisch kranke Jugendliche zu integrieren. Früherfassung und in der Folge spezialisierte Angebote, die die Jugendlichen in den ersten oder den zweiten Arbeitsmarkt oder in eine dritte kombinierte Ausbildung oder Beschäftigung integrieren können, spielen dabei eine entscheidende Rolle. Trotz Spezialisierung auf mehrfach belastete Frauen hat auch das IFBB im Schnitt genau die gleiche Vermittlungsquote, die von der TREE-Studie für Motivationssemester angegeben wird: 75 % – allerdings mit viel intensiverem Betreuungsaufwand und damit etwas höheren Kosten und manchmal eben auch mit etwas mehr Zeitaufwand als ein Jahr. Ob sich dieser Aufwand langfristig lohnt, ist eine Frage, die gesellschaftlich diskutiert werden muss. Allerdings gibt es das Problem bereits, und es gibt die Arbeit, die zu tun ist. Wie die psychisch belasteten Jugendlichen und der Arbeitsmarkt zusammenfinden sollen, bleibt eine offene Frage, und wir müssen alle Energie aufwenden, um in den kommenden Jahren kreative und umsetzbare Lösungen für dieses Problem zu finden.

Literatur

Aeschbacher, B. (2007). *Volkswirtschaftlicher und gesellschaftlicher Nutzen von Motivationssemestern am Beispiel des Kantons Bern*. Bern: Berner Fachhochschule.

Annen, L., Cattaneo, M. A., Denzler, S., Diem, A., Grossenbacher, S., Hof, S. et al.. (2010). *Bildungsbericht Schweiz 2010*. Aarau: SKBF Schweizerische Koordinationsstelle für Bildungsforschung.

Baer, N., & Fasel, T. (2011). *Schwierige Mitarbeiter. Wahrnehmung und Bewältigung psychisch bedingter Problemsituationen durch Vorgesetzte und Personalverantwortliche*. Bern: BBL.

Bayard, S. 2011. Berufslehre, schulische Ausbildung oder Zwischenlösung? Die Bedeutung sozialer Faktoren und nichtkognitiver Kompetenzen beim Übertritt an der ersten Schwelle. Dissertation, Philosophische Fakultät, Universität Zürich.

Bildungsdirektion Kanton Zürich, MBA Mittelschul- und Berufsbildungsamt. (2011). Übersicht öffentliche Brückenangebote (BVJ und SEMO) (nicht veröffentlicht).

Brahm, T., Euler, D., & Steingruber, D. (2012). „Brückenangebote" in der Schweiz: Versorgung in Warteschleifen oder Chance zur Resilienzförderung? *Zeitschrift für Berufs- und Wirtschaftspädagogik, 108*(2), 194–216.

Bundesamt für Gesundheit. (2016). Die Zukunf der Psychiatrie in der Schweiz. Bericht in Erfüllung des Postulats von Philipp Stähelin (10.3255). Fassung vom 11. März 2016. http://static.nzz.ch/files/3/4/1/160311_Bericht_Zukunft_Psychiatrie_DE_1.18725341.pdf Zugegriffen: 19. Juli 2017.

Bundesamt für Statistik. (2014). https://www.bfs.admin.ch. Zugegriffen: 19. Juli 2017.

EDK. (2012). Brückenangebote in den Kantonen. https://edudoc.ch/record/102615/files/Br%C3%BCckenangebote_Kantone_2012_aktualisiert.pdf?version=1 Zugegriffen: 19. Juli 2017.

Egger, D., & Partner, A. G. (2007). Vertiefungsstudie Bildungsangebote im Übergang von der obligatorischen Schule in die Berufsbildung. http://www.ed-partner.ch/studien. Zugegriffen: 19. Juli 2017.

Erikson, E. H. (1970). *Jugend und Krise*. Stuttgart: Klett.

European Comission. (2000). *Report on the state of young people's health in the European Union*. Bruxelles: European Comission.

Fabian, C., & Müller, C. (2010). *Lessons learned. Früherkennung und Frühintervention in Schulen. RADIX, Schweizer Kompetenzzentrum für Gesundheitsförderung und Prävention*. Bern: RADIX.

Fombonne, E. (2002). Case identification in an epidemiological context. In M. Rutter & E. Taylor (Hrsg.), *Child and adolescent psychiatry* (4. Aufl.). (S. 52–86). Oxford: Blackwell.

Keller, A., Hupka-Brunner, S., & Meyer, T. (2010). *Nachobligatorische Ausbildungsverläufe in der Schweiz: Die ersten sieben Jahre. Ergebnisübersicht des Jugendlängsschnitts TREE, Update 2010 (pdf, 390 KB)*. Basel: TREE.

Landert, C., & Eberli, D. (2015). Bestandsaufnahme der Zwischenlösungen an der Nahtstelle I. Bericht. Im Auftrag des Staatssekretariats für Bildung, Forschung und Innovation. https://www.sbfi.admin.ch/dam/sbfi/de/dokumente/bestandsaufnahmederzwischenloesungenandernahtstellei.pdf.download.pdf/bestandsaufnahmederzwischenloesungenandernahtstellei.pdf Zugegriffen: 19. Juli 2017.

Loads, M., & Mastroyannopoulou, K. (2010). Teachers' recognition of children's mental health problems. *Child and Adolescent Mental Health, 15*(3), 150–156.

Marcia, J. E. (1993). *The status of the statuses: Research review*. New York: Springer.

Meyer, T. (2004). *Wie weiter nach der Schule? Zwischenergebnisse des Jugend-längsschnitts TREE*. Bern: SKBF.

Michaud, P. A., & Suris, J.-C. (2009). Jugendalter. In K. Meyer (Hrsg.), *Gesundheit in der Schweiz. Nationaler Gesundheitsbericht 2008* (S. 57–72). Bern: Hans Huber.

Möller, H.-J., Laux, G., & Deister, A. (2009). *Psychiatrie und Psychotherapie* (4. Aufl.). Stuttgart: Georg Thieme Verlag KG.

Organisation für wirtschaftliche Entwicklung und Zusammenarbeit [OECD]. (2014). Psychische Gesundheit und Beschäftigung: Schweiz. Forschungsbericht Nr. 12/13. http://static.nzz.ch/files/3/3/6/OECD_Bericht_1.18725336.pdf Zugegriffen: 19. Juli .2017.

Paul, K. I., & Moser, K. (2009). Unemployment impairs mental health: Meta-analyses. *Journal of Vocational Behavior, 74*, 264–282.

Petermann, F. (2005). Zur Epidemiologie psychischer Störungen im Kindes- und Jugendalter. Eine Bestandesaufnahme. *Kindheit und Entwicklung, 14*(1), 48–57.

Resch, F., Parzer, P., Brunner, R. M., Haffner, J., & Koch, E. (1999). *Entwicklungspsychopathologie des Kindes- und Jugendalters*. Weinheim: Psychologie Verlags Union.

Sourander, A., Multimäki, P., Santalathi, P., Parkkola, P., Haavisto, K., Helenius, H. et al.. (2004). Mental health service use among 18-year-old adolescent boys: A prospective 10-year follow-up study. *Journal of the American Academy of Child and Adolescent Psychiatry, 43*, 1250–1258.

Stalder, B. E. (2000). *Gesucht wird …, Rekrutierung und Selektion von Lehrlingen im Kanton Bern*. Bern: Amt für Bildungsforschung der Erziehungsdirektion des Kantons Bern.

Steinhausen, H.-C., & Winkler Metzke, C. (1997). Seelische Gesundheit und psychische Störungen bei Jugendlichen im Kanton Zürich: eine epidemiologische und entwicklunspsychopathologische Studie. https://forsbase.unil.ch/project/study-public-detail-by-ref/4991/ Zugegriffen am 19. Juli 2017.

Steinhausen, H. C., & Winkler Metzke, C. (2002). Seelische Gesundheit und psychische Probleme im Jugendalter: Verbreitung und Bedingungsfaktoren. Institut für Sozial-und Präventivmedizin der Universität Zürich (Hrsg.), Die Gesundheit Jugendlicher im Kanton Zürich, S. 51–60.

Psychische Gesundheit von jugendlichen Arbeitslosen in Motivationssemestern

Romana Kühnis

© Springer-Verlag GmbH Deutschland, ein Teil von Springer Nature 2018
F. Sabatella, A. von Wyl (Hrsg.), *Jugendliche im Übergang zwischen Schule und Beruf*,
https://doi.org/10.1007/978-3-662-55733-4_6

6.1   Einleitung

Der Austritt aus der obligatorischen Schule und der Eintritt in das Berufsleben ist ein Übergang, welcher die beruflichen und gesellschaftlichen Entwicklungsmöglichkeiten von vielen jungen Menschen beeinflusst (Keller und Moser 2013). Wie wir bereits in vorhergehenden Kapiteln gesehen haben, meistern nicht alle diesen Übergang. Diese Erkenntnisse werden von Baer et al. (2009) gestützt, die feststellen, dass es in den letzten 20 Jahren zu einer Zunahme von Neuanmeldungen von Jugendlichen bei der Invalidenversicherung (IV) gekommen ist. Eine Dossieranalyse hat ergeben, dass ein Großteil dieser Jugendlichen niedrige Löhne und ein niedriges Bildungsniveau aufweist und oft schon mehrmals Sozialhilfe und Arbeitslosenunterstützung bezogen hat. Dies zeigt, dass diese Jugendlichen den Berufseinstieg nie geschafft haben und nie in den Arbeitsmarkt integriert waren. Oft kommt es bei diesen Personen in der Folge zu einer vollen Berentung aufgrund psychischer Störungen.

Erschwerend kommt für diese jugendliche Arbeitslose hinzu, dass sich die Arbeitslosigkeit negativ auf den – insbesondere psychischen – Gesundheitszustand auswirkt. Es besteht die Gefahr eines Teufelskreises, da sich einerseits die Arbeitslosigkeit negativ auf die Gesundheit auswirkt und andererseits gesundheitliche Einschränkungen und Arbeitslosigkeit zu den wichtigsten Hemmfaktoren für die Wiedereingliederung in den Arbeitsmarkt gehören (Hollederer 2008). Dass Jugendarbeitslosigkeit die Gefahr von späteren psychischen Problemen erhöht, haben auch Strandh et al. (2014) in einer Langzeitstudie bestätigt. Es konnte ein klarer Zusammenhang zwischen den Erfahrungen von Arbeitslosigkeit in der Jugend und dem Auftreten von psychischen Problemen im Alter von 21, aber auch später mit 30 und 42 Jahren, aufgezeigt werden.

Die Problematik, dass Arbeitslosigkeit und psychische Erkrankungen häufig gleichzeitig auftreten, ist unter Fachleuten durchaus bekannt. Verschiedene Autoren berichten von massiven Belastungen bei arbeitslosen Jugendlichen wie z. B. gehäufte persönliche Problembelastungen (Gaupp et al. 2011), fehlende Sozialkompetenzen, Selbstwertprobleme, problematisches Verhalten sowie psychische und Suchtprobleme (Krummenacher 2009). Studien, welche diese psychischen Auffälligkeiten genau untersucht und quantifiziert haben, sind rar. Es sind zwei sich aufeinander beziehende Studien aus Deutschland bekannt (Reissner et al. 2011, 2014), welche zeigen, dass bei 43 % der arbeitslos gemeldeten Jugendlichen eine psychiatrische Diagnose gestellt wurde. Sie zeigen außerdem, dass bei einer vom Case Management aufgrund von psychischen Auffälligkeiten vorselektierten und dem psychiatrischen Liaisondienst zugewiesenen Gruppe sogar bei 98 % der Jugendlichen eine psychische Störung diagnostiziert wurde. Angst- und affektive Störungen sowie Abhängigkeitserkrankungen waren die häufigsten Diagnosen. Zusätzlich wurde auch eine hohe Prävalenz von Persönlichkeitsstörungen festgestellt.

In diesem Kapitel sollen die Jugendlichen und ihres Coaches direkt zu Wort kommen. Wie wir bereits in ▶ Kap. 4 und 5 gesehen haben, sind viele der Jugendlichen in Motivationssemestern psychisch belastet. Hier interessierte nun, wie die Jugendlichen und ihre Coaches die Situation erleben und beschreiben und wie die Jugendlichen mit ihrer Arbeits- und Ausbildungslosigkeit umgehen.

6.2   Design und Vorgehen

Für die Beantwortung der Fragestellung wurden problemzentrierte Interviews mit fünf Jugendlichen in Motivationssemestern sowie Experteninterviews mit zwei Leiterinnen von Motivationssemestern durchgeführt. Die Rekrutierung der Jugendlichen erfolgte über Leiterinnen von Motivationssemestern, welche die Jugendlichen persönlich anfragten. Die Interviews wurden transkribiert und entlang von Fallzusammenfassungen aufbereitet.

6.3   Fallzusammenfassungen

Für die folgenden Fallzusammenfassungen der Interviews werden für die Jugendlichen wie auch für die Expertinnen fiktive Namen verwendet.

6.3.1   Fallbeispiel Adrian (18 Jahre, noch keine Lehrstelle, wegen Motivationslosigkeit und Schulunlust beim Schulpsychologen)

Adrian fand nach Beendigung des dritten Oberstufenjahres und des anschließenden 10. Schuljahres keine Lehrstelle. Obwohl er in sehr vielen und unterschiedlichen Betrieben (insgesamt ca. zehn) geschnuppert hatte, endete keine Schnupperlehre in einem Arbeitsvertrag. Grund für die Absagen sieht Adrian vor allem in seinen Schulnoten. Er hat die Realschule mit nur gerade genügenden Noten abgeschlossen.

Zuerst hat Adrian die Situation noch locker genommen, mit der Zeit wurde der Druck aber zunehmend größer, und seine Motivation schwand. So meint Adrian: „Bei den ersten Absagen hatte ich noch die Haltung: ‚Ja, es ist halt eine Absage, ich habe ja aber noch andere Bewerbungen verschickt. Wird sicher eine gute dabei sein.‘ Aber irgendwann änderte sich das: „Wenn nur noch Absagen kommen, ist es schon demotivierend.“

Adrian versucht dennoch, das Beste aus der Situation zu machen und sich Mut zuzusprechen. Positiv ist auch, dass er auf ein unterstützendes Umfeld zählen kann. Geschwister, Eltern und auch Lehrer haben Verständnis für seine Situation und bieten ihm viel Unterstützung an. So helfen sie ihm bei der Stellensuche sowie auch beim Schreiben von Bewerbungen.

Alle seine Kollegen haben eine Lehrstelle, was Adrian etwas beschämt: „Es ist schon Scheiße, wenn du keine Lehrstelle hast und alle deine Kollegen schon.“ Aufgrund der Unterstützung von seiner Familie und seinen Freunden ist Adrian jedoch trotz misslicher Lage und des Zwischenjahrs im Motivationssemester weiterhin motiviert. Er erinnert sich daran, dass sein Bruder einmal sagte: „Wenn man eine Lehre abgeschlossen hat, kann man eigentlich jede Arbeit anfangen. Man hat dann bewiesen, dass man arbeiten kann, und deshalb findet man auch schneller etwas.“ Adrian hat begriffen, dass die Lehrstellensuche in seiner Verantwortung liegt und er sich unbedingt ranhalten muss und will, um baldmöglichst einen Lehrvertrag in seinem Berufswunsch als Logistiker unterzeichnen zu können.

6.3.2   Fallbeispiel Boris (16 Jahre, abgebrochene Lehre als Montageelektriker, war wegen schlechter Schulleistungen beim Kinesiologen)

Bei Boris sah die Ausgangslage Ende der Oberstufe deutlich besser aus bei Adrian. Boris durfte nach Abschluss der Sekundarschule und nur einem Bewerbungsschreiben direkt einen Lehrvertrag unterzeichnen. Doch die anfängliche Freude zerschlug sich schnell. Nach

Lehrbeginn stellte Boris bald fest, dass die Stelle doch nicht passte bzw. ihm vor allem das Umfeld und die Behandlung durch die Mitarbeitenden gar nicht gefiel. Er fühlte sich ausgenutzt und ungerecht behandelt und empfand auch die Arbeit als anstrengend. Daher habe man den Lehrvertrag aufgelöst. Boris: „Es war ein beiderseitiges Entgegenkommen. Wir haben die Entscheidung gemeinsam gefällt."

Boris geht es jedoch trotz des Lehrabbruchs gut und er ist guten Mutes, bald eine neue Lehrstelle zu finden. Auch das Umfeld von Boris, seine Familie und seine Freunde, sind zuversichtlich gestimmt und zeigen Verständnis für den Lehrstellenabbruch. Sicherlich kann Boris die Situation auch etwas gelassener sehen, da er die Lehrstellensuche selbst wie folgt einschätzt: „Es ist mir immer noch wichtig, eine Lehrstelle zu finden. Ich hoffe auch, dass ich bald eine Lehrstelle habe. Wenn es nicht klappt, ist es jedoch nicht so schlimm. Dann schreibe ich weiterhin Bewerbungen und werde ein Jahr bei meinem Vater arbeiten. Dort verdiene ich auch mehr Geld als im Motivationssemester und bin beschäftigt."

So spürt Boris weder Demotivation noch einen allzu starken Druck in Bezug auf die aktuelle Situation, was sicherlich einiges an psychischer Stabilität und Wohlbefinden mit sich bringt.

6.3.3 Fallbeispiel Christian (19 Jahre, abgebrochene Lehre als Koch, war wegen Wutanfällen und Selbstwertproblemen schon in Psychotherapie)

Auch Christian hatte, wie Boris, bei der ersten Lehrstellensuche im Anschluss an die Oberstufe großen Erfolg. Doch auch bei ihm folgte bald Ernüchterung. Trotz der Tatsache, dass der Betrieb nicht gut lief, wurde Christian ein Lehrvertrag als Koch angeboten, welcher aufgrund der Schließung des Betriebs nach einem Jahr aufgelöst werden musste. Christian sieht diese Zeit als ein verlorenes Jahr und ist auch sehr enttäuscht darüber, dass ihn sein damaliger Arbeitgeber nicht bei der Suche nach einer neuen Lehrstelle unterstützte. Die Lehrstellensuche erweist sich als sehr schwierig. Dies hat sich auch auf das Selbstvertrauen und die Motivation von Christian ausgewirkt. So meint er: „Ja, ich habe mir dann einfach gedacht, dass mich niemand will, und da habe ich die Motivation verloren." Die Absagen haben große Auswirkungen auf Christian: „Ich lege meine Briefe auf die Seite; ich mache sie schon gar nicht mehr auf. Ich habe zu Hause bereits ca. sechs Absagen liegen." Und weiter: „Ja, ich schäme mich auch sehr dafür. Ich fühle mich sehr nutzlos, ziehe mich oft zurück und spreche auch nicht mehr mit anderen über allgemeine Probleme." Obwohl sein Bekannten- und Freundeskreis weiß, dass er keine Lehrstelle hat, sind sie froh zu sehen, dass Christian nicht aufgibt und weiterhin auf der Suche nach einer passenden Lehrstelle ist.

Einen Hoffnungsschimmer gibt es jedoch für Christian. Er hat ein Praktikum als Kleinkindbetreuer erhalten. Bestenfalls könnte das Praktikum sogar in eine Lehrstelle münden. So meint Christian, dass es ihm zwischenzeitlich etwas besser gehe und er ein wenig an Selbstvertrauen gewinnen konnte. Die Angst vor der Zusammenarbeit mit Menschen bleibe jedoch, da diese schon vor Antritt der ersten Lehrstelle bestanden habe und wohl nie ganz verschwinden werde. Nichtsdestotrotz blickt Christian nun aufgrund der Praktikumsstelle zuversichtlicher in die Zukunft und meint: „Ja ich hoffe, es kommt einfach besser als in den letzten Jahren."

6.3.4 Fallbeispiel Deborah (18 Jahre, noch keine Lehrstelle, war aus diesem Grund in Beratung)

Deborah ging es ähnlich wie Adrian. Auch sie konnte nach Abschluss der Oberstufenzeit keine Lehrstelle finden. Sie sagt dazu: „Also am Anfang war ich noch motiviert, aber mit der Zeit kamen immer mehr Mitschüler und sagten: ‚Ich habe eine Lehrstelle, ich habe eine Lehrstelle.‘ Irgendwann war die Motivation dann einfach weg." Sie ist sich aber bewusst, dass sie sich mehr hätte bemühen müssen, um eine Lehrstelle zu finden, gerade auch deshalb, da sie die Realschule nur mit durchschnittlichen Noten abgeschlossen hat. Erschwerend kommt bei Deborah sicherlich auch ihre Legasthenie dazu. Sie ist daher sehr froh, Unterstützung von ihrer damaligen Lehrerin erhalten zu haben.

Als Deborah auch nach dem 10. Schuljahr keine Lehrstelle finden konnte und einige Zeit zu Hause verbrachte, wurde es für sie sehr schwierig, sich weiterhin zu motivieren. So meint Deborah auf die Frage, ob es ihr gelang, sich in dieser Zeit selbst zu motivieren: „Nein. Die Eltern waren bei der Arbeit, und ich brauchte Unterstützung beim Bewerben. Auch hatte meine Mutter viel Stress und keinen freien Kopf, um mir bei den Bewerbungen zu helfen." Die vielen Absagen haben Deborah traurig gemacht und an ihrem Selbstbewusstsein genagt. Zusätzlich war es für sie schwierig, kein Geld zu haben, denn dadurch konnte sie keinen Aktivitäten nachgehen. Sie begann, in den Tag hinein zu leben, und hatte keinen geregelten Tagesablauf mehr. Trotzdem konnte Deborah während der Arbeitslosigkeit immer auf ihre Eltern und ihre Freundinnen zählen. So sagt sie: „Meine Mutter und mein Vater haben immer hinter mir gestanden, obwohl ich keine Lehrstelle hatte. Sie sahen, dass ich mich immer bemüht habe, eine Lehrstelle zu finden. Und sie haben auch verstanden, dass ich eigentlich nichts falsch mache, sondern einfach ohne Grund Absagen erhalte. Deshalb hatten sie Mitleid mit mir. Auch die Kolleginnen hat es nicht gestört, dass ich arbeitslos war."

Im Motivationssemester bewarb sich Deborah mehr denn je und war äußerst motiviert, eine passende Lehrstelle zu finden. In der Zwischenzeit hat es geklappt, und Deborah darf im kommenden Sommer eine Lehre als Köchin beginnen. Sie ist überglücklich über diese Chance.

6.3.5 Fallbeispiel Elias (19 Jahre, abgebrochene Lehre als Einzelhandelsangestellter, war wegen Mobbing und Motivationsverlust beim Schulpsychologen)

Elias war erst wenige Jahre in der Schweiz, als er begann, eine Lehrstelle zu suchen. So hat es dann auch nicht auf Anhieb funktioniert, da die Personalverantwortlichen meinten, er wohne noch nicht lang genug in der Schweiz und verfüge daher nicht über ausreichende Deutschkenntnisse. Ein Jahr später durfte er dann aber einen Lehrvertrag im Einzelhandel unterzeichnen.

Anfangs gefiel es Elias im Lehrbetrieb gut. Doch seine perfektionistische und eher langsame Arbeitsweise stand in Konflikt mit der vom Unternehmen geforderten schnellen Arbeitsweise. Elias konnte sich damit gar nicht anfreunden und fühlte sich von den Mitarbeitenden, vor allem von seiner Chefin, schlecht behandelt. So hielt er es nach insgesamt sechs Monaten Lehrzeit nicht mehr aus und kündigte den Lehrvertrag in der Annahme, bald eine neue Lehrstelle zu finden.

Doch Elias hat die erneute Lehrstellensuche unterschätzt: „Ich habe gesucht und gesucht … Ja, es war recht deprimierend, immer Absagen zu erhalten. In diesen vier Monaten habe ich ziemlich viele Bewerbungen abgeschickt und alle waren dann Absagen." Elias ist dennoch zuversichtlich, bald eine passende Lehrstelle zu finden und bewirbt sich aktuell umso mehr. So sieht er den Grund für die Absagen hauptsächlich wie folgt: „Wegen meines guten Deutschs glauben die meisten, dass ich schon lange in der Schweiz sei. Deshalb denken sie, ich sei nur zu faul, um eine Lehrstelle oder sonst eine Arbeit zu suchen." So ist es Elias auch etwas unangenehm zu sagen, dass er arbeitslos ist, da er, auch seiner eigenen Meinung nach, als 19-Jähriger längst in Ausbildung sein sollte. Auch bei der Verwandtschaft gibt es Vorurteile: „Ich bin gerne am PC, da ich gerne game. Alle meinen jedoch, ich hätte die Lehre abgebrochen, um mehr gamen zu können. Obwohl das gar nicht so ist. Das nervt, so was zu hören. Früher war es vielleicht noch so, da war ich mehr als zehn Stunden täglich am Gamen. Ich war süchtig. Doch unterdessen ist es viel besser geworden. Wenn ich nun drei bis vier Stunden am Tag game, ist das genug."

Doch Elias möchte unbedingt eine Lehrstelle finden. Das ist aktuell das Wichtigste für ihn. Er sucht nun sowohl nach einer möglichen Lehrstelle im Einzelhandel als auch im medizinischen Bereich, denn er hat große Pläne für die Zukunft. Am liebsten würde er später Medizin studieren.

6.3.6 Expertenansicht Frau Zumtobel (44 Jahre, seit 2013 Leiterin eines Motivationssemester, Studium Systemische Psychologie und Medizin in den USA)

Frau Zumtobel meint, dass etwa die Hälfte der Jugendlichen realistisch gesehen bei Eintritt ins Motivationssemester nicht vermittelbar sei, weil ihnen basale Fähigkeiten wie pünktliches, ordentliches und motiviertes Erscheinen, Verantwortungsgefühl, Anstand, Respekt, Selbstvertrauen und Kommunikationsfähigkeit fehlen würden. Der Zusammenhang zwischen dem eigenen Verhalten und den Reaktionen der Umwelt werde zum Teil nicht verstanden. Einige Jugendliche würden eine Opferhaltung einnehmen und sich sowohl über schlechte Zeugnisse beklagen als auch darüber, keine Stelle angeboten zu bekommen. Viele Jugendliche seien aber auch privat stark belastet, hätten psychische Probleme oder Mehrfachproblematiken. Dies sei insbesondere spürbar an einer sehr verzerrten narzisstischen oder depressiven Selbstwahrnehmung, ADHS-Symptomen oder Drogenkonsum.

Bei Eintritt ins Motivationssemester, so Frau Zumtobel, sei gut erkennbar, woher die Jugendlichen kämen: Jugendliche, die direkt von der Schule kämen, hätten sich oft zu spät auf die Suche gemacht und noch nicht sehr viele Bewerbungen geschrieben. Die Jugendlichen wiederum von der Kantonalen Schule für Berufsbildung (KSB) seien oft schon ziemlich frustriert über die vielen Absagen. Diejenigen Jugendlichen, welche bereits eine Lehre abgebrochen hätten, würden mit einem Frust erscheinen, der sich entweder in Versagensgefühlen oder Schuldzuweisungen gegenüber dem Lehrbetrieb äußere. Zum Thema der Frustration meint Frau Zumtobel: „Betroffen ist vor allem die Motivationsfrage. Ebenso ist die Sinnhaftigkeit infrage gestellt, und zwar zum Teil sogar die eigene. ‚Was für einen Sinn hat das alles überhaupt?','Mich will sowieso niemand','Was bringt es überhaupt noch, wenn ich hier im Motivationssemester bin?','Es nützt ja sowieso nichts'."

Des Weiteren führe die zusätzliche Belastung durch den Misserfolg bei der Stellensuche bei vielen zu Schwermut und Selbstzweifeln bis hin zu existenziellen Krisen, die in die Frage munden: „Wozu gibt es mich überhaupt?" Die meisten konnten über diese Gefühle sprechen, einige zögen sich aber auch einfach zurück oder kompensierten die Minderwertigkeitsgefühle mit anderen Verhaltensweisen. Die Versagensängste würden oft immer größer, was dazu führe, dass die Jugendlichen aus Selbstschutz bewusst oder unbewusst Niederlagen vermieden, indem sie sich auf unrealistische Stellen bewerben (z. B. im Ausland) oder aber gar keine Bewerbungen mehr schreiben würden. Werde dann klar, dass die Jugendlichen auch über das Motivationssemester den Einstieg nicht schafften und es zu einem Austritt ohne Anschlusslösung komme, machten sich oft Resignation und Hilflosigkeit breit.

Für Frau Zumtobel steht außer Zweifel, dass Jugendliche im Motivationssemester von Stigmatisierung betroffen seien und es viele Vorurteile gebe, gemäß denen die Jugendlichen heute weniger leisten würden als dies früher der Fall gewesen sei. Aber auch die Eltern stünden der Situation oft hilflos gegenüber und hätten wiederum eigene Versagensgefühle aufgrund der Arbeitslosigkeit der Kinder.

6.3.7 Expertenansicht Frau Züst (34 Jahre, seit 2012 Leiterin eines Motivationssemesters, Studium Erziehungswissenschaften)

Psychisch gesunde Jugendliche hätten es einfacher, eine Stelle zu finden und die Ausbildung dann auch durchzuziehen, so Frau Züst. Erfolglose Jugendliche würden meistens psychische Schwierigkeiten wie Suchtprobleme, Verhaltensauffälligkeiten, suchtartiges Gamen, Depressivität, Borderlinepersönlichkeitsstörung oder Minderintelligenz aufweisen oder seien schon gar nicht in der Lage, eine Tagesstruktur aufrechtzuerhalten. Konkret zeigten sich diese Probleme meist in einer Verwahrlosung, d. h., die Jugendlichen würden oft verschlafen, zu spät kommen, seien nicht organisiert, und die Eltern kümmerten sich nicht mehr um sie. Frau Züst sieht einen klaren Zusammenhang zwischen psychischen Schwierigkeiten und Störungen und den Problemen bei der Lehrstellensuche: „Meiner Meinung nach hängt das immer zusammen. Manchmal klappt es zwar auch für jemanden, der große psychische Probleme hat. Da ahnt man dann jedoch, dass diese Person vermutlich später wieder entlassen werde. Ja, das hat alles einen starken Zusammenhang. Jemand der psychisch und gesundheitlich fit ist, der hat eine Lehrstelle und hält auch bis zum Abschluss der Lehrstelle durch. Der wird nicht immer wieder verschlafen. Diejenigen Jugendlichen, die bei uns keinen Erfolg haben, haben garantiert psychische Schwierigkeiten."

Laut Frau Züst seien die Jugendlichen beim Eintritt ins Motivationssemester oft schon über eine längere Zeit arbeitslos zu Hause gewesen, was ihnen psychisch sehr zusetze. Die ersten Wochen zu Hause seien für die Jugendlichen noch einigermaßen gut zu ertragen. Wenn sie aber über längere Zeit hinweg keinen geordneten Tagesablauf mehr hätten, würden sie ein Tief erleben. Dieses gehe mit Motivationslosigkeit und dem Gefühl, nicht wahrgenommen und gebraucht zu werden einher. Das führe dann zu Frustrationen und Depressionen. Zudem ist Frau Züst überzeugt, dass diejenigen Jugendlichen, welche im Motivationssemester keine Stelle oder Anschlusslösungen finden, meistens andere Themen hätten, die zuerst geklärt werden müssen, sei dies ein Drogenentzug oder eine anstehende stationäre Behandlung einer psychischen Störung, da ein geregelter Tagesablauf noch nicht möglich sei.

Absagen würden zusätzlich Frustration und Unsicherheit bei den Jugendlichen auslösen und zu einer Abwehrhaltung gegenüber dem Bewerbungsprozess führen und oft auch eine emotionale Belastung darstellen. Dabei würden Jugendliche unterschiedlich reagieren. Einige seien deprimiert und traurig und weinten bei Absagen. Wieder andere seien aggressiv und aufmüpfig oder aber fühlten sich angetrieben und würden deshalb umso mehr Bewerbungen schreiben. Viele versuchten, das Thema zu verdrängen oder öffneten die Briefe schon gar nicht mehr.

Frau Züst ist überzeugt davon, dass die Stigmatisierung aufgrund der Arbeitslosigkeit groß und für die Jugendlichen deutlich spürbar sei. Dies weite sich teilweise auf die ganze Familie aus. Bei vielen Jugendlichen könne es auch zu Isolation und Schamgefühlen führen. Zudem seien auch Eltern aufgrund der Arbeitslosigkeit ihrer Tochter oder ihres Sohns oft enttäuscht, traurig oder ängstlich.

6.4   Diskussion

Die Ergebnisse der Interviews werden nun zusammengeführt und diskutiert. Dabei wird gezielt auf die Beantwortung und Diskussion der Fragestellungen eingegangen. Anhand der gewonnenen Erkenntnisse wird ein Fazit herausgearbeitet.

6.4.1   Psychische Gesundheit von jugendlichen Arbeitslosen in Motivationssemestern

Es zeigt sich, dass sich die Ergebnisse aus den Interviews mit den Ergebnissen der Studie von Sabatella und von Wyl (2014) decken, die bereits in ▶ Kap. 4 vorgestellt wurde. Die Autorinnen hatten bei 70 % der jugendlichen Arbeitslosen Hinweise auf eine psychische Störung feststellen konnten. In der vorliegenden Studie waren von den fünf interviewten Jugendlichen bereits drei in schulpsychologischer Behandlung und auch die beiden anderen Jugendlichen nahmen schon Beratung bzw. Hilfe von externer Stelle in Anspruch.

Es stellt sich nun die Frage, ob die hohen psychischen Belastungen bei den Jugendlichen in Motivationssemestern darauf hinweisen, dass bereits eine Selektion vorgenommen wurde. Im Vergleich zu anderen Brückenangeboten (z. B. 10. Schuljahr) ist die Begleitung und Betreuung in Motivationssemestern viel engmaschiger. Neben den schulischen werden auch berufsbezogene Fähigkeiten trainiert sowie die Sozialkompetenz gefördert (SDBB 2015). Dies könnte dazu führen, dass die zuweisenden Stellen bei psychisch auffälligen Jugendlichen dazu tendieren, als Zwischenlösung bevorzugt ein Motivationssemester zu empfehlen. Diese Annahme wird noch gestützt durch die Aussagen der befragten Leiterinnen der Motivationssemester, dass – obwohl der Auftrag der Motivationssemester die berufliche Eingliederung in den ersten Arbeitsmarkt sei – etwa die Hälfte der Jugendlichen aufgrund von psychischen Belastungen und Verhaltensauffälligkeiten gar nicht vermittelbar sei.

Gemäß den Expertinnen fallen gerade unter den schwer vermittelbaren Jugendlichen viele mit psychischen Problemen auf. Neben den beschriebenen Belastungen in den Bereichen der Angst- und affektiven Störungen sowie der Abhängigkeitserkrankungen wurde insbesondere auch von Auffälligkeiten im Verhalten der Jugendlichen berichtet. Schwierigkeiten in der Beziehungsgestaltung ergeben sich durch depressives Verhalten mit sozialem Rückzug und fehlendem Selbstwertgefühl, aber auch impulsives, aggressives Verhalten mit fehlendem Anstand und Respekt falle auf. Verschiedene Autoren beschreiben in ihren Studien gleiche Beobachtungen (Reissner et al. 2011, 2014; Gaupp et al. 2011; Krummenacher 2009).

Die Expertinnen selbst führen die gezeigten Verhaltensauffälligkeiten auf eine stark verzerrte narzisstische oder depressive Selbstwahrnehmung, auf ADHS-Symptome, Drogenkonsum, Borderlinesymptome oder Minderintelligenz zurück. Sie vermuten, dass gewisse Verhaltensauffälligkeiten bei einem Teil der Jugendlichen in Zusammenhang mit Persönlichkeitsstörungen stehen.

6.4.2 Folgen der Arbeits- und Ausbildungslosigkeit und der Umgang damit

Alle fünf befragten Jugendlichen geben an, dass ihnen die ersten Absagen auf Lehrstellenbewerbungen nichts ausgemacht hätten. Die meisten spürten jedoch nach mehreren Absagen eine zunehmende Demotivation, Traurigkeit und einen wachsenden Druck. Auch die Expertinnen bestätigten, dass die Jugendlichen durch die Absagen emotional stark belastet seien. Sie beobachteten zunehmende Frustration, Enttäuschung, Demotivation, Versagensangst und verstärkte Unsicherheit. Einige der Jugendlichen öffnen nach den Absagen ihre Briefe nicht mehr, bewerben sich auf unerreichbare Stellen oder rechnen im Voraus mit Absagen, um nicht mehr enttäuscht zu werden. Dieser Selbstschutzmechanismus könne auch dazu führen, dass sich die Jugendlichen gar nicht mehr bewerben oder eine Antihaltung gegenüber der Arbeitswelt entwickeln.

Die erste Zeit der Arbeitslosigkeit werde von den Jugendlichen noch gut verkraftet und als wenig bedrohlich wahrgenommen. Schnell aber fehlte es an Tagesstruktur und Geld. Während die Gleichaltrigen einen Lohn beziehen, ist die eigene Teilnahme an deren Aktivitäten mit einer finanziellen Abhängigkeit von den Eltern verbunden. Auch unter den Jugendlichen wird Arbeitslosigkeit als „uncool" angesehen. Der Umgang mit der Arbeitslosigkeit und der damit einhergehenden Stigmatisierung ist sehr unterschiedlich. Einige sprechen offen über ihre Situation, andere schämen sich, haben das Gefühl, den Erwartungen nicht zu entsprechen und ziehen sich immer mehr zurück.

Sowohl die Jugendlichen als auch die Expertinnen sagten, dass eine anhaltende Arbeitslosigkeit zu einem Verlust der Tagesstruktur, zu Frustration, Depressivität, Motivationslosigkeit, Versagensgefühlen, Resignation und Hilflosigkeit führen könne. Gefühle von Unerwünschtheit, Nutz- und Sinnlosigkeit wiederum könnten zu Schwermut und Selbstzweifeln führen oder sogar existenzielle Krisen auslösen (Hollederer 2008; Baer 2013).

Der Anspruch, dass sich die Jugendlichen zu Hause selbstständig und ohne Hilfe weiterhin bewerben sollten, stellte eine Überforderung dar. So gelang es vielen nicht, genug Eigenantrieb dafür zu entwickeln. Tatsächlich ist der Bewerbungsprozess für viele auch mithilfe von Experten bereits eine große Herausforderung. Trotzdem werden diese Ansprüche an die Jugendlichen gestellt und ein Scheitern wird ihnen als „Nichtwollen" und nicht als „Nichtkönnen" ausgelegt. Gerade Jugendliche, die aus einem familiären Umfeld kommen, in dem Eltern oder Verwandte den Bewerbungsprozess nicht unterstützen können, haben oft keine Möglichkeit, diesen Anforderungen gerecht zu werden. Die Chancen, eigenständig und ohne Unterstützung noch eine Lehrstelle zu finden, sind entsprechend gering. Dass Jugendliche unter diesen Umständen eine Abwehrhaltung gegenüber der Arbeitswelt entwickeln oder ihre Bemühungen um eine berufliche Integration einstellen, ist nachvollziehbar. In diesem Sinne sind jugendliche Arbeitslose einer massiven institutionellen Stigmatisierung ausgesetzt.

Zusammengefasst kann gesagt werden, dass die Folgen der Ausbildungs- und Arbeitslosigkeit sich in drei Bereichen zeigen: Konkret fehlt es den Jugendlichen im Alltag an einer Tagesstruktur, und sie können an Aktivitäten von Gleichaltrigen nicht teilnehmen oder sie sind stärker als diese finanziell von den Eltern abhängig. Die gravierenden psychischen Auswirkungen reichen von Frustration und Demotivation bis hin zu Depressivität, Resignation und existenziellen Krisen. Auf die Gesellschaft bezogen sind Stigmatisierungen jugendlicher Arbeitsloser zu spüren. Oft wird ihnen ihr Verhalten negativ ausgelegt, und es besteht wenig Verständnis für die Situation und Reaktion der Jugendlichen.

6.5   Zusammenfassung und Schlussfolgerungen

Der von Hollederer (2008) beschriebene Teufelskreis der Arbeitslosigkeit – Arbeitslosigkeit führt zu gesundheitlichen Einschränkungen, welche wiederum die Wiedereingliederung in den Arbeitsmarkt erschweren – kann anhand der Fallbeispiele, aber auch anhand der Äußerungen der Expertinnen nachvollzogen werden. Die schlecht vermittelbaren Jugendlichen zeigen Auffälligkeiten im Verhalten, welche von verschiedenen Autoren (z. B. Gaupp et al. 2011; Krummenacher 2009) in der Literatur und auch von den Expertinnen beschrieben werden. Ein Vergleich mit den Untersuchungen von Reissner et al. (2011), (2014) legt die Vermutung nahe, dass zumindest ein Teil der Jugendlichen, welche starke Auffälligkeiten im Verhalten zeigen, mit Persönlichkeitsstörungen zu kämpfen hat.

Die Folgen der Ausbildungs- und Arbeitslosigkeit und der damit einhergehenden Stigmatisierung sind bei den Jugendlichen in Motivationssemestern deutlich spürbar. Eine Expertin beschreibt eindrücklich, dass sie jeweils ziemlich genau spüre, woher die Jugendlichen kämen. Je länger die obligatorische Schulzeit zurückliege und je mehr Integrationsversuche bereits gescheitert seien, desto größer und verheerender seien die Auswirkungen auf die psychische Befindlichkeit. Dies bestätigen auch andere Autoren, welche die Auswirkungen der Arbeitslosigkeit als einschneidend und extrem belastend beschreiben (Baer 2013; Strandh et al. 2014). Aber auch die Tatsache, dass psychische Einschränkungen Arbeitsversuche und die Vermittlung hemmen, kann bei den befragten Jugendlichen in Motivationssemestern sehr gut beobachtet werden und wird von den Expertinnen bestätigt. Die vielen gescheiterten Integrationsversuche und die damit einhergehenden Frustrationen, führen bei den Jugendlichen zu verschiedenen emotionalen Reaktionen von deprimiert-traurig, über aggressiv-aufmüpfig oder angepasst-angespornt. Diese Reaktionen wirken sich negativ auf die berufliche Eingliederung aus. Einerseits können sich die Jugendlichen weniger kompetent präsentieren infolge von psychischen Belastungen wie einer verminderten Motivation, Hilflosigkeit, Frustration, Selbstunsicherheit und Ängsten bei Vorstellungsgesprächen und Schnupperlehren. Andererseits entwickeln viele Jugendliche als Selbstschutz eine Abwehrhaltung gegenüber der Arbeitswelt oder versuchen, weitere Misserfolge zu verhindern, indem sie die Briefe nicht mehr öffnen oder sich nicht mehr bewerben. Diese Entwicklung wird auch von Baer und Fasel (2009) beobachtet, die festhalten, dass ein deutlicher Zusammenhang zwischen der Ernsthaftigkeit der Stellensuche und der Summe von arbeitsbezogenen Ängsten besteht. Weitere Autoren bestätigen, dass sich die Misserfolge in der Schule und der Stellensuche negativ auf das Selbstbild der Jugendlichen auswirken und dazu führen können, dass sich diese aus dem kompetitiven Lehrstellenmarkt zurückziehen, um weitere Misserfolge zu vermeiden (Keller und Moser 2013).

Verschiedenen Autoren (Keller 2014; Gaupp et al. 2011; SKOS 2007) beschreiben die Gefahr, dass Jugendliche, die einige Jahre nach Abschluss der obligatorischen Schule den Schritt in eine berufliche Ausbildung noch nicht geschafft haben, diesen häufig nicht mehr nachholen können. Zu dieser gefährdeten Gruppe scheinen Jugendliche in Motivationssemestern zu gehören. Das im Bericht von der SKOS (2007) beschriebene Vakuum, welches entsteht, wenn für die Jugendlichen niemand mehr zuständig ist, wird von den befragten Jugendlichen mehrfach beschrieben. Für diejenigen, die keine Anschlusslösung finden, wird es auch bei Austritt aus dem Motivationssemester wieder Realität. Es besteht weiter die Vermutung, dass diese Jugendlichen auch zu der Personengruppe gehören, welche sich Jahre später bei der Sozialhilfe (SKOS 2007) oder bei der Invalidenversicherung (Baer et al. 2009) anmeldet und bei der festgestellt wird, dass sie den Berufseinstieg aus psychischen Gründen nie geschafft hat und nie ganz in den Arbeitsmarkt integriert war.

Kommentar aus der Praxis

Niklas Baer, Leiter Fachstelle Psychiatrische Rehabilitation

Die ausgezeichnete Analyse von Gesprächen mit einigen Jugendlichen, die sich in einem Motivationssemester befinden, sowie mit zwei Leiterinnen bringt viele wesentliche Probleme auf den Punkt: Schon diese mit 16 bis 19 Jahren sehr jungen Menschen haben eine langjährige Problem- und Versagensgeschichte; oft hatten und haben sie wenig Unterstützung vom Elternhaus; oft leiden sie unter psychischen Problemen; oft sind sie gar nicht oder in inadäquater Behandlung; oft fehlt es an reifen Persönlichkeitsmerkmalen wie Disziplin, Rücksichtnahme, Durchhaltevermögen, Kritikfähigkeit oder Problemeinsicht und (altersangemessen) realistischen Zielsetzungen, und oft haben sie wegen Überforderung, Vernachlässigung oder psychischer Erkrankung der Eltern kompensatorisch inadäquate Verhaltensweisen entwickelt wie „10 Stunden gamen pro Tag" oder die „gestresste Mutter nicht mit eigenen Problemen zu belästigen".

Aus dieser wahrscheinlich oft bis in die Kindheit zurückreichenden Problembiografie resultieren schon früh schlechte Schulnoten, Demotivation und ein Verhalten, das bestmöglich den Selbstwert schützen und Scham vermeiden soll, wie sozialer Rückzug oder freches Auftreten. Die Autorin schlussfolgert hier wiederum zu Recht, dass die frühen und sehr wichtigen Motivationssemester an sich schon zu spät kommen.

Damit öffnen sich wesentliche und grundlegende Fragen: War die Problematik nicht schon sehr viel früher erkennbar? Und wurde damals schon interveniert? Und wie spezifisch wurde interveniert? Psychische Krankheit kann man normalerweise nicht präventiv verhindern, zum Teil ist sie auch biologisch veranlagt. 50 % aller psychischen Störungen beginnen vor dem 15. Altersjahr. Es ist unwahrscheinlich, dass dies niemand bemerkt hat. Wahrscheinlicher ist, dass gar nicht oder nicht umfassend oder langfristig genug reagiert wurde. Wahrscheinlicher ist in einigen Fällen auch, dass zwar viele merken, dass es einem Kind oder einem Jugendlichen schlecht geht, dass aber Hemmungen vorhanden sind, mit der nötigen Durchsetzung im familiären Umfeld zu intervenieren. Hier stellt sich auch eine zentrale gesellschaftspolitische Frage: Wie invasiv sollen oder müssen Behörden eingreifen und wie früh sollen sie dies tun? Soll man zuschauen, wie Eltern über längere Zeit nicht in der Lage sind, ihre Kinder bei existenziellen Aufgaben wie einer Lehrstellensuche zumindest minimal zu unterstützen, oder soll man in einen sehr privaten Bereich eingreifen? Leidtragende sind immer die Kinder, was immer man unternimmt oder unterlässt. Die Frage ist lediglich, worunter sie mehr leiden.

Die Autorin betont zu Recht, dass die Problemmuster früh angelegt sind. Wenn man erwachsene psychisch kranke Personen untersucht, die Arbeitsprobleme haben, dann zeigt sich, dass zwei Drittel von ihnen ein typisches Problemmuster mitbringen, das bis in die Kindheit oder Jugendzeit zurückreicht. Das Risiko ist erheblich, dass ein Teil der hier analysierten Jugendlichen mit psychischen Problemen auch in den kommenden Jahren oder Jahrzehnten wiederholt dieselbe Art von Arbeitsproblemen haben wird. Wie von der Autorin beschrieben, handelt es sich dabei typischerweise nicht selten um Persönlichkeitsstörungen – um Störungen also, die quasi definitionsgemäß durch ein überdauerndes, unangepasstes Verhalten gekennzeichnet sind. Diese psychischen Störungen sind dann auch der häufigste diagnostische Grund für eine Berentung durch die Invalidenversicherung in der Schweiz.

Es gibt aber auch gute Nachrichten. Die Autorin betont, dass diese Jugendlichen wesentliche Ressourcen haben. Zum einen sind diese jungen Menschen (noch) sehr offen, legen ihre Probleme offen, teilen mit, wie sehr und worunter sie leiden – Scham, wenig Selbstvertrauen – und wie gerne sie arbeiten würden. Offensichtlich ist es der Autorin hier auch gelungen, eine gute Beziehung zu den Jugendlichen herzustellen, und das ist entscheidend. Hier ist womöglich auch das junge Alter eine sehr große Chance. Jugendliche teilen sich eher noch mit als Ältere, die zum Teil schon etwas resigniert haben. Offenheit ist eine der ganz grundlegenden Ressourcen dafür, dass Arbeitgeber bereit sind, jemandem eine Chance zu geben – und vor allem dafür, dass sie bereit sind, einen Lehrling trotz Problemen durchzutragen.

Zum anderen kommen die Motivationssemester im Vergleich zum Problembeginn zwar spät, aber insgesamt im Lebensverlauf doch sehr früh, auch dies ist eine Ressource. Bei psychischer Krankheit kommt man einerseits fast immer zu spät und doch gibt es immer wieder die Möglichkeit, „früh" zu intervenieren, nämlich bei jedem neuen Schritt. Das Motivationssemester scheint ein solcher Schritt zu sein, und die differenzierten Ausführungen der Leiterinnen dieser Programme lassen hoffen, dass diese Programme Wirkung zeigen werden: Sie benennen einerseits sehr klar die Probleme und zeigen andererseits auch die Potenziale auf. Dies ist nicht banal, weil psychisch belasteten Jungen nur geholfen werden kann, wenn man zum einen ihre Probleme klar benennt und damit ihr Leiden würdigt und ihnen gegenüber gleichzeitig auch Zuversicht ausstrahlt, dass sie eine reale Chance haben, wenn sie sich „ranhalten".

Ein weiteres Potenzial liegt darin, dass die Behandelnden dieser Jugendlichen – Ärzte, Psychologen – aktiv auf die Ausbilder zugehen und mit ihnen gemeinsam einen Plan entwickeln, wie mit den Jugendlichen umgegangen und wie die zu erwartenden Krisen bewältigt werden sollen. Bei einigen dieser Jugendlichen muss man sich auf eine längere Integrationsplanung einstellen, und dafür ist auch eine qualifizierte psychiatrisch-psychotherapeutische Behandlung nötig.

Schließlich haben Jugendliche noch weniger Frustrationen erlebt als ältere Personen, die sich vielleicht gar nicht mehr bewerben aus Angst, es käme wieder eine Absage oder sie seien den Anforderungen sowieso nicht gewachsen. Einige der interviewten Jugendlichen eine Chance bekommen und wollen sie nun selbstverständlich nutzen. Diese Selbstverständlichkeit geht den Älteren etwas ab. Umso wichtiger ist es, dass die Jugendlichen bei diesen Chancen gut unterstützt werden. Gerade bei Jugendlichen mit persönlichkeitsbedingten Verhaltensproblemen bedeutet dies nicht nur eine gute Begleitung der Jugendlichen selbst, sondern auch ein Coaching und eine zweckmäßige Information des Arbeitgebers.

Diese Untersuchung zeigt sehr deutlich, wie wichtig Arbeit respektive Erwerbstätigkeit ist. Arbeit gibt nicht nur Geld und damit die wichtige Möglichkeit, sich etwas zu leisten, sondern wie beschrieben auch Tagesstruktur und das Gefühl, gesellschaftlich nützlich zu sein. Zudem ermöglicht eine regelmäßige Arbeit auch soziale Kontakte, Kompetenzerleben und das Erleben von „Freizeit", „Feierabend", „Wochenende", „Ferien" oder „Pensionierung" – alles Erfahrungsbereiche, die sich nur als Erwerbstätige erleben lassen. Besonders aufschlussreich in der vorliegenden Analyse ist dabei, wie extrem rasch sich die anfängliche Entlastung durch den Abbruch der Lehre verwandelt in eine schwere psychische Belastung. Dies deckt sich nicht nur mit der Forschung, sondern auch mit der praktischen Erfahrung. Arbeit mag zwischendurch belastend sein, ist aber wohl einer der wichtigsten Schutzfaktoren für eine stabile psychische Verfassung.

Literatur

Baer, N. (2013). Was ist schwierig an „schwierigen" Mitarbeitern? Arbeitsprobleme und Potentiale bei Menschen mit psychischen Störungen. *Swiss Archives of Neurology and Psychiatry*, 164(4), 123–131.

Baer, N., & Fasel, T. (2009). „Sie wäre so begabt" – Die Arbeitssituation von Menschen nach Psychosen. *Familiendynamik*, 34, 346–359.

Baer, N., Frick, U., & Fasel, T. (2009). *Dossieranalyse der Invalidisierungen aus psychischen Gründen: Typologisierung der Personen, ihrer Erkrankungen, Belastungen und Berentungsverläufe*. Bern: Bundesamt für Sozialversicherungen.

Gaupp, N., Geier, B., Lex, T., & Reissig, B. (2011). Wege in die Ausbildungslosigkeit. Determinanten misslingender Übergänge in Ausbildung von Jugendlichen mit Hauptschulbildung. *Zeitschrift für Pädagogik, 57*(2), 173–186.

Hollederer, A. (2008). Psychische Gesundheit im Fall von Arbeitslosigkeit. *Praktische Arbeitsmedizin, 12,* 29–32.

Keller, F. (2014). Transitionsverläufe in der Schweiz. F. Keller (Hrsg.), *Strukturelle Faktoren des Bildungserfolgs. Wie das Bildungssystem den Übertritt ins Berufsleben bestimmt* (S. 185–210). Wiesbaden: Springer Verlag.

Keller, F., & Moser, U. (2013). *Schullaufbahnen und Bildungserfolg. Auswirkungen von Schullaufbahn und Schulsystem auf den Übertritt ins Berufsleben.* Zürich und Chur: Rüegger Verlag.

Krummenacher, J. (2009) *Integration von jungen Erwachsenen. Schlussbericht.* Zürich: Brugger und Partner AG. http://skos.ch/fileadmin/user_upload/public/pdf/grundlagen_und_positionen/themendossiers/bildung/2009_Integrationsprobleme_junge_Erwachsene_Krummenacher.pdf. Zugegriffen 23. Aug. 2017.

Reissner, V., Rosien, M., Jochheim, K., Kuhnigk, O., Dietrich, H., Hollederer, A., & Hebebrand, J. (2011). Psychiatric disorders and health service utilization in unemployed youth. *Journal of Public Health, 19*(1), 13–20.

Reissner, V., Mühe, B., Wellenbrock, S., Kuhnigk, O., Kis, B., Dietrich, H., & Hebebrand, J. (2014). DSM-IV-TR Axes-I and II mental disorders in a representative and referred sample of unemployed youths – Results from a psychiatric liaison service in a job centre. *European Psychiatry, 2,* 239–245.

Sabatella, F., & Von Wyl, A. (2014). Pilotprojekt Integration arbeitsloser Jugendlicher und junger Erwachsener *Forschungsbericht.* Zürich ZHAW.

SDBB, Schweizerisches Dienstleistungszentrums Berufsbildung, Berufs-, Studien- und Laufbahnberatung. (2015). http://www.berufsberatung.ch/dyn/5979.aspx?id=2070&highlighted=MOTIVATIONSSEMESTER. Zugegriffen 21. Juni 2015.

SKOS, Schweizerische Konferenz für Sozialhilfe. (2007). *Ausbildungs- und Arbeitslosigkeit bei jungen Erwachsenen.* http://skos.ch/uploads/media/Junge_Erwachsene_01.pdf. Zugegriffen 23. Aug. 2017.

Strandh, M., Winefield, A., Nielsson, K., & Hammarström, A. (2014). Unemployment and mental health scarring during life course. *European Journal of Public Health, 24*(3), 440–445.

Früherkennung psychisch auffälliger Jugendlicher in der Beratung: eine Vorstudie bei institutionellen Anlaufstellen

Verena Wüthrich und Filomena Sabatella

© Springer-Verlag GmbH Deutschland, ein Teil von Springer Nature 2018
F. Sabatella, A. von Wyl (Hrsg.), *Jugendliche im Übergang zwischen Schule und Beruf*,
https://doi.org/10.1007/978-3-662-55733-4_7

7.1   Jugendliche mit psychischen Problemen

7.1.1   Erfolglose Übergänge als Risiko für die psychische Gesundheit

Der Übergang von der Volksschule in eine Ausbildung bzw. ins Berufsleben ist für zahlreiche Jugendliche ein sehr anforderungsreicher Prozess. Jugendliche, denen der Einstieg in eine Ausbildung oder in die Erwerbsarbeit nicht gelingt, sind psychisch besonders belastet und verletzlich. Kieselbach und Beelmann (2006) haben die Folgen von Arbeitslosigkeit für die Jugendlichen als eine besonders starke Beeinträchtigung für deren psychosoziale Entwicklung beschrieben. Den betroffenen Jugendlichen fehlen die entwicklungsfördernden Funktionen von Arbeit, nämlich Sinnstiftung, Zeitstrukturierung, Identitätsbildung und soziale Kontaktmöglichkeiten. Die Entwicklungsschere zwischen arbeitslosen und erwerbstätigen Jugendlichen vergrößert sich: Arbeitslosigkeit führt zu einer Häufung von Alltagssorgen und lähmt die individuelle Entwicklung. Als Folge der Arbeitslosigkeit entwickeln die Betroffenen oft ein auffälliges, von der Norm abweichendes Verhalten. Zudem tragen arbeitslose Jugendliche ein höheres Suizidrisiko (Fergusson et al. 2001). Nach längerer oder mehrmaliger Arbeitslosigkeit lässt die Arbeitsorientierung nach, die Bedeutung von Arbeit wird abgewertet.

Jugendliche, die den Übergang zwischen Volksschule und Berufsleben nicht problemlos bewältigen, werden in der Schweiz durch zahlreiche Beratungsangebote unterstützt. Diese decken die Schnittstelle zwischen Volksschule/Berufsbildung und dem Erwerbsleben ab. Die Beratungsangebote sind niederschwellig angelegt und für die Jugendlichen kostenlos und verkehrstechnisch gut erreichbar. Die Angebote umfassen Informationen, Realisierungshilfen sowie differenzierte Unterstützungen für den Berufswahl- und Ausbildungsprozess. Trotzdem weisen in den letzten Jahren die Statistiken der Invalidenversicherung eine zunehmende Zahl junger Erwachsenen aus, die den Übertritt in den Arbeitsmarkt wegen einer psychischen Störung nicht schaffen. Diese beziehen bereits vor ihrem 25. Lebensjahr eine Vollrente. Die aktuellen Zahlen (Bundesamt für Sozialversicherungen 2015) zeigen, dass in den letzten 20 Jahren die IV-Berentungen aufgrund von psychischen Gebrechen bei den 18- bis 19-Jährigen in der Schweiz jedes Jahr um durchschnittlich um 6 %, bei den 20- bis 24-Jährigen um 2 % zugenommen haben. Allgemein kann gesagt werden, dass psychische Erkrankungen die häufigste Ursache für eine Invalidenrente darstellen (Schuler und Burla 2012). Dies hat Auswirkungen auf das Sozialversicherungssystem und auf die Sozialhilfe. „Trotz allem werden psychische Erkrankungen […] heruntergespielt und in ihrer individuellen, gesellschaftlichen und volkswirtschaftlichen Bedeutung unterschätzt" (Schuler et al. 2016).

> **Psychische Invalidität**
>
> Der Begriff **psychische Invalidität** bezieht sich auf die psychische Komponente des von der schweizerischen Invalidenversicherung geprägten Begriffs der Invalidität, welcher als eine durch einen „Gesundheitsschaden verursachte Erwerbsunfähigkeit bzw. Unfähigkeit, sich im bisherigen Aufgabenbereich (z. B. im Haushalt) zu betätigen", verstanden wird (BSV 2010). Ferner wird dabei vorausgesetzt, dass die Erwerbsunfähigkeit dauerhaft oder länger als ein Jahr bestehen bleibt.

Bei einer psychischen Invalidität kommt hauptsächlich die Invalidenversicherung (IV) zum Tragen. Die IV zieht jedoch dem Leiden angemessene Eingliederungsmaßnahmen einer Rente vor. Eine Früherfassung von betroffenen Personen ermöglicht der IV, gezielte Frühinterventionen einzuleiten. Ein Eintritt in die Invalidität soll nach Möglichkeit verhindert und eine bestehende Invalidität behoben oder gemindert werden. Die IV verfügt häufiger bei sehr jungen Versicherten über berufliche Maßnahmen als bei älteren, um den Eintritt ins Berufsleben zu ermöglichen (Baer et al. 2009). Der lange Prozess, den junge Erwachsene von einer IV-Anmeldung bis zum Erhalt von Leistungen und der Umsetzung von beruflichen Maßnahmen durchlaufen müssen, wird als Hürde gesehen und häufig beanstandet. Zudem können auch die Eltern von betroffenen Jugendlichen der Grund dafür sein, dass kein Anspruch auf eine IV-Maßnahme geltend gemacht wird. Die Ursache hierfür ist allenfalls ein bestehender Vorbehalt gegenüber der IV (Rudin et al. Stutz 2012).

Vor diesem Hintergrund erlangen Früherkennung und Prävention eine besonders hohe Bedeutung. Werden junge Menschen bereits im jugendlichen Alter invalidisiert, entstehen auch große volkswirtschaftliche Folgekosten, da die Betroffenen oft bis zum Rentenalter eine IV-Rente beziehen.

7.1.2 Früherkennung, Prävention und Stigmatisierung

Die Früherkennung und Prävention von psychischen Störungen hat in den letzten Jahren einen hohen Stellenwert bekommen. Obwohl Prävention und Früherkennung häufig gemeinsam genannt werden, liegen sehr unterschiedliche Absichten und Konzepte dahinter. Prävention beinhaltet primär Maßnahmen, um Krankheiten vorzubeugen. Prävention kann unterschiedlich stattfinden und wird deshalb in primäre, sekundäre und tertiäre Prävention unterteilt. Diese Unterscheidung geht auf Caplan (1964) zurück. Primärprävention findet vor dem eigentlichen Eintreten der Krankheit statt und richtet sich an Gesunde, aber auch an Personen aus Risikogruppen (z. B. Impfungen). Die Sekundarprävention hingegen soll das Fortschreiten einer Krankheit oder deren Chronifizierung verhindern (z. B. Screenings zur Erkennung von Brust- oder Darmkrebs). In der Tertiärprävention schlussendlich hat die Behandlung einer Krankheit bereits stattgefunden, es sollen Folgeschäden und Rückfälle verhindert werden (z. B. Rehabilitationskuren).

Bei der Früherkennung wiederum geht es nicht um das Vorbeugen der Krankheit, sondern Früherkennung soll helfen, den Verlauf und die Konsequenzen von psychischen Störungen günstig zu beeinflussen. Es geht dabei nicht wie in der Prävention darum, die Krankheit zu verhindern, sondern vielmehr, eine frühe Intervention zu erlauben. Zu einer guten Früherkennung gehört auch der rechtzeitige Einbezug des sozialen Umfelds dazu, damit dieses die Chance hat, so früh wie möglich sinnvolle Vorkehrungen zu treffen. So führt der Krankheitsverlauf weniger stark zu Ausgrenzungen und Konflikten.

Ajdacic-Gross und Graf hielten in ihrem nationalen Gesundheitsbericht (2003) fest, dass das Verständnis für Früherkennung und Prävention von psychischen Krankheiten in den Kinderschuhen stecke. Unterdessen gibt es mehrere erfolgreiche Früherkennungsmodelle für spezifische Störungen insbesondere für Schizophrenie (z. B. die Spezialsprechstunden zur Früherkennung von Psychosen; Lauber und Rössler 2001). Im Bereich der Schizophrenie konnte McGorry mit seinen Frühinterventionsprogrammen gute Resultate erzielen (McGorry et al. 2002), die dann kurzlich repliziert wurden (Amminger et al. 2011; Dixon et al. 2015; Rosenheck et al. 2016).

Wenn man von Früherkennung und Prävention spricht, ist es unerlässlich, mögliche Stigmatisierungen zu thematisieren. Noch heute werden Menschen mit psychischen Krankheiten stigmatisiert. Das Phänomen wird auch von Baer und Cahn in ihrem nationalen Gesundheitsbericht von 2008 beschrieben. Sie stellen zwar fest, dass eine Sensibilisierung der Gesellschaft stattgefunden habe, dies jedoch nicht zu einer größeren Akzeptanz von Menschen mit einer psychischen Krankheit geführt habe. Psychische Störungen würden immer noch bagatellisiert, verleugnet oder dem mangelnden Willen der Betroffenen zugeschrieben. Baer und Cahn (2009) verwendeten sogar das Wort „Brandmarkung" und meinten damit die pauschale Vorverurteilung von psychisch kranken Menschen als gefährlich, unberechenbar, unzuverlässig, unverständig, faul oder dumm.

Der Soziologe Pescosolido fasste 2013 seine Forschungen zur Stigmatisierung wie folgt zusammen: Verglichen mit den ersten Forschungen in den 1950er-Jahren habe die Öffentlichkeit einen offeneren Umgang mit dem Thema psychische Krankheiten. Im Einzelfall jedoch würden die Reaktionen des Umfeldes nach wie vor stigmatisierend ausfallen. Das äußere sich in Vorurteilen (z. B. psychisch kranke Menschen sind gewalttätig) und – je geschlossener sich die soziale Situation darstelle – in Ablehnung gegenüber psychisch kranken Menschen (z. B. Diskriminierung am Arbeitsplatz).

Green et al. (2012) suchten in ihrer Studie nach optimalen Möglichkeiten, um psychisch kranke Jugendliche für angemessene Behandlungen zu motivieren. Nach einer Befragung von 177 betroffenen Jugendlichen wurden fünf Empfehlungen formuliert. Die wichtigste und im hier diskutierten Kontext wohl interessanteste Aussage ist, dass sich Jugendliche am besten abgeholt fühlten von Menschen, die ihren Lebensstil und ihre Jugendkultur kennen, verstehen und respektieren. Auf einen bevormundenden Umgang würden sie stark ablehnend reagieren.

7.1.3 Früherkennung durch wen?

Wenn man von Früherkennung von psychischen Störungen spricht, ist es wichtig, sich zu fragen, welche Akteure einen wichtigen Beitrag dazu leisten können. Bereits in ▶ Kap. 1 haben wir die Rolle von Lehrern und Eltern und ihren Beitrag zur Früherkennung psychischer Störungen angeschaut. In einer wegweisenden Metaanalyse wurden 119 Studien untersucht, in denen das Verhalten von Kindern mit unterschiedlichen Störungen von den Kindern selbst und von mehreren Informanten beurteilt worden war (Achenbach et al. 1987). Im Durchschnitt korrelierten die Angaben der Kinder mit denjenigen der Eltern mit r = .25, die Angaben der Lehrer mit denjenigen der Kinder mit r = .20 und die Angaben der Eltern mit denjenigen der Lehrer mit r = .27. Schaut man sich Korrelationen zwischen Personen an, welche die Kinder unter ähnliche Bedingungen sehen, erhöhen sich diese auf r = .60. Was sagen uns diese Ergebnisse? Die geringen Korrelationen lassen darauf schließen, dass sich die Angaben der einzelnen Akteure stark unterscheiden. Dies bedeutet jedoch nicht, dass sie weniger valide sind. Die unterschiedlichen Informationen können für sich genommen verschiedene Sichtweisen und wichtige Aspekte des Problemverhaltens abbilden, die in einer abschließenden Beurteilung einbezogen werden müssen (Achenbach et al. 1987; Karver 2006)

Verschiedene Informanten haben unterschiedliche Konzepte vom Verhalten eines Kindes oder eines Jugendlichen, weil sie die Grenze zwischen unauffällig und auffällig anders setzen sowie eine unterschiedliche Auffassung von Normen haben (Foley et al. 2005). Bei Jugendlichen müssen psychische Auffälligkeiten aufgrund der Situationsabhängigkeit des Verhaltens in verschiedenen Bereichen des Alltags erfasst werden (Achenbach et al. 1987). Fremdbeurteilungen der Lehrpersonen nehmen dabei einen wichtigen Stellenwert ein. In der prospektiven Längsschnittanalyse von (Sourander et al. 2004) mit 18-jährigen männlichen Jugendlichen stellte sich heraus, dass nur die Lehrereinschätzung des Problemverhaltens und Hilfebedarfs der Studienteilnehmer den zehn Jahre später stattfindenden Kontakt zu Hilfeeinrichtungen vorhersagen konnte. Dieses Ergebnis hebt die Bedeutung der Einschätzungen der Lehrpersonen bei der Erkennung psychischer Probleme im Kindes- und Jugendalter hervor. Auch in anderen Studien (Farmer et al. 1999) zeigte sich, dass ein Kontakt zu Hilfeeinrichtungen in vielen Fällen über die Schule entsteht bzw. veranlasst wird.

Die vorgestellten Studien sollen vor allem zeigen, dass Früherkennung durch Laien möglich und wichtig ist. Ihr Beitrag besteht darin, Informationen beizusteuern, die aus einer Situation gewonnen werden, die anderen (z. B. Eltern, Schulpsychologen) nicht zugänglich ist. Wichtig ist dabei, dass auch die Jugendlichen selbst als Informanten genutzt werden können. Schließlich ist aber auch die Einschätzung von Fachleuten (z. B. Ärzte, Psychologen) wichtig. Ajdacic-Gross und Graf (2003) berichten, dass drei Viertel der Suizidenten in den Wochen vor dem Suizid beim Hausarzt gewesen seien. Diesem kommt also bei der Erkennung eines psychisch kranken Jugendlichen eine wichtige Rolle zu. Die Autoren weisen aber auch auf die Grenzen der Früherkennung durch Ärzte hin. Auch diese erfassten nicht alle psychiatrische Patienten, da sie ebenfalls nur einen kleinen Ausschnitt des Alltags der Patienten sehen und nicht immer alle psychiatrische Symptome erfassen können.

Es ist deshalb wichtig, das Augenmerk auf die eingangs erwähnten Beratungsangebote, die allen Jugendlichen in der Übergangsphase zur Verfügung stehen, zu lenken. Die Beratenden sind zwar keine Laien, sie verfügen aber auch nicht immer über die nötige Expertise bezüglich der psychischen Störungen. Ziel der Studie war es, herauszufinden wie gut die Beratenden psychisch belastet Jugendliche erkennen, die zu ihnen in die Beratung kommen. Aus den Ergebnissen lässt sich ableiten, ob diese Beratungsangebote einen Beitrag zur Früherkennung von psychischen Störungen bei Jugendlichen leisten können.

7.2   Methoden

Für die Untersuchung sind verschiedene institutionelle Beratungsangebote in der Deutschschweiz ausgewählt worden. Es wurden ausschließlich Beratungsangebote für eine Teilnahme angefragt, die Jugendliche im Zusammenhang mit einer Lehrstelle beraten, sei es, weil sie eine Lehre abgebrochen haben oder weil sie Unterstützung brauchen bei der Lehrstellensuche oder beim Erhalten der Lehrstelle. Beim Zusammenstellen der Beratungsangebote ist aufgefallen, dass sehr viele unterschiedliche Angebote bestehen. Als Kostenträger bzw. Anbieter treten verschiedene kantonale Ämter, städtische Sozialdienste und die reformierte und katholische Landeskirche auf. Für die Untersuchung sind diejenigen Institutionen ausgewählt worden, die für die Jugendlichen verkehrstechnisch einfach erreichbar und in der öffentlichen Wahrnehmung gut etabliert sind.

Mit einem Leitfadeninterview sind folgende Themenbereiche untersucht worden:

- Beobachtungen im Hinblick auf schwierige Jugendliche,
- implizites und explizites Fachwissen zu psychischen Störungen,
- Umgang mit auffälligen Jugendlichen bei Verdacht auf eine Störung,

- Berufserfahrungen und Fachwissen der Beratenden,
- Reaktionen der Jugendlichen auf Interventionen,
- Handlungsoptionen der Beratenden,
- Rahmen der Beratungsarbeit (z. B. Schweigepflicht, Vorgaben),
- Zusammenarbeit und Vernetzung mit Fachstellen,
- persönliche Hypothesen im Zusammenhang mit Präventionsbemühungen.

Für das Interview stellten sich zehn Fachleute aus institutionellen Beratungsangeboten zur Verfügung. Die befragten Fachleute verfügten alle über qualifizierte Ausbildungen in einem oder mehreren der folgenden Bereiche: Berufs-, Studien- und Laufbahnberatung, Studienabschlüsse in der sozialen Arbeit oder der Psychologie oder Weiterbildungen in Coaching.

7.3   Ergebnisse

7.3.1   Werden Jugendliche mit psychischen Störungen erkannt?

» Da bekommt man ein Gefühl dafür, wo etwas zu stark abweicht.

Das Ergebnis ist eindeutig: Alle befragten Beratenden sagten über sich selbst, Jugendliche mit psychischen Störungen erkennen zu können. Die Beratenden beschreiben, dass die Jugendlichen in den Beratungen ein bestimmtes Verhalten zeigten oder bestimmte Verhaltensmerkmale aufwiesen. Am auffälligsten sei der Umgang mit Terminen. Die Jugendlichen würden sie vergessen, sich nicht abmelden oder die Folgetermine nicht einhalten. Weitere auffällige Verhaltensweisen könnten verschiedene Formen annehmen: Rückzug oder Verweigerung, Niedergeschlagenheit, Verlangsamung, Hilflosigkeit, Orientierungslosigkeit, Apathie, Desinteresse, große Unruhe oder ein selbstschädigendes Verhalten. Zudem gaben die Beratungspersonen an, dass die betroffenen Jugendlichen oder deren Umfeld eine gewisse Überforderung signalisierten. Bei den Jugendlichen bezieht sich die Überforderung oft auf schwierige Ausbildungsbedingungen. Beim Umfeld äußert sich die Überforderung oft in Machtlosigkeit gegenüber den Jugendlichen. Sie nehmen Schwierigkeiten wahr, wissen jedoch nicht, wie sie eingreifen sollen, oder finden keinen Zugang zum Jugendlichen. Viele Jugendliche würden in schwierigen Lebensumständen leben und dadurch eine Mehrfachproblematik aufweisen.

Die Beratenden verwenden diese Beobachtungen und Informationen, um ihre Einschätzung zu untermauern, dass die Jugendlichen psychische Schwierigkeiten haben könnten.

Einige der Beratenden verfügen dank entsprechenden Ausbildungen auch über ein gutes explizites Fachwissen zu psychischen Störungen. Sie sind mit der Terminologie zu Symptomen und Diagnosen vertraut. Selbst sehen sie jedoch keinen Vorteil darin, genaue Diagnosen stellen zu können, und haben auch nicht den Anspruch, dies zu tun. Mit diagnostischen Einteilungen sind sie vorsichtig und sehr zurückhaltend. Aus ihrer Sicht erleichtert die Diagnosestellung die beraterische Arbeit mit den Jugendlichen nicht.

Für die Beratenden ohne klinische Ausbildung ergeben sich die Namen der Störungen aus der Zusammenarbeit mit den psychiatrischen Fachstellen. Auch sie beschreiben, dass die Kenntnis der Diagnose die Beratungsarbeit nicht wirklich erleichtert.

7.3.2 Das Verhalten der Beratenden bei einem Verdacht auf eine psychische Störung und die Reaktion der Jugendlichen

» Ja, ich bin jeweils etwas vorsichtig … ist es jetzt schon eine Störung oder ist es eine Schwankung?

Die Beratenden sprechen die Jugendlichen auf das problematische Verhalten an. Sie klären ab, ob die Jugendlichen bereits in eine unterstützende Maßnahme eingebunden sind oder nicht. Falls nötig, erhalten die Jugendlichen konkrete Anregungen für die Inanspruchnahme von professioneller Hilfe. Sie werden bei der Anmeldung für eine Fachstelle unterstützt und eventuell bei den ersten Besuchen zu den Fachstellen begleitet. In Notfällen stellen die Beratenden sicher, dass die Jugendlichen sofort in eine angemessene und professionelle Unterstützung eingebunden werden. Das kann auch die Veranlassung einer Gefährdungsmeldung sein. Zudem beschreiben die Beratenden Situationen, in denen sie die beraterische Beziehung zu den Jugendlichen höher gewichten als das unmittelbare Ansprechen der Problematik. Das würden sie dann tun, wenn sie realisierten, dass sie im Moment die einzige Anlaufstelle sind, zu der die jungen Ratsuchenden regelmäßig Kontakt hielten.

Ein Großteil der Jugendlichen mit psychischen Störungen scheint sich bewusst zu sein, dass Schwierigkeiten vorhanden sind. Ein Teil von ihnen kann die Anregungen zur Unterstützung auch gut annehmen und ist sogar dankbar für den Anstoß von außen. Ein anderer Teil reagiert mit Ablehnung. Die ersten Abwehrreaktionen sind häufig mit pauschalen Vorurteilen gegenüber der Psychiatrie verbunden. Auch die Angst vor der Verurteilung durch Kollegen spielt mit. Die Betroffenen befürchten, ausgelacht zu werden. Befürchten die Jugendlichen, dass die Intervention zu stark in ihr Leben eingreift, tauchen sie nicht mehr in der Beratung auf und sind für keinen Kontakt mehr erreichbar.

7.3.3 Persönliche Hypothesen der Beratenden im Zusammenhang mit den Präventionsbemühungen

Die Beratenden haben den Eindruck, dass auf sehr vielen Ebenen viel unternommen wird, um Jugendliche zu unterstützen. Alle beschreiben, dass eine zu frühe Intervention für die betroffenen Jugendlichen traumatisierend wirken könne und sie deshalb mit Konfrontationen sehr vorsichtig seien. Weiter beschreiben alle Beratenden folgenden Zwiespalt: Auf der einen Seite ist der Anspruch an sie, die Jugendlichen mit Schwierigkeiten schon ganz früh zu erkennen, damit „ja nichts Schlimmes" passiere. Auf der anderen Seite brauchten die Jugendlichen einen gewissen persönlichen Spielraum mit entsprechenden Freiheiten, damit die Entwicklung ins Erwachsenenleben gut gelingen könne. In diesen Phasen würden sie sich oft nicht konform benehmen, anecken und auffallen. Sie benötigten dann Erwachsene, die zu ihnen stehen und ihnen vertrauen würden. Nicht jede schwierige Phase müsse eine Störung sein. Diese Gratwanderung ist für die Beratenden nicht immer einfach.

Für die Prävention erachten die Beratenden die Zusammenarbeit mit den Eltern und den Bildungs- und Versicherungsinstitutionen als sehr sinnvoll und engagieren sich dementsprechend. Aus ihrer Sicht sind die Eltern wichtige Beteiligte. Im Zusammenhang mit Früherkennung reagieren diese sehr unterschiedlich. Die einen sind ausgesprochen dankbar für Hinweise, andere reagieren ablehnend und verweigern die weitere Zusammenarbeit. Es gibt auch Eltern, die hoffen, dass sich die Schwierigkeiten ihrer Kinder

„auswachsen" könnten. Von den Hausärzten erwarten die Beratenden eine höhere Affinität gegenüber dem Thema. Eine wichtige Beobachtung bezieht sich auf die Zusammenarbeit mit der IV: Viele psychisch belastete Jugendliche werden erst nach misslungenen Ausbildungsbemühungen bei der IV angemeldet. Mit Unterstützung der IV können diese schließlich doch noch eine Ausbildung absolvieren. In solchen Fällen sind die Jugendlichen beim Lehrbeginn bereits über 18 Jahre alt, und ihre Ausbildungs- und Arbeitsorientierung hat sich schon stark reduziert. Entsprechend aufwendig fällt dann der Einstieg in die Ausbildung aus. Wäre die IV bereits während der Volksschule involviert, würde das Einleiten von Begleitmaßnahmen zeitnah stattfinden können und der Ausbildungsbeginn würde sich weniger verzögern.

7.4   Zusammenfassung und Schlussfolgerungen

7.4.1   Institutionelle Ebene

» Es hat halt immer noch den Mief von den Gummizellen …

Die befragten Beratenden arbeiten für Institutionen, deren Angebote von Freiwilligkeit ausgehen. Der Besuch der Beratungen ist freiwillig und die Inanspruchnahme der damit verbundenen Dienstleistungen ebenso. Die Beratenden unterstehen der Schweigepflicht, eine Weitergabe der Informationen ist deshalb nicht gestattet. Gegenüber den Jugendlichen oder deren Eltern haben sie keine Weisungsbefugnisse und können auch keine Maßnahmen anordnen. So befinden sie sich häufig in der Situation, abwägen zu müssen, was wichtiger ist: die Beziehung aufrechtzuhalten oder die Jugendlichen mit den Problemen zu konfrontieren, was das Abbrechen der Beratung vonseiten der Jugendlichen zur Folge haben kann. Oft gewichten die Beratenden die Beziehung zu den Jugendlichen hoch und investieren viel Geduld in die Aufrechterhaltung des Kontakts. Dies steht ganz im Einklang mit der Wirksamkeitsforschung zu Beratungen: eine gute Beziehung ist der relevanteste Faktor für den Erfolg einer guten Beratung (Hain 2001).

In den Interviews ist darauf hingewiesen worden, dass die Ausbildungsunterstützung durch die IV erst einsetze, wenn die Jugendlichen bereits verschiedene abgebrochene Ausbildungswege vorwiesen und stark frustriert seien. Im Idealfall jedoch müsste die IV in den Themen Berufswahl und Ausbildungswege schon während der Oberstufe involviert werden. Dieser Anspruch könnte dann erfüllt werden, wenn „auffällige" Jugendlichen bereits während der Volksschulzeit einen IV-Status erhalten. Diesem Anliegen widerspricht die Stigmatisierung durch eine zu frühe Intervention. An dieser Schnittstelle treffen zwei sehr unterschiedliche Haltungen aufeinander. Die Volksschule pflegt die integrative Förderung und vermeidet möglichst eine Separation von Jugendlichen mit Schwierigkeiten. Die IV setzt auf Früherkennung. Damit ein Ausbildungssupport möglich ist, wird eine Diagnose benötigt, und zwar je früher desto besser.

Es wird klar, dass es Maßnahmen auch auf politischer Ebene braucht, um die Institutionen in ihrer Arbeit weiter zu unterstützen. Die IV und ihr Auftrag werden in der Schweiz kontinuierlich weiterentwickelt. Die meisten Bestrebungen gehen in die Richtung, Kinder und Jugendliche enger und länger zu begleiten, um so die Übergänge zu erleichtern. Es gibt auch Stimmen, die eine Erhöhung des Mindestalters für eine IV Rente auf 30 Jahre zu erhöhen, obwohl es zurzeit nicht nachgewiesen ist, dass Länder mit einem erhöhten Mindestalter (z. B. Schweden) bei der beruflichen Eingliederung erfolgreicher sind (Rienk 2017).

7.4.2 Betroffene Jugendliche früh erkennen

» Da ist diese Spannung … zwischen frühem Erfassen, dass es nicht Schlimmes gibt, … und der Haltung, den jungen Menschen in seiner Freiheit leben zu lassen …

Dank ihrer Erfahrungen geben Beratende an, gut zu erkennen, ob eine jugendliche Person psychisch gesund ist oder aber eine psychische Störung aufweist. Die Ergebnisse dieser Studie zeigen, dass die Beratenden mindestens ein implizites, oft sogar ein gutes explizites Fachwissen zu psychischen Störungen besitzen, das ihnen hilft, die Situation der Jugendlichen richtig einzuschätzen. So kann eine psychische Störung bei betroffenen Jugendlichen zwar gut erkannt werden, deren eigene Krankheitseinsicht ist jedoch ein wesentlicher Bestandteil davon, ob sie eine Unterstützung beantragen oder diese überhaupt greifen kann. Diese Einsicht fehlt oft. Häufig braucht es einen sehr großen Leidensdruck, bis Jugendliche ein Zugeständnis machen. Mit dem 18. Geburtstag werden sie zudem volljährig, sind also mündig und können vor dem Gesetz autonom entscheiden. Oft bedeutet das auch einen Verlust der elterlichen Einflussnahme, was die Früherkennung und Behandlung einer Störung deutlich verzögern kann. Wie in der Einleitung bereits erläutert, ist die Früherkennung in diesem Bereich von enormer Wichtigkeit. Insbesondere Laien können hier viel Unterstützung bieten. Ein sogenannter *multi-informant assessment approach* (Kraemer et al. 2003) würde sich auch in diesem Arbeitsbereich anbieten. Dieser Ansatz beinhaltet, dass alle Parteien, die eine enge Beziehung zum Klienten haben oder genügen Zeit mit ihm verbringen als Informationsquellen wahrgenommen werden. Dies vervollständigt das Bild des belasteten Jugendlichen und vereinfacht eine zielführende Intervention in einem frühen Stadium.

Schauen wir diesen Früherkennungsprozess aus Sicht der Betroffenen an, kann dieses „Anderssein", wenn es zu früh thematisiert wird, auch kontraproduktiv sein (Larsen et al. 2001). Betroffene Jugendliche befürchten stark, von ihrem Umfeld abgelehnt und ausgelacht zu werden. Gegenüber psychischen Störungen bestehen immer noch auch sehr viele Vorurteile und Tabus. Rickwood et al. (2005) haben bei der Befragung von 2721 Jugendlichen herausgefunden, dass Jugendliche eher informelle Wege wählen, um Hilfe zu suchen. Dabei suchen junge Männer im Allgemeinen weniger oft Hilfe. Als mögliche Barrieren, Hilfe zu suchen, erweisen sich eine emotionale Inkompetenz, das Ablehnen von Hilfe im Allgemeinen und eine negative Einstellung gegenüber Fachleuten aus dem Bereich der psychischen Gesundheit. Diese negative Einstellung steht in engem Zusammenhang mit der Angst, durch das Aufsuchen von Fachleuten stigmatisiert zu werden.

Auch in der Arbeitswelt kommt es häufig zu Spannungen zwischen psychisch Kranken, Mitarbeitenden und ihren Vorgesetzten (Baer et al. 2011). Im privaten Kontext wiederum wird oft mit Hilflosigkeit reagiert und/oder dem bewussten Verschweigen der Probleme. Dabei fehlt dem beruflichen wie dem privaten Umfeld oft das korrekte Fachwissen zu den Störungen. Das Erkennen von Symptomen sowie umfassende Informationen zu möglichen psychiatrischen Interventionen können den Umgang mit den Betroffenen sehr erleichtern und auf beiden Seiten Hemmungen abbauen. Hier leisten Selbsthilfegruppen für Angehörige und die trialogischen Angebote (gleichberechtigter Dialog zwischen Betroffenen, Angehörigen und Fachleuten) wichtige Aufklärungsarbeiten. Weiter empfehlen Marcus et al. (2012), in die Ausbildung von Laien und Fachpersonen zu investieren, um somit ein unterstützendes Umfeld zu erschaffen, was auch die Wahl der angemessenen Betreuung vereinfachen könnte.

Dies führt uns auch zurück zur Eingangsfrage: Erkennen die Beratenden die psychische Belastung eines Jugendlichen, der zu ihnen kommt? Die befragten Beratenden geben an, psychisch belastete Jugendliche gut zu erkennen. Allerdings haben sie keine Weisungsbefugnisse und können die Jugendlichen zu keiner Maßnahme zwingen. Zusätzlich unterstehen sie der Schweigepflicht und dürfen keine konkreten Informationen an Dritte weitergeben. Es scheint also, als könnten Beratende wertvolle Arbeit leisten in der Früherkennung psychischer Störungen bei Jugendlichen, die den Übergang zwischen Schule und Beruf nicht meistern. Jedoch bestehen noch institutionelle Probleme, und ihr Einfluss reicht nur bis zur Schnittstelle zwischen Schule und Lehre und nicht weiter.

Mit einer guten Früherkennung wird auch in Zukunft folglich nur ein Teil des Problems gelöst werden können. Mindestens ebenso wichtig ist es, das gesellschaftliche Tabu und damit die Brandmarkungen von „psychisch gestört" weiter aufzulösen. Psychische Störungen machen immer noch sehr vielen Menschen Angst. Hier ist mehr Aufklärung notwendig. Das Wissen um die Dimensionen einer psychischen Krankheit kann es den Betroffenen und deren Umfeld erleichtern, Hilfe anzunehmen – und vor allem: *früh genug* Hilfe anzunehmen.

Kommentar aus der Praxis

Dr. med. Andreas Andreae, früherer Ärztlicher Direktor Integrierte Psychiatrie Winterthur, Präsident Stiftung SOMOSA für schwere Adoleszentenstörungen Winterthur/Zürich

Jugendliche und junge Erwachsene im psychiatrischen Versorgungssystem des Kantons Zürich sind zahlreich. Allein bei den unter 20-Jährigen erfolgen über 1000 Hospitalisierungen jährlich, jedes Jahr sind es mehr. Eine weitaus größere Zahl befindet sich in Fachambulanzen und Praxen in Behandlung. Ängste, Depressionen, Aufmerksamkeits- und Verhaltensprobleme sind die häufigsten Störungen bei den Jüngeren, in der mittleren und späteren Adoleszenz kommen immer mehr Psychosen-, Sucht- und Persönlichkeitserkrankungen hinzu. Bei einer nochmals größeren Zahl bleiben die Störungen und Erkrankungen über Monate, Jahre oder gar die ganze Jugendzeit über unerkannt oder unbehandelt. Die Folgen für die Betroffenen und die Gesellschaft sind massiv. Die „Burden of Diseases", die sich allein aus den Jugendjahren bis zum Alter von Mitte Zwanzig für das spätere Leben ergibt, durch Beeinträchtigung von Arbeitsfähigkeit und Lebensqualität, übersteigt bei weitem die Auswirkungen aller später hinzukommenden Erkrankungen. Im Mittelpunkt steht der verpasste Berufseinstieg und damit das Fehlen des zentralen Pfeilers für Sinnstiftung, Identität und Lebenskraft.

Hier setzen die Autorinnen dieses Kapitels an. Wie lässt sich die Früherkennung von psychischen Auffälligkeiten in der problemanfälligen Transitionsphase zwischen Schule und Beruf verbessern? Die dargestellten Zahlen und Zuwachsraten der Berentungen durch die Invalidenversicherung (IV) bei jungen Leuten verdeutlichen die Problematik in der Schweiz, wo ein hochentwickeltes Gesundheitssystem eigentlich viele Möglichkeiten der Abklärung und Behandlung bieten könnte, aber offensichtlich ungenügend greift. So lautet die zweite Frage: Wie lassen sich im kritischen Übergang von der Schule zum Beruf Möglichkeiten der Früherkennung unter konsequenterem Einbezug des Bildungs- und Beratungsumfeldes optimieren? In der Studie wird erstmals in der Schweiz die potenzielle Expertise von institutionellen Anlaufstellen im Bildungsbereich untersucht, in denen sich Jugendliche mit mehr oder weniger ausgeprägtem Unterstützungsbedarf in bekanntlich großer Zahl melden. Gelingt es, die psychischen Risikofälle in dieser Klientel zu erkennen und trotz Freiwilligkeit frühzeitige Interventionen zu veranlassen?

Die Ergebnisse sind aufschlussreich: Die Früherkennung ist nicht das Problem! Die erfahrenen Beratenden, Coaches und Case Managers der Anlaufstellen erkennen die Risikojugendlichen gut, wahrscheinlich auch deren Vor- und Frühzeichen am Beginn von Störungsentwicklungen. Sie stellen sogar fest, dass durchaus viel Hilfestellung angeboten wird und auch die Eltern nach Möglichkeit einbezogen werden, wenn auch die Zusammenarbeit der verschiedenen Akteure und Instanzen optimierbar ist. Das Hauptproblem sind zwei andere Punkte: zum einen die hohen Barrieren und großen Stigmaängste beim Thema Psychiatrie, welche betroffenen jungen Leute dieser Alters- und Entwicklungsphase – und nicht selten auch ihrem Umfeld – die Problem- und Behandlungseinsicht versperren. Am Negierungs- und Abwehrverhalten junger Patienten scheitern viele Bemühungen um Frühintervention. „Ich bin doch nicht peinlich und Psycho!", ist das typische Statement heutzutage. Manch ein Jugendlicher setzt alles daran, seine psychische Not oder Störung auszublenden, zu maskieren, zu überspielen oder mit Alkohol und Drogen zu lösen – sich nur keine Blöße geben! So schleppt sich ein angst- und schamvoll Gehemmter eher noch in cooler Montur und verdeckt hinter Spiegelbrille und Kapuze unter die Peers. Oder ein wort- und appetitloser Depressiver, der sich seit Wochen im abgedunkelten Zimmer ins Bett zurückgezogen hat, versucht in verzweifelter Selbstinszenierung als Verbarrikadierer und Hungerstreikender in den sozialen Medien zu bestehen. Und eine schwer emotional Instabile und Selbstverletzende findet substitutive Größe und Selbstwirksamkeit in Cybermobbing und applaudierenden Echokammern. Sie alle würden niemals ein psychiatrisches Problem eingestehen wollen. Werden sie als Schul- oder Ausbildungsversager in einer Beratung auf eine Störung angesprochen und zu Konsequenzen gedrängt, brechen sie die Beziehung ab, und ein Teufelskreis aus Verweigerung von Hilfe und Ohnmacht im Helfersystem verschleppt eine dringliche Intervention, bis sie nicht mehr wirksam ist.

Der andere aus der Studie ableitbare zentrale Punkt ist der adoleszente Identitätsstatus, der mit der Stigmatisierung zum herausragenden Problemkomplex der Früherkennungsstrategien verbunden ist. Die Beratenden schildern eindrücklich, wie häufig sie um die fragile Allianz mit dem psychisch auffälligen Jugendliche fürchten müssen und im Dilemma von Kooperation und Konfrontation die Beratungsbeziehung nicht aufs Spiel setzen möchten. Die Zumutung eines „Andersseins" mitten im zumeist noch diffusen Stadium der adoleszenten Selbstfindung ist vielen jungen Menschen nicht erträglich. Dieses Problem stellt sich nahezu identisch auch in den Früherkennungszentren der Psychiatrie. Ein überwiegender Teil von zugewiesenen Jugendlichen und jungen Erwachsenen erscheint erst gar nicht, andere lassen sich trotz eines spezialisierten entwicklungsgerechten und motivierenden Erstinterviews nicht mehr blicken. Auch ein behördlicher Druck über eine gesetzliche Maßnahme der Kinder- und Erwachsenenschutzbehörde oder der IV macht kaum einen Unterschied. Aussagen aus der vorliegenden Studie weisen denn auch auf die wesentlichen Aspekte hin, die in der Verbesserung der Früherkennung und -behandlung von grundlegender Bedeutung sind: eine adoleszenzgerechtere Berücksichtigung des Autonomiefaktors, eines entwicklungsförderlichen Spiel- und Experimentierraums junger Menschen und des Stellenwertes der Peers. Die heutige Jugendgeneration versteht sich weit weniger als früher bloß als Heranwachsende, sondern als selbstbewusste eigenständige Populationsgruppe in einer breiten lebenszyklischen Zeitspanne von nahezu zwei Jahrzehnten, das zeigen auch die jüngsten Shell-Jugendstudien auf. Hierarchie- und Autoritätsgläubigkeit sind darin überholt und paternalistische Fürsorge und Hilfe wird abgelehnt. Orientierung,

Vertrauen und Rat wird überwiegend in der Peergroup gefunden und kaum noch in der älteren Erwachsenengeneration.

Was bedeutet dies für verbesserte Früherkennungsstrategien? Viel Aufmerksamkeit hat inzwischen der integrale adoleszentenpsychiatrische Ansatz für 14- bis 25-Jährige mit flexiblen populations- und (sub-)kulturgerechten Behandlungszentren in Australien gefunden. Nach Jahren der Versuche mit Früherkennungszentren – lange Zeit mit Fokus auf Schizophrenien – ist man zu einem sogenannten transdiagnostischen Ansatz in jugendgerechten, ökologisch validen Settings übergegangen. In mittlerweile zu Dutzenden über das Land verteilten „Headspaces" finden junge Leute in einer Art Jugendzentrum einen weitgehend entstigmatisierten Freizeit-, Beratungs-, Animations- und Hilferaum mit vielen gleichgesinnten, zugewandten oder problemerfahrenen Peers und angemessen unterstützenden Professionellen. Diese stellen nicht primär Diagnosen, sondern erarbeiten mit den Betroffenen, Peers, Angehörigen, Ausbildern und Arbeitgebern pragmatische Wissensvermittlungs-, Problemlösungs-, Trainings- und Behandlungsprogramme. Die USA, Irland und Deutschland folgen mit Pilotmodellen diesem Beispiel. In der Schweiz besteht im Jugendbereich eine besondere, auch international beachtete Tradition der Zusammenarbeit zwischen Departementen und Angeboten aus dem Bildungs-, Sozial-, Gesundheits- und Justizwesen. Eine noch bessere Vernetzung dieser gut aufgestellten Versorgungspartner zur Herausbildung einer spezifischen Kompetenz und Interdisziplinarität in der Früherkennung von psychischen Störungen und in Programmen der Arbeitsintegration wäre nach der vorliegenden Studie von großem Vorteil. Die zentrale Folgerung aus der Studie dürfte aber auch für die Schweiz die Schaffung von zusätzlichen adoleszenzgerechten stigmafreien Anlaufzentren sein, welche eigenverantwortlich entwickelbare Unterstützungsprogramme der Problemlösung stimulieren.

Literatur

Achenbach, T. M., McConaughy, S. H., & Howell, C. T. (1987). Child/adolescent behavioral and emotional problems: Implications of cross-informant correlations for situational specificity. *Psychological bulletin*, *101*(2), 213.

Ajdacic-Gross, V., & Graf, M. (2003). *Bestandesaufnahme und Daten zur psychischen Epidemiologie (Obsan Bericht 2)*. Neuchâtel: Schweizerisches Gesundheitsobservatorium.

Amminger, G. P., Henry, L. P., Harrigan, S. M., Harris, M. G., Alvarez-Jimenez, M., Herrman, H., & McGorry, P. D. (2011). Outcome in early-onset schizophrenia revisited: findings from the Early Psychosis Prevention and Intervention Centre long-term follow-up study. *Schizophrenia Research*, *131*(1–3), 112–119. https://doi.org/10.1016/j.schres.2011.06.009.

Baer, N., & Cahn, T. (2009). Psychische Gesundheitsprobleme. In K. Meier (Hrsg.), *Gesundheit in der Schweiz. Nationaler Gesundheitsbericht 2008* (S. 211–230). Bern: Hogrefe.

Baer, N., Frick, U., & Fasel, T. (2009). *Dossieranalyse der Invalidisierungen aus psychischen Gründen: Typologisierung der Personen, ihrer Erkrankungen und Berentungsverläufe. Bericht im Rahmen des mehrjährigen Forschungsprogramms zu Invalidität und Behinderung (FoP-IV)*. Bern: Bundesamt für Sozialversicherungen BSV.

Baer, N., Frick, U., Fasel, T., & Wiedermann, W. (2011). *Schwierige Mitarbeiter. Wahrnehmung und Bewältigung psychisch bedingter Problemsituationen durch Vorgesetzte und Personalverantwortliche. Eine Pilotstudie in Basel-Stadt und Basel-Landschaft*. Bern: BSV.

Bundesamt für Sozialversicherung. (2010). Kreisschreiben über Invalidität und Hilflosigkeit in der Invalidenversicherung. Bern. https://www.bsvlive.admin.ch/vollzug/storage/documents/3950/3950_7_de.pdf. Zugegriffen: 08. Sept. 2017.

Bundesamt für Sozialversicherungen. (2015). Syntheseberricht zum zweiten IV-Forschungsprogramm (2010–2015). Bern: Bundesamt für Sozialversicherungen.

Caplan, G. (1964). *Principles of preventive psychiatry*. Oxford, England: Basic Books.

Dixon, L. B., Goldman, H. H., Bennett, M. E., Wang, Y., McNamara, K. A., Mendon, S. J., … Essock, S. M. (2015). Implementing coordinated specialty care for early psychosis: The RAISE connection program. *Psychiatric Services, 66*(7), 691–698. https://doi.org/10.1176/appi.ps.201400281.

Farmer, T. W., Farmer, E. M., & Gut, D. M. (1999). Implications of social development research for school-based interventions for aggressive youth with EBD. *Journal of Emotional and Behavioral Disorders, 7*(3), 130–136.

Fergusson, D. M., Horwood, L. J., & Woodward, L. J. (2001). Unemployment and psychosocial adjustment in young adults: causation or selection?. *Social Science & Medicine, 53*, 305–320.

Foley, D. L., Rutter, M., Angold, A., Pickles, A., Maes, H., Silberg, J., & Eaves, L. (2005). Making sense of informant disagreement for overanxious disorder. *Journal of Anxiety Disorders, 19*(2), 193–210.

Green, C., Firemark, A., Wisdom, J. P., & Wolfe, L. (2012). Engaging youths with serious mental illness in treatment: STARS study consumer recommendations. *Psychiatric Rehabilitation Journal, 35*(5), 360–368.

Hain, P. (2001). *Das Geheimnis therapeutischer Wirkung*: Carl-Auer-Systeme Heidelberg.

Karver, M. S. (2006). Determinants of multiple informant agreement on child and adolescent behavior. *Journal of Abnormal Child Psychology, 34*(2), 242–253.

Kieselbach, T., & Beelmann, G. (2006). Arbeitslosigkeit und Gesundheit: Stand der Forschung. In A. Hollederer & H. Brand (Hrsg.), *Arbeitslosigkeit, Gesundheit und Krankheit*. Bern: Huber.

Kraemer, H. C., Measelle, J. R., Ablow, J. C., Essex, M. J., Boyce, W. T., & Kupfer, D. J. (2003). A new approach to integrating data from multiple informants in psychiatric assessment and research: Mixing and matching contexts and perspectives. *American Journal of Psychiatry, 160*(9), 1566–1577.

Larsen, T. K., Friis, S., Haahr, U., Joa, I., Johannessen, J., Melle, I., & Vaglum, P. (2001). Early detection and intervention in first-episode schizophrenia: a critical review. *Acta Psychiatrica Scandinavica, 103*(5), 323–334.

Lauber, C., & Rössler, W. (2001). Early detection of schizophrenic psychoses. *Praxis, 90*(22), 987–992.

Marcus, M. A., Westra, H. A., Eastwood, J. D., Barnes, K. L., & Group, M. M. R. (2012). What are young adults saying about mental health? An analysis of Internet blogs. *Journal of Medical Internet Research, 14*, 1.

McGorry, P. D., Yung, A. R., Phillips, L. J., Yuen, H. P., Francey, S., Cosgrave, E. M., … Blair, A. (2002). Randomized controlled trial of interventions designed to reduce the risk of progression to first-episode psychosis in a clinical sample with subthreshold symptoms. *Archives of General Psychiatry, 59*(10), 921–928.

Pescosolido, B. A. (2013). The public stigma of mental illness: What do we think; what do we know; what can we prove?. *Journal of Health and Social Behavior, 54*(1), 1–21.

Rickwood, D., Deane, F. P., Wilson, C. J., & Ciarrochi, J. (2005). Young people's help-seeking for mental health problems. *Australian E-Journal for the Advancement of Mental Health, 4*(3), 218–251.

Rienk, P. (2017). Junge Menschen mit gesundheitlichen Einschränkungen: Rentenvermeidende und Aktivierende Massnahmen. In B. f. Sozialversicherungen (Hrsg.), Bundesamt für Sozialversicherungen, Bern.

Rosenheck, R., Mueser, K. T., Sint, K., Lin, H., Lynde, D. W., Glynn, S. M., & Kane, J. M. (2016). Supported employment and education in comprehensive, integrated care for first episode psychosis: Effects on work, school, and disability income. *Schizophrenia Research*. https://doi.org/10.1016/j.schres.2016.09.024.

Rudin, M., Dubach, P., & Stutz, H. (2012). Arbeitslosigkeit und Sozialhilfebezug von Jugendlichen und jungen Erwachsenen in Basel. Ein Vergleich mit anderen Schweizer Städten. Bern.

Schuler, D., & Burla, L. (2012). *Psychische Gesundheit in der Schweiz. Monitoring 2012* ((Obsan Bericht 52)). Neuchâtel: Schweizerisches Gesundheitsobservatorium.

Schuler, D., Tuch, A., Buscher, N., & Camenzind, P. (2016). *Psychische Gesundheit in der Schweiz (Obsan Bericht 72)*. Neuchâtel: Schweizerisches Gesundheitsobservatorium.

Sourander, A., Multimäki, P., Santalahti, P., Parkkola, K., Haavisto, A., Helenius, H., … Moilanen, I. (2004). Mental health service use among 18-year-old adolescent boys: a prospective 10-year follow-up study. *Journal of the American Academy of Child & Adolescent Psychiatry, 43*(10), 1250–1258.

10 Jahre IFBB: zur beruflichen und persönlichen Entwicklung der Programmteilnehmerinnen

Agnes von Wyl, Michaela Hoffet Stastny und Barbara Zimmermann

© Springer-Verlag GmbH Deutschland, ein Teil von Springer Nature 2018
F. Sabatella, A. von Wyl (Hrsg.), *Jugendliche im Übergang zwischen Schule und Beruf*,
https://doi.org/10.1007/978-3-662-55733-4_8

8.1   Der Berufseinstieg von jungen Frauen

8.1.1 Die Bedeutung des Selbstwerts

Das Erlernen eines Berufes und damit verbunden die Möglichkeit, für sich selbst sorgen zu können, ist ein wichtiger Entwicklungsschritt für die Ausbildung der sozialen und personalen Identität (Zimbardo und Gerrig 2008). Der Berufsfindungsprozess ist folglich als Teil der Identitätsentwicklung in der Adoleszenz anzusehen. Die Phase der Adoleszenz ist allerdings für viele eine Phase mit relativ schwach ausgeprägtem Selbstbewusstsein und Selbstwertgefühl (Santrock 2013). Das Selbstwertgefühl ist in dieser Phase sehr stark von äußeren Bedingungen abhängig und fluktuiert stark (Baldwin und Hoffmann 2002). Dies gilt noch mehr für Frauen: Junge Frauen verfügen grundsätzlich über ein weniger ausgeprägtes Selbstvertrauen als junge Männer (Baldwin und Hofmann 2002). Erklären lässt sich dieser Umstand mit Sozialisationsfaktoren, durch die Frauen vermittelt wird, nicht so leistungsfähig zu sein wie Männer. Des Weiteren werden Mädchen häufiger dazu erzogen, sich sozial anzupassen, wohingegen Jungen eher dazu ermutigt werden, sich durchzusetzen (Block und Robins 1993). Die Ressource Selbstvertrauen ist aber von zentraler Bedeutung, um am Arbeitsmarkt zu bestehen (Stamm et al. 2012). Der Aufbau eines gesunden Selbstvertrauens müsste daher bei allen Jugendlichen gefördert werden, insbesondere jedoch bei jungen Frauen (Hammarström et al. 1988).

8.1.2 Schwieriger Berufseinstieg für Frauen

Für Frauen gestaltet sich der Berufseinstieg schwieriger als für Männer. Zwar sind die schulischen Leistungen junger Frauen durchschnittlich besser als die junger Männer, dennoch dauert es bei ihnen länger, bis sie sich beruflich etablieren können (Granato 2013). Zudem werden gewisse Berufe wie Berufe im Bereich der Gesundheit und Körperpflege nach wie vor eher von Frauen bevorzugt, technische und handwerkliche Berufe hingegen eher von Männern (FFG 2011). Für Frauen, die eine weniger gute Schulausbildung haben, wirkt sich negativ aus, dass die Berufe für weniger gut ausgebildete Schulabgängerinnen und Schulabgänger eher „Männerberufe" sind (Sacchi et al. 2011). Dies trägt dazu bei, dass schlecht ausgebildete junge Frauen eher einer ungelernten Arbeit nachgehen oder arbeitslos werden (Preiss 1996).

Ein weiterer nicht zu unterschätzender Faktor, der sich ungünstig auf den Verlauf der Ausbildung auswirkt, ist eine frühe Mutterschaft. Etliche Studien weisen darauf hin, dass frühe Mutterschaft mit einer schlechten Ausbildung und Arbeitslosigkeit in Zusammenhang steht (Miller-Lewis et al. 2005). Fergusson et al. (2001) konnten sogar nachweisen, dass das Risiko, schwanger zu werden, zunimmt, je länger junge Frauen arbeitslos sind. Die Autoren der Untersuchung gehen davon aus, dass die jungen Frauen ihre Berufsziele bei der Ausbildungs- oder Stellensuche zurückstecken und familiäre Ziele wichtiger werden, wenn sie andauernd Misserfolge erleben. Der Umstand, dass Arbeitslosigkeit und frühe Mutterschaft zusammenhängen, bedeutet indirekt, dass diejenigen Frauen früh Mutter werden, die weder über emotionale noch finanzielle Ressourcen in ausreichendem Maß verfügen (Miller-Lewis et al. 2005). Die Voraussetzungen dieser jungen Frauen für die Mutterschaft sind also nicht ideal.

8.1.3 Weitere erschwerende Faktoren für den Berufseinstieg

Von zentraler Bedeutung für die berufliche und persönliche Entwicklung von Jugendlichen ist die familiäre Herkunft. Die Unterstützung, die Jugendliche aus ihrem Elternhaus erfahren, kann entscheidend für ihre weitere berufliche Entwicklung sein. Nach Mey (2008) sind es vor allem die Eltern, die Jugendliche in krisenhaften Situationen unterstützen und sie davon abhalten, die Schule oder die Lehre abzubrechen. Auch die Untersuchung von Yabiku et al. (1999) zeigte auf, wie wichtig eine gute Beziehung innerhalb der Familie ist, da sich diese positiv auf das Selbstwertgefühl der Jugendlichen auswirken kann. Fehlende familiäre Unterstützung kann hingegen zu einem geringen Selbstwertgefühl der Jugendlichen führen und birgt die Gefahr, dass Entwicklungsaufgaben wie die Berufswahl nicht gemeistert werden (Birkeland et al. 2012).

Nebst einer fehlenden familiären Unterstützung kann sich auch ein Migrationshintergrund negativ auf die berufliche Entwicklung von Jugendlichen auswirken, insbesondere dann, wenn er mit einer sozial benachteiligten Lage der Herkunftsfamilie einhergeht. Dies bedeutet, dass diese Jugendlichen nicht über ausreichende Ressourcen für einen erfolgreichen Berufseinstieg verfügen (Roth und Siegert 2013). Des Weiteren werden Migrationserfahrungen generationenübergreifend weitergegeben und sind wichtiger Inhalt innerfamiliärer Sozialisation. Viele Ersteinwanderer fühlen sich in ihrer kulturellen Identität gefährdet. Dieses Gefühl geben sie an ihre Kinder weiter (Lajios 1991). Verstärkt wird dieses Gefühl dadurch, dass oft Unterschiede in den Wertesystemen der Herkunftsländer und der Einreiseländer existieren. Diese Unterschiede können zu Konflikten führen, wenn die Jugendlichen der zweiten Einwanderergeneration versuchen, sich in ihren Peergroups zu etablieren. Diese Peergroups wären aber für die persönliche Identitätsentwicklung von großer Wichtigkeit (Lajios 1991). Hinzukommt, dass Eltern mit Migrationshintergrund ihre Kinder oft nicht in genügendem Maß bei der Ausbildung unterstützen können, da ihnen die notwendigen Informationen und das entsprechende informelle Netzwerk fehlen (Granato 2013; Hupka und Stalder 2004).

8.2 Methode

8.2.1 Ziel der vorliegenden Untersuchung

Das IFBB hat zum Ziel, junge Schweizerinnen und Migrantinnen im Alter von 16 bis 25 Jahren so zu fördern, dass sie eine Erstausbildung machen können. Das Programm ist außerdem ausdrücklich so konzipiert, dass auch junge Mütter teilnehmen können. In der vorliegenden Studie wurde evaluiert, ob die jungen Frauen eine Lehrstelle fanden, und falls ja, ob sie diese auch abschließen konnten; zudem wurde erfragt, inwieweit sie gemäß ihrer Selbsteinschätzung sonst vom Programm profitiert hatten.

8.2.2 Design und Stichprobe

Für die empirische Untersuchung wurden alle 165 Akten der ehemaligen Teilnehmerinnen gesichtet, die seit Beginn im Jahr 2003 bis im September 2013 aus dem Programm ausgetreten waren. Der Austritt hatte stattgefunden, weil sie entweder das Programm beendet hatten oder weil es zu einem Programmabbruch gekommen war. Durch diese Akteneinsicht konnten umfassende Informationen über die jeweilige Ausgangslage der Teilnehmerinnen erfasst werden. Aus den Dossiers wurden somit quantitative Daten erhoben. Alle ehemaligen Teilnehmerinnen, von denen noch gültige Adressen vorhanden waren, wurden für die Auswertung angeschrieben und über die Evaluation informiert. Auf diese Vorabinformation folgte eine telefonische Kurzbefragung derjenigen 45 Teilnehmerinnen, die erreichbar waren und sich für eine Befragung zur Verfügung stellten. Vor allem ungültige Telefonnummern und E-Mail-Adressen machten es unmöglich, mehr Teilnehmerinnen zu erreichen. Die Kurzbefragung diente der Überprüfung der Nachhaltigkeit des Programms. Untersucht wurde dabei nicht nur die berufliche, sondern auch die persönliche Entwicklung der ehemaligen Teilnehmerinnen. Von diesen 45 Frauen waren 23 Frauen bereit, an einem zusätzlichen qualitativen Interview teilzunehmen. Die Frauen wurden von September bis Dezember 2013 in den Räumlichkeiten des IFBB befragt. Die Interviews dauerten zwischen 25 Minuten und einer Stunde.

Der Vergleich der gewonnenen Informationen der befragten Frauen mit den Informationen der Auswertung der Dossiers hat ergeben, dass die telefonisch befragten Frauen nicht repräsentativ für die gesamte Stichprobe sind. Beispielsweise waren die Frauen mehrheitlich im letzten Jahr vor der Befragung aus dem Programm ausgetreten. Auch waren unter den befragten Frauen überdurchschnittlich viele Mütter.

8.2.3 Die Methode des IFBB

Eine besondere Stärke des IFBB-Programms ist das Ziel, ein realistisches Selbstbild zu etablieren und das Selbstbewusstsein sowie die Selbstwirksamkeit zu stärken. Diese Elemente tragen der psychologischen Komponente des Eintritts in die Erwerbstätigkeit Rechnung.

Die Förderung eines realistischen Selbstbildes wird im IFBB-Programm in drei Phasen unterteilt. Die *erste Phase* dient dabei der Erkundung von verschiedenen Berufen. Die Jugendlichen setzen sich stark mit ihren Erwartungen und Vorstellungen zu den verschiedenen Berufen auseinander. Diese Explorationsphase dauert ca. 3 Monate. Erst in der anschließenden *zweiten Phase* werden Bewerbungen geschrieben und Schnupperlehren gemacht. Die *dritte Phase* dient dann dem Absolvieren eines Praktikums.

8.3   Ergebnisse

8.3.1 Auswertung der Dossiers

Die Auswertung der 165 Dossiers hat ergeben, dass ein Großteil der Frauen (63 %) bei Eintritt in das Programm nur über eine Schulbildung im Bereich der Grundanforderungen verfügte oder eine Kleinklasse oder Sonderschule besuchte. Der durchschnittliche IQ der untersuchten Frauen, gemessen anhand des Wechsler Intelligenztests für Erwachsene (Von Aster et al. 2006), lag bei 88 Punkten und somit im unteren Normbereich. 78 % der jungen Frauen stammten aus Familien mit einem Migrationshintergrund; dabei waren die Türkei und Balkanländer am stärksten vertreten. 54 % dieser Frauen lebten aber schon seit ihrer Geburt in der Schweiz. Weitere Merkmale sind ◘ Tab. 8.1 zu entnehmen.

Die durchschnittliche Aufenthaltsdauer der Teilnehmerinnen im Programm betrug 6,5 Monate. 48 % der Frauen brachen das Programm frühzeitig ab (◘ Abb. 8.1). Somit haben 89 Teilnehmerinnen das Programm zu Ende geführt. Von diesen 89 Teilnehmerinnen haben

◘ Tab. 8.1   Merkmale und Lebensumstände der Teilnehmerinnen (n = 165)

Merkmal	Anzahl Frauen	in%
Allgemein		
Frühe Mutterschaft	22	13,3
IV involviert	30	18,2
Körperliche Beeinträchtigung	22	13,3
Psychische Probleme	94	57
Sozialhilfeempfängerinnen	63	38,2
Angaben zu Elternhaus und Kindheit		
Kindheit (z. T.) in Heimen/bei Pflegeeltern	10	6,1
Psychische Probleme eines Elternteils	12	7,3
Arbeitslosigkeit mindestens eines Elternteils	9	5,5
IV-Rentenbezug mindestens eines Elternteils	29	17,6
Eltern getrennt/Vater unbekannt	58	35,1
Ein Elternteil verstorben	13	7,9
Migrationshintergrund		
Rein schweizerische Herkunft	36	21,8
Migrationshintergrund	129	78,2
Davon seit Geburt/Vorschulzeit in der Schweiz	90	54,5
Besuchter Schultyp		
Erweitertes Profil	17	10,3
Kleinklasse/Sonderschule	21	12,7
Grundanforderungen	81	49,1

Die Kategorie „Allgemein" bildet mögliche Mehrfachantworten ab.

39 eine Lehrstelle gefunden; 42 Teilnehmerinnen konnten ein Praktikum antreten oder eine weiterführende Schule besuchen, für 8 Teilnehmerinnen konnte keine Anschlusslösung gefunden werden, obwohl sie das gesamte Programm absolviert hatten. ◘ Abb. 8.2 zeigt die Verteilung von Programmabschlüssen und Anschlusslösungen der 45 Teilnehmerinnen, die an der anschließenden Kurzbefragung teilgenommen haben.

8.3.2 Ergebnisse aus den telefonischen Kurzbefragungen: Nachhaltigkeit

Insgesamt 60 % der Frauen waren erfolgreich ins Berufsleben eingetreten. Nicht gelungen war der Einstieg in die Arbeitswelt hingegen bei 22 % der ehemaligen Teilnehmerinnen. Bei 18 % konnte noch keine klare Aussage gemacht werden (◘ Tab. 8.2).

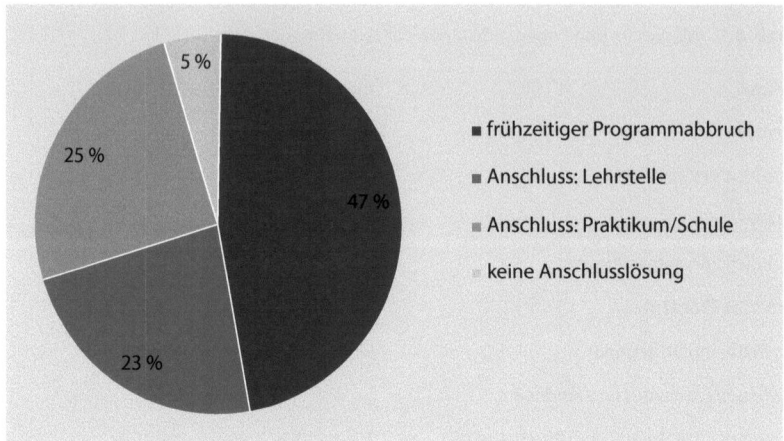

◘ Abb. 8.1   Programmabbrüche und Anschlusslösungen der Gesamtstichprobe (N = 165)

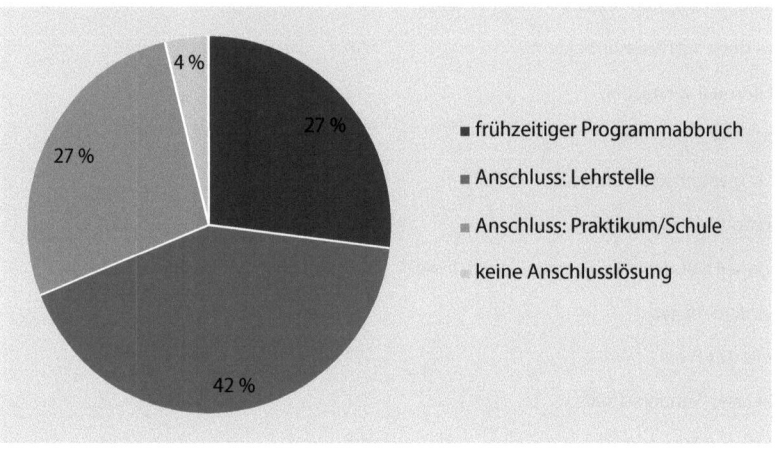

◘ Abb. 8.2   Programmabbrüche und Anschlusslösungen der Kurzbefragung (N = 45)

◘ Tab. 8.2 Berufliche Situation nach IFBB-Austritt, zum Zeitpunkt der Befragung.		
Berufliche Situation	**Anzahl Frauen**	**in%**
Abgeschlossene Ausbildung oder in der Lehre	27	60
Mehr als 4 Jahre nach IFBB-Austritt noch in Erstausbildung/frühzeitiger Programmabbruch wegen Schwangerschaft und Geburt	8	18
Lehrabbruch/keine oder unqualifizierte Arbeitstätigkeit	10	22
Stichprobe aus der Kurzbefragung, n = 45		

Die Frage, wie hilfreich sie im Rückblick ihren Aufenthalt im IFBB einschätzten, beantworteten 41 der 45 Frauen: 16 bezeichneten das IFBB als „sehr hilfreich", 15 als „eher hilfreich", 8 als „nicht besonders hilfreich" und 2 beurteilten den Aufenthalt als „nicht hilfreich".

8.3.3 Ergebnisse aus den qualitativen Interviews

Die Informationen aus den qualitativen Interviews wurden in drei Hauptkategorien aufgeteilt:
1. Individuelle Ausgangslage der Teilnehmerinnen,
2. Ziele des IFBB
3. Situation nach dem Austritt aus dem IFBB.

Individuelle Ausgangslage der Teilnehmerinnen

Bei der Befragung der Teilnehmerinnen nach ihrer individuellen Ausgangslage wurde deutlich, dass für fast alle psychische Belastungen ein großes Thema waren. Diese gingen in manchen Fällen zusätzlich mit körperlichen Leiden einher. Die Teilnehmerinnen erzählten von Konzentrationsschwierigkeiten, einem generellen Gefühl von Überforderung und depressiven Verstimmungen, womit die überwiegend schlechten Schulnoten und die erfolglose Lehrstellensuche erklärt werden können. „Ich habe einfach nicht mehr gemocht … Ich war ein bisschen aus der Bahn geworfen", berichtete eine Teilnehmerin.

Kaum eine der Befragten erhielt bei der Lehrstellensuche Hilfe von den Eltern, teilweise auch, weil diese der deutschen Sprache nicht mächtig waren. Einige berichteten aber auch von einem hohen Erwartungsdruck der Eltern, eine Ausbildung zu finden. Sofern noch Kontakt zu den Eltern bestand, sprachen viele Programmteilnehmerinnen von problematischen Familienverhältnissen. So beschrieben einige der jungen Frauen, dass sie sehr viel Verantwortung und viele Aufgaben in ihrer Herkunftsfamilie übernehmen müssten. Teilweise waren sie auch für die Pflege von Familienmitgliedern und die Erziehung von Geschwistern zuständig.

Beeindruckend war die große Bedeutsamkeit der Peergroup für die jungen Frauen. Die Peergroup schien oft wegweisend für die Berufswahl zu sein. So wurde nicht selten ein Beruf ergriffen, den die Mehrheit der Freundinnen und Freunde ebenfalls gewählt hatten: „Alle meine Kolleginnen, die machten Büroassistentin." Neben dem Umstand, dass Freundinnen und Freunde einen gewissen Druck ausübten, sprangen sie manchmal aber auch als Ersatzfamilie ein.

Viele der Teilnehmerinnen hatten Heimerfahrungen hinter sich, was sich in der Beziehung zu den Sozialarbeitenden des IFBB bemerkbar machen konnte. Die Teilnehmerinnen waren es bereits gewohnt, eine Bezugsperson zugeteilt zu bekommen. Die Wiederholung dieser Erfahrung hat bei einigen dazu geführt, dass sie nicht mehr offen waren, sich schon wieder auf eine solche Beziehung einzulassen.

Über die Hälfte der Teilnehmerinnen hatte außerdem Erfahrung mit der Sozialhilfe. Für die meisten war die Situation als Sozialhilfeempfängerin sehr unangenehm und von finanziellen Sorgen geprägt. Die zahlreichen Mütter der Befragung empfanden ihre Situation zwar als schwierig, sie berichteten aber auch von der stark motivierenden Komponente der Mutterschaft. Die Kursteilnehmerinnen sahen in ihren Kindern einen Lebenssinn und wollten ihnen möglichst viel bieten können.

Bei vielen Frauen zeigten sich in den Interviews traditionell geprägte Rollenbilder. So wurden Verhaltensunterschiede zwischen Männern und Frauen von vielen als „naturgegebene" Unterschiede erklärt: Während den Männern Entschlossenheit und Führungskompetenzen zugeschrieben wurden, wurden die Frauen zum einen als unfähig, sich zu entscheiden, beschrieben „wir wissen doch nicht, was wir wollen", zum anderen als sensibler. Letzteres wurde jedoch als Stärke gewertet. Im Hinblick auf die Berufswahl zogen die Frauen fast ausschließlich klassische Frauenberufe in Erwägung.

Der Eintritt in das IFBB-Programm geschah nur in seltenen Fällen aus eigener Motivation heraus. Die bei Motivationssemestern übliche Auszahlung eines Taggeldes konnte entscheidend für eine Teilnahme sein. Oft geschah der Eintritt aufgrund von zuweisenden Stellen wie die RAV, einer Wohneinheit oder auch aufgrund von Druck aus dem Elternhaus.

Die Erwartungen der Kursteilnehmerinnen an das Programm waren dementsprechend vielfältig. Die einen versprachen sich kaum etwas vom Aufenthalt, wohingegen andere das Programm als letzte Chance betrachteten. Auch inhaltlich unterschieden sich die Erwartungen. Die meisten Kursteilnehmerinnen erhofften sich jedoch Hilfe, um eine Lehrstelle zu finden sowie schulische Lücken zu füllen. In einigen Fällen wurde zusätzlich auch eine Stärkung des Selbstbewusstseins angestrebt und erhofft.

Ziele des IFBB

Der IFBB setzt sich die nachhaltige Vermittlung der Programmteilnehmerinnen in den Arbeitsmarkt zum Hauptziel. Zu den Teilzielen gehört unter anderem die Vermittlung von Wissen und Können, aber auch die Arbeit am eigenen Selbstbild.

Gefragt nach der Einschätzung der IFBB-Ziele, bewerteten die meisten Teilnehmerinnen das schulische Angebot und die Unterstützung im Bewerbungsprozess als positiv und sinnvoll. Individualisiertes Lernen, gezieltes Schreiben von Bewerbungen und das Absolvieren von Schnupperlehren hätten neue Perspektiven eröffnet. „Wie gesagt, durch Umwege sieht man halt Sachen, die man auf dem direkten Weg nicht sieht", bemerkte eine der jungen Frauen. Mit der neu gewonnenen Erfahrung aus den Schnupperbetrieben gelang es einigen, sich von der Fixierung auf einen bestimmten Beruf zu lösen.

Für viele der jungen Programmteilnehmerinnen war es eine ungewohnte Umstellung, einer regelmäßigen Tagesstruktur nachzugehen. Während einige dies als positiven Anstoß empfanden, nahmen es andere als einengenden Zwang wahr. Ähnlich kam einigen das konsequente Durchsetzen von Regeln in der aktuellen Situation wie Schikane vor. Rückblickend sahen jedoch die meisten einen Sinn darin, an ihrer Pünktlichkeit und Zuverlässigkeit zu arbeiten. Auch das Übernehmen von Verantwortung zur Förderung der selbstständigen Arbeit wurde unterschiedlich aufgefasst. Während es für die einen wichtig für die eigene Selbstsicherheit war, fühlten sich die anderen überfordert damit, selbstverantwortlich an schulischen oder berufsvorbereitenden Aufgaben zu arbeiten.

Die erste dreimonatige Phase wird am IFBB ausschließlich damit verbracht, Berufsbilder kennenzulernen, verschiedene Tests zu durchlaufen und ein Portfolio mit den eigenen Stärken und Schwächen zu erstellen, und an einem realistischen Selbstbild zu arbeiten. Dafür brachten rückblickend nur wenige Verständnis und Geduld auf: „Denn man ist unter Druck, da man keine Stelle hat, und dann hat man mit den Sozialarbeitern noch ein Gespräch!" Im IFBB hat die Auseinandersetzung mit den eigenen Stärken und Schwächen einen hohen Stellenwert. Auch wenn es für manche eine große Herausforderung ist, sich dieser Selbstreflexion in einer Gruppe zu stellen: „Dass alle mitbekommen, welche Schwächen du hast … Ich hätte es lieber ein bisschen privater gehalten." Andere schätzten das Kompetenztraining dagegen sehr: „Das habe ich immer wichtig gefunden. Das hat mir immer gut getan." Die zusätzlichen persönlichen Rückmeldungen und Konfrontationen durch die Bezugspersonen wurden auch im Nachhinein ambivalent eingeschätzt. Einerseits galten sie als hilfreich zur Erarbeitung eines realistischen Selbstbildes, andererseits wurden sie als starker Eingriff in die Autonomie wahrgenommen, Letzteres besonders von jenen Frauen, die eine stark belastete Kindheit hatten.

Selbstbewusstsein und Selbstwirksamkeit wurden auch dadurch gefördert, dass kleine Erfolge und Fortschritte gelobt wurden. Eine Teilnehmerin ergänzte, dass im zwischenmenschlichen Kontakt vermittelt wurde, „dass ich nicht irgendjemand bin oder nur eine Nummer oder so. Man hat mich als Person angeschaut". Dies war für viele Teilnehmerinnen eine neue Erfahrung. Die meisten interviewten Frauen konnten ihre spezifischen Stärken benennen. Einige dieser Stärken wurden erst im Laufe des Programms erkannt oder neu erlernt. Die Förderung der individuellen Stärken, aber auch einer höheren Frustrationstoleranz trug maßgeblich zum erfolgreichen Verarbeiten von Misserfolgen und Rückschlägen bei.

Dass das IFBB als reine Frauenorganisation besteht, trug einerseits Konfliktpotenzial mit sich, wurde von den meisten Teilnehmerinnen jedoch als positiv empfunden. Besonders dann, wenn über frauenspezifische Themen wie den eigenen Körper gesprochen wurde. Die Anwesenheit eines Mannes wäre als „mega unangenehm" empfunden worden. Einige standen der reinen Frauengruppe jedoch kritisch gegenüber, da diese mit „Zickereien" und „Drama" erlebt wurde. Der Großteil war sich dennoch einig, dass trotz der vielen Konflikte am Ende oft ein Gefühl von Zusammengehörigkeit entstand. Dies bot wiederum Potenzial zur Orientierung; ebenfalls ermöglichte es die Abgrenzung der eigenen Identität als Frau von den anderen Frauen.

Die meisten Teilnehmerinnen erlebten die multikulturelle Zusammensetzung der Gruppe als „Normalität", auch wenn diese Vielfältigkeit die Integration anspruchsvoll gestaltete: „Wir waren alle sehr anders …; alle waren sehr speziell." Das familienähnliche Zusammenleben mit allen Vor- und Nachteilen wurde von den jungen Frauen geschätzt: „Es ist mehr so ein Zusammenleben, irgendwie. Es ist nicht nur Schule. Es ist halt ein wenig wie eine WG." Als maßgeblich zu dieser vertrauensvollen Atmosphäre beitragend wurden die tragfähigen Beziehungen zu den Bezugspersonen beschrieben: „Also, es tut gut zu wissen, dass es jemanden gibt, der ein wenig zu dir schaut" und „Sie gaben uns wirklich das Gefühl, uns helfen zu wollen". Trotzdem sahen die Teilnehmerinnen auch ein, dass es „an uns liegt, ob wir uns helfen lassen oder nicht". Für einige bedeutete dies, ihre Kommunikationskompetenzen zu erweitern oder gar neu erlernen zu müssen, um Gefühle und Gedanken benennen zu können.

Situation nach dem Austritt aus dem IFBB

Bemerkenswert waren die Unterschiede zwischen denjenigen Teilnehmerinnen, die erfolgreich in den Arbeitsmarkt eintraten und in diesem auch bestehen konnten, im Vergleich zu jenen, denen dies nicht gelang.

Die erste Gruppe zeichnete sich vor allem darin aus, erreichte Erfolge dem persönlichen Einsatz und der eigenen Leistungsbereitschaft zuzuschreiben. Dies erfüllte die jungen Frauen mit Stolz: „Bei der [Ausbildung zur] Fachfrau, da hab ich dann alles gegeben. Da habe ich recht lange wirklich Freude gehabt und gemeint, die ganze Welt gehört mir, und ich schaffe alles." Dieser Gruppe gelang es zudem, auch bei Herausforderungen durchzuhalten und persönliche Abneigungen zu überwinden. Die Frustrationstoleranz war hoch genug, um wenigstens bis zum Lehrabschluss durchzuhalten: „Es gefällt mir gar nicht. Also ich habe dort eigentlich gar nicht arbeiten wollen … Ich meine, ich gebe mein Bestes für das Arbeitszeugnis." Sie schafften es, Berufswünsche den realen Gegebenheiten anzupassen und durch die Konfrontation mit den eigenen Grenzen ein Umdenken bewirken: „Ich wollte ursprünglich in die Pflege. Aber das ist mir dann zu nahe gegangen. Und deshalb habe ich mich für den Einzelhandel entschieden." Als weitere entscheidende Erfolgsfaktoren wurden intrapersonelle Fähigkeiten genannt wie gute Umgangsformen, Motivation und positives Denken. Jene Frauen, denen der Einstieg in das Berufsleben misslang oder die auf dem Arbeitsmarkt scheiterten, attribuierten ihren Misserfolg überwiegend external. Bei Bewerbungsabsagen, oder wenn ein nicht wunschgemäßer Verlauf der Lehre zum Abbruch führte, wurde die Verantwortung dafür häufig anderen zugeschrieben: „Und hätte ich von zu Hause nicht so einen Druck bekommen, so hätte ich schon lange eine Lehre gemacht. Und ich hätte jetzt Geld und wäre selbstständig." Als Gründe für einen Lehrabbruch wurden auch persönliche Differenzen am Arbeitsplatz angebracht: „Ich hab mich auch nicht gut verstanden mit den Leuten vom Büro." Aber auch die Unmöglichkeit, bei einem uninteressanteren Teil der Ausbildung weiter durchzuhalten, wurde thematisiert. Manchen fiel es bereits schwer, die nötige Motivation für die Lehrstellensuche aufzubringen: „Ich möchte ein bisschen Pause machen." Hier scheinen häufig psychische Schwierigkeiten eine entscheidende Rolle zu spielen: „Es hat mir wirklich gutgetan, die Lehre abzubrechen, damit ich mit mir selber klarkomme." Dieses „im Moment nicht fähig sein" wurde jedoch gleichzeitig als Belastung erlebt, und die aktuelle Arbeitslosigkeit wirkte sich zusätzlich verschlechternd auf die psychische Befindlichkeit aus.

Insgesamt ließ sich nur bedingt der konkrete Einfluss des IFBB auf Erfolg oder Misserfolg im Berufsleben der Teilnehmerinnen erklären, da die jungen Frauen mit den unterschiedlichsten Ausgangslagen und Dispositionen starteten und zwischen Austritt aus dem IFBB und der Befragung teilweise mehrere Jahre vergangen waren. Dadurch könnten auch viele andere Faktoren wirksam geworden sein. Dennoch nahmen einige direkt Bezug auf das IFBB und beschrieben, durch ihre Erfahrungen dort mehr Selbstvertrauen gewonnen zu haben: „Ja, selbstbewusster, gestärkter. Vor allem, dass man selber weiß: Ich pack das, krieg das hin. Und es lohnt sich auch. Man merkt, wenn man kämpft, kommt man weiter." Als nachhaltig hilfreich wurden auch der Erwerb konkreter Kompetenzen und Haltungen wie Pünktlichkeit, Pflichtbewusstsein und Durchhaltevermögen bewertet. Nachteilige Verhaltensmuster konnten im IFBB verändert und die Fähigkeit, sich mitzuteilen, verbessert werden. So gelang es manchen Frauen auch, sich stärker vom eigenen Elternhaus abzugrenzen, eigene Bedürfnisse besser wahrzunehmen oder gar psychologische Unterstützung anzunehmen.

Neben wenigen kritischen Stimmen schätzten die Teilnehmerinnen die Vielfalt des IFBB-Programms und empfanden ihre Teilnahme als hilfreich: „Ich fand das ganze Programm toll. Was wir alles gemacht haben, ist wirklich … ein breites Sortiment."

8.4   Zusammenfassung und Schlussfolgerungen

Die Auswertung der Dossiers der Programmteilnehmerinnen des IFBB zeigte, dass beinahe alle Frauen mit schwierigen Ausgangsbedingungen in das Programm eintraten. Die in der Untersuchung konstatierten Schwierigkeiten decken sich dabei mit den Faktoren, welche bereits in zahlreichen wissenschaftlichen Untersuchungen als hinderlich für einen gelungenen Berufseinstieg eruiert wurden. Dazu gehören eine schlechte schulische Ausbildung und ein bisher von Misserfolgen geprägter Werdegang. Hinzu kommen physische und psychische Beeinträchtigungen sowie schwierige Sozialisationserfahrungen.

8.4.1 Zusammenfassende Beurteilung

Die meisten Teilnehmerinnen hatten lediglich einen Schultyp mit Grundanforderungen mit schlechten Noten abgeschlossen und waren oft schon mehrere Jahre erfolglos mit der Lehrstellensuche beschäftigt. Gemäß Hupka-Brunner et al. (2012) sind Personen mit diesen Merkmalen besonders gefährdet, den Berufseinstieg nicht zu bewältigen. Einige der Befragten waren sich dieser Gefahr durchaus bewusst. Die Vermutung liegt nahe, dass sich diese Umstände negativ auf die psychische und physische Verfassung auswirkten. Der Zusammenhang zwischen Arbeitslosigkeit und psychischer Belastung wurde ebenfalls in zahlreichen Studien nachgewiesen und konnte auch in der Untersuchung des IFBB-Programms festgehalten werden.

Für eine erfolgreiche Sozialisation ist gemäß der bisherigen Forschung vor allem die familiäre Herkunft von Bedeutung. Diesen Schluss legt auch die vorliegende Befragung nahe. Die Ressource „Familie" stand den Teilnehmerinnen meist nicht zur Verfügung, wodurch sich das Risiko, beruflich und persönlich zu scheitern, erhöhte. Zusätzlich zeigte die Dossieranalyse, dass mehr als ein Drittel der Frauen aus Familien stammen, die auf Unterstützung durch die Sozialhilfe angewiesen sind. Da dies in den Gesprächen von den Interviewten kaum erwähnt wurde, kann angenommen werden, dass dieser Umstand als „normal" empfunden wurde. Schließlich gilt auch ein Migrationshintergrund verbunden mit einem niedrigen sozioökonomischen Status als Risikofaktor für den Berufseinstieg. Dies traf auf mehr als drei Viertel der Programmteilnehmerinnen zu.

Auffallend war das stark traditionell geprägte Rollenbild von Männern und Frauen: Frauen wurden als sensibel, jedoch unentschlossen beschrieben, die unbedingt gefallen wollen, während Männer als kompetent, motivierend und entschlossen dargestellt wurden. Entsprechend lag der Fokus der Lehrstellenwahl fast ausschließlich auf klassischen Frauenberufen.

Schienen berufliche Ziele nicht erreichbar, setzten viele junge Frauen Familienziele an erste Stelle. Aus diversen Studien geht hervor, dass eine frühe Mutterschaft mit verschiedenen psychosozialen Risikofaktoren verbunden ist. Die meist alleinerziehenden jungen Mütter weisen oft geringe finanzielle und emotionale Ressourcen auf. Auch im IFBB machten sich die Schwierigkeiten, mit der Mutterrolle und noch nicht beendeter Erstausbildung zurechtzukommen, bemerkbar. Die Frauen sprachen von Überforderung, zusätzlichen psychischen Belastungen und davon, dass die Realität des Lebens mit einem Kind nicht mit eigenen Vorstellungen und Erwartungen übereinstimme.

Die schulischen und berufsvorbereitenden Angebote des IFBB wurden allgemein als nützlich erachtet. An Unzulänglichkeiten bezüglich Wortwahl und Verhalten konnte gearbeitet und sicheres Auftreten konnte geübt werden. Nach Hofer (2007) stellt dies einen wirksamen Einflussbereich der Motivationssemester dar. Auch bezüglich der Schnupperlehren sind sich befragte Teilnehmerinnen und die Literatur einig: Die Schnupperlehren werden positiv bewertet. Lediglich der Umstand, dass erst nach drei Monaten der Teilnahme am Programm mit den Bewerbungen begonnen wurde, stieß wiederholt auf Kritik.

Die zahlreichen Programmabbrüche zeigen, wie schwierig und gleichzeitig wichtig in vielen Fällen eine „Nacherziehung" ist. Da Pünktlichkeit und Zuverlässigkeit als unabdingbare Grundvoraussetzungen für das Bestehen im Arbeitsmarkt gelten, wird deren Förderung als Kernaufgabe von Motivationssemestern gesehen. Dass darin gute Erfolge erzielt werden könne, zeigen Müller (2007) und Hofer (2007) auf, aber auch die relativ große Anzahl ehemaliger Teilnehmerinnen, die sich im Arbeitsmarkt etablieren konnten, belegt dies.

Die Transition in die Berufswelt ist mit der Identitätsfindung verbunden. Deshalb ist eine anhaltende Auseinandersetzung mit dem eigenen Selbst wichtig, wie sie auch das IFBB fördert. Diese intensive Zeit erleben manche Teilnehmerinnen als aufgezwungen und schmerzhaft. Darin spiegelt sich auch die oftmals anspruchsvolle Beziehungsgestaltung zwischen den Bezugspersonen und den jungen Frauen. Dennoch bewerten die meisten Teilnehmerinnen die Atmosphäre im Programm als positiv familienähnlich und offen.

Rund ein Viertel der Teilnehmerinnen beginnt nach Programmabschluss eine Lehre, ein weiteres Viertel tritt in eine weiterführende Schule ein oder absolviert ein Praktikum. Als Erfolgsfaktoren werteten die Frauen die eigenen guten Umgangsformen, Motivation und gute, persönliche Beziehungen. Fehlen diese Ressourcen, ist der Zugang zur Arbeitswelt deutlich erschwert. Allerdings ist erneut darauf hinzuweisen, dass es sich bei der Stichprobe derjenigen Programmteilnehmerinnen, die an den Interviews teilgenommen haben, um eine positive Auswahl der Gesamtstichprobe handelt. Viele Ergebnisse sind generalisierbar, aber es ist insgesamt von einer stärkeren Belastung der Teilnehmerinnen der Gesamtpopulation auszugehen. Das bedeutet für die Gesamtpopulation wahrscheinlich insgesamt einen weniger positiven Verlauf des Besuchs des Programms sowie eine weniger befriedigende Situation nach Beendigung des Programms.

8.4.2 Fazit für die Praxis

In der vorliegenden Untersuchung wie in der bisherigen Forschung wird deutlich erkennbar, dass bei jungen Frauen (wie bei jungen Männern), bei denen der Übertritt von der Schule in die Erwerbstätigkeit nicht reibungslos verläuft, viele hinderliche Faktoren zusammenkommen. Erschwerende Voraussetzungen für den Berufseinstieg treten also meist in Kombination miteinander auf.

Aktuelle Studien machen darauf aufmerksam, dass in Fällen von besonderer Belastung am ehesten eine sehr frühe Intervention dienlich wäre. Das IFBB widmet sich denjenigen Frauen, bei welchen diese Frühintervention nicht stattgefunden hat, und versucht, trotz des relativ späten Zeitpunkts in der Entwicklung, Hilfsangebote zu machen. Das Programm hilft den Frauen, ihre Ressourcen zu nutzen, ihre schulischen Lücken zu füllen und neue Kompetenzen im Bewerbungsprozess zu erlangen. Das Programm versucht auch, die Motivation, eine Lehrstelle zu finden und an sich selbst zu arbeiten, zu verbessern. Wie aus der Auswertung des IFBB-Programms ersichtlich wurde, fehlen bei vielen der jungen Teilnehmerinnen am Anfang diese motivationalen Grundvoraussetzungen, was sich durch häufige Abwesenheit oder auch schwieriges Verhalten bemerkbar macht.

Zahlreiche Programmteilnehmerinnen haben die lange Phase der Selbstexploration kritisiert. Allerdings hat die Untersuchung ergeben, dass sich ein Überspringen dieser Phase in den meisten Fällen als negativ herausstellte. Dies hat sich beispielsweise darin gezeigt, dass die entsprechenden Frauen in ihrem vorschnell gewählten Beruf oftmals scheiterten. Es wurde deutlich, dass die Teilnehmerinnen über eng gefasste Rollenbilder verfügten. Daher kam für sie auch nur das Ergreifen eines klassischen Frauenberufs infrage. Hier ergeben sich für weitere Programme zahlreiche Interventionen und Anknüpfungspunkte. Ein wesentlicher hinderlicher Faktor für das Greifen des Programms war schließlich die psychische Belastung etlicher Teilnehmerinnen. Das Programm konnte in solchen Fällen vor allem stabilisierend wirken und als Vermittler zwischen den jungen Frauen und den psychotherapeutischen Angeboten fungieren. Da bei viele Kursteilnehmerinnen an psychischen Störungen leiden, könnte es sich möglicherweise lohnen, im IFBB direkt psychotherapeutische Hilfe anzubieten.

Die Untersuchung hat ebenfalls ergeben, dass besonders junge Mütter viel Unterstützungsbedarf benötigen. Es bedeutet eine große Herausforderung, gleichzeitig der Rolle als

Mutter und derjenigen als Arbeitnehmerin gerecht zu werden. Viele dieser Frauen sind auch nach der Beendigung des IFBB-Programms auf Hilfe angewiesen: Sie brauchen ein längerfristig unterstützendes Angebot.

Kommentar aus der Praxis

Elisa Streuli, Dozentin und Beraterin an der ZHAW

Was passiert weiter mit den jungen Frauen nach ihrer Lernzeit im Interkulturellen Foyer Bildung und Beruf, IFBB? Die Leiterin Ulrike Kunz gibt dazu interessante und berührende Einblicke. Das Interview wurde geführt von Elisa Streuli.

Ulrike Kunz, wann ist eine junge Frau bereit, das IFBB wieder zu verlassen?

Im Verlauf ihres Aufenthalts bei uns erhalten die jungen Frauen sehr viele Absagen auf ihre Bewerbungen – und irgendwann kommt die Zusage. Dann möchten sie meist sofort austreten, denn für sie ist das Ziel erreicht. Wir versuchen, die Teilnehmerinnen zu motivieren, dass sie mit dem Austritt noch etwas zuwarten, dass sie weiterhin aktiv bleiben und Erfahrungen sammeln. Möglicherweise ist es für sie sinnvoll, in dieser Zeit ein Praktikum zu absolvieren oder noch ein anderes Berufsfeld kennenzulernen. So suchen wir gemeinsam nach einer guten Lösung für den Übergang bis zum Beginn der Ausbildung. Einige arbeiten weiter an ihren Sozial- und Selbstkompetenzen, besonders an der Konfliktfähigkeit. Wenn die noch nicht so ausgereift ist, gibt es bald den ersten Konflikt am Arbeitsplatz, und die jungen Frauen brechen ihre Ausbildung gleich wieder ab. In dieser Übergangszeit möchten wir, dass sich die Teilnehmerinnen den beruflichen Situationen aussetzen, und ihnen gleichzeitig intern den nötigen Rückhalt geben, um diese Situationen gut zu meistern.

Das Ziel für die jungen Frauen ist es, einen Ausbildungsplatz zu haben – was ist euer Ziel?

Für uns ist darüber hinaus wichtig, dass die jungen Erwachsenen einen Blick dafür haben, was in der Welt um sie herum passiert. Einige können das – zum Beispiel schlugen einzelne vor, einen Mineralwassersprudler statt PET-Flaschen zu kaufen. Das können wir direkt umsetzen und auch zurückmelden, dass wir ihre Sorge für die Umwelt schätzen. Andere denken nur an sich; was sie selbst beitragen müssten, ist ihnen noch nicht so klar. Sie müssen lernen, dass sie an der Arbeitsstelle etwas bekommen und im Gegenzug dafür auch etwas leisten und sich als Teil der Gesamtorganisation sehen.

Mit 15 Jahren können sie noch nicht wissen, was arbeiten heißt. Bereits einen Tag im Betrieb empfinden einige als unglaublich anstrengend und werden gleich krank. Zuerst muss man mit ihnen darauf hinarbeiten, dass sie sich körperlich und mental auf die Arbeit einstellen. Im Einzelhandel oder als Pharmaassistentin müssen sie jeden Tag 8 Stunden lang stehen. Deshalb jogge ich z. B. regelmäßig mit denen, die wollen, damit sie ihre Muskeln und ihre Ausdauer aufbauen und das später auch durchhalten können.

Eine junge Frau und Mutter – Martina (Name geändert) – hat gerade heute die Zusage für eine Lehrstelle bekommen. Mit der Power, dass sie ihre sogenannten „Schwächen" als Stärken einbringen kann: zwei Kinder haben und zusätzlich etwas lernen – da muss man erst einmal zeigen können, dass das eine große Stärke ist –, das war ein großes Ziel, und das kann sie heute. Sie hatte vorher zwei Lehrstellen und wurde zweimal schwanger. Sie hätte nach der Geburt jeweils wieder zurückgehen können, doch sie brach beide Lehren damals wegen Betreuungsproblemen und anderen Umständen ab. Heute will sie das ganz sicher nicht mehr. Was sie jetzt anpackt, will sie durchziehen und hat auch den Durchhaltewillen. Wir werden nun zusammen besprechen was sie tun kann, wenn ein Kind krank wird. Früher hatte sie bei Betreuungsproblemen ihre Ferien bezogen, da mussten wir ihr klarmachen, dass ihre Ferien zu ihrer Erholung da sind und nicht, um ein Betreuungsproblem zu lösen. Nun zeichnet sich eine Lösung mit einer neuen Tagesmutter in der Nähe des Ausbildungsplatzes ab.

Unter diesen Voraussetzungen ist eine Frau aus unserer Sicht bereit für den Austritt. Wenn eine junge Frau einen Ausbildungsplatz bekommen hat, feiern wir dies in der Gruppe. Wenn sie möchte, darf sie ihr Bild in unserer Galerie derjenigen Frauen aufhängen, die eine Anschlusslösung gefunden haben.

Wie bereitet ihr die Teilnehmerinnen auf den Umgang mit Krisen vor?

Die Frauen haben jede Woche ein Kompetenztraining in der Kleingruppe. Hier reflektieren sie zusammen, was sie gelernt haben und was sie als nächstes in Angriff nehmen möchten. Dabei erhalten sie ein Feedback von den andern. Wir nutzen die Gruppe gezielt als Ressource und wenn die Frauen von sich aus die Beziehungen aufrechterhalten, unterstützen sie sich auch später gegenseitig.

Wenn sie Auseinandersetzungen mit Lehrerinnen von uns haben, nehmen wir das direkt auf. Wir arbeiten anhand dieser Situation an der Kompromissfähigkeit und zeigen ihnen, dass dies auch am Arbeitsplatz passieren kann. Manchmal bleibt den Arbeitgebern ja wirklich keine andere Möglichkeit mehr, als den jungen Frauen zu kündigen, wenn beispielsweise jemand nach einem Konflikt wiederholt einfach nicht mehr am Arbeitsplatz erscheint.

Diesbezüglich muss ich aber den Betrieben wirklich ein Kränzchen winden. Sie werfen Lernende nicht sofort hinaus, wenn es Schwierigkeiten gibt. Meist hat es mit Abwesenheit oder mit Ausfälligkeiten zu tun, wenn jemand entlassen wird. Das passiert aber meist nicht beim ersten Mal. Wenn sich ein Betrieb für eine Auszubildende entschieden hat, investiert er in der Regel sehr viel. Die Arbeitgeber können sich auch an uns wenden, wenn es Probleme gibt. Manchmal trägt auch die Invalidenversicherung (IV) den finanziellen Mehraufwand, den die Betriebe durch mehr Betreuungsaufwand in Kauf nehmen. Institutionen wie die IV haben sich gewandelt und versuchen heute rascher zu intervenieren, und die Arbeitgeber versuchen oft viel, um eine Kündigung zu verhindern.

Wie begleitet ihr die Frauen nach dem Austritt weiter?

Wir stehen weiterhin zur Verfügung, wenn sie etwas brauchen. Beim Austritt machen wir bereits einen Termin ab; dieser ist freiwillig. Manchmal nehmen ihn die Frauen wahr und manchmal sagen sie ihn ab. Oft sind sie überrollt von den Anforderungen, fallen am Abend todmüde ins Bett und wollen nicht noch einen Termin mit uns wahrnehmen. Das ist in der Anfangsphase normal und auch völlig in Ordnung, aber sie wissen, dass sie sich jederzeit melden können. Manchmal nehmen sie dieses Angebot über längere Zeit wahr. Gerade gestern kam eine ehemalige Teilnehmerin wegen eines Konflikts mit den Eltern zu uns.

Auch die Arbeitgeber sind oft froh, dass wir im Hintergrund weiterhin vorhanden sind. Wenn es ein Problem gibt, kommen wir auch in den Betrieb und helfen bei der Lösung, falls sie das wollen. Aber es ist freiwillig – wenn sich niemand meldet, erfahren wir nicht, wenn es schwierig wird.

Frauen mit schwerwiegenden psychischen Problemen sind auch nach dem Austritt in einer psychotherapeutischen Behandlung, wenn dies angezeigt ist. Wenn Geld das Thema ist, verweisen wir sie an die Schuldenberatung, bei Fragen zur Aufteilung der Haushalts- und Betreuungsarbeiten an die Familienberatung. Wenn es eher persönliche Probleme sind oder

Fragen, wie sie überhaupt alles zusammen bewältigen können, kommen sie gerne wieder zu ihrer Bezugsperson, ihrer ehemaligen Betreuerin im IFBB. Wir sind zurückhaltend und suchen nicht aktiv den Kontakt von uns aus, denn die Jugendlichen müssen dies selbst wollen und von sich aus kommen.

Wenn jemand die Lehre erfolgreich abgeschlossen hat, erfahren wir es meist aus der Zeitung und schreiben eine Glückwunschkarte. Einmal im Jahr veranstalten wir einen Ehemaligentreff. Manchmal kommen solche, die vor zehn Jahren da waren und auch solche, die erst kürzlich ausgetreten sind, das ist ganz unterschiedlich.

Was erzählen die jungen Frauen über die Zeit nach dem IFBB?
Manchmal ist der Austritt der Beginn einer schwierigen Institutionenkarriere, wenn sie wiederholt in einer psychiatrischen Klinik hospitalisiert werden. Einige hatten bereits Eltern mit Persönlichkeitsstörungen oder wurden als Kind oft allein gelassen; für sie ist es sehr schwierig, langfristige Beziehungen einzugehen. Oft haben sie auch einfach Liebeskummer, Krach mit den Eltern oder Streit am Arbeitsplatz.

Aber es gibt auch viel Erfreuliches: Gerade letzte Woche hat eine Ehemalige angerufen und gesagt, ihr Betrieb biete eine Schnupperlehre an, ob wir Interesse hätten; das ist sehr solidarisch gegenüber dem IFBB. Und manche kommen Jahre später zurück, um ihr Baby zu zeigen.

Manchmal haben die Frauen eine nahe Bezugsperson. Gerade bei jungen Müttern hilft das für eine gute Prognose, wir kennen aber auch alleinerziehende Mütter, die absolut auf sich selbst gestellt sind. Das ist sehr schwierig für sie – aber es ist manchmal auch eine ganz große Motivation: Sie möchten dem Kind ein Vorbild sein. Dieser Wunsch hat schon manche Frau, die leistungsmäßig an eine Grenze kam, durch ihre Ausbildungszeit getragen.

Gibt es auch „Rückfälle" – in dem Sinn, dass die Frauen wieder bei euch eintreten?
Ja, das gibt es. Man darf im Leben ein Jahr lang ein Motivationssemester besuchen, und wenn diese Zeit noch nicht ausgeschöpft ist, kommen sie manchmal wieder zurück. Wenn das nicht reicht, ist auch schon die Sozialhilfe oder der Kinder- und Jugenddienst eingesprungen. Wir sind nicht ein typisches Motivationssemester, weil wir eher die „schwierigen" Fälle mit Mehrfachproblematik – psychische Probleme, familiäre Probleme, Lernprobleme, gesundheitliche Probleme – haben. Wir bieten intern auch keine Arbeit an, sondern wir begleiten die Frauen im Programm bei den Arbeitseinsätzen bei unseren Partnerfirmen. Da geht immer eine Mitarbeiterin von uns mit, um zu sehen, welche Arbeitshaltung die Teilnehmerinnen haben, und geben ihnen eine Rückmeldung. Später gehen die jungen Frauen selbstständig zum Schnuppern.

Eine junge Frau mit Minderintelligenz hatte eine Möglichkeit zu einer Ausbildung in einem Alters- und Pflegeheim gehabt. Sie hatte ein kleines Kind und bekam eine Praktikumsstelle mit Aussicht auf einen Ausbildungsplatz. Kurz darauf verunfallte ihr Kind und musste ins Kinderspital in eine andere Stadt gebracht werden. Die Mutter war völlig überfordert und brach den Kontakt zum Arbeitgeber unvermittelt ab. Im Betrieb war deshalb niemand informiert und erst einen Monat später hörte der Arbeitgeber davon. Und trotzdem boten er ihr an, weiter bei ihnen zu arbeiten, wenn das Kind wieder gesund wäre! Manchmal muss man auch die Arbeitgeber unterstützen und versuchen, gute Lösungen für beide Seiten zu finden.

So ein Ereignis zieht eine Reihe von Folgeproblemen nach sich – wenn jemand keine Arbeit mehr hat, wird bald auch der Tagesheimplatz nicht mehr subventioniert und so weiter. Zum Glück hatte diese Frau eine gute Sozialberaterin, die mithalf, die Kommunikation wieder in Gang zu bringen.

Wie geht Ihr als Berufspersonen mit diesen schwierigen Verläufen um?

Manchmal ist es belastend – aber die Frauen dürfen schwierig sein (lacht). Wir müssen schauen, wie wir damit umgehen und welche Möglichkeiten es für sie gibt. Manchmal haben wir das Gefühl, es sei noch zu früh für den Austritt und für den Arbeitgeber eine Zumutung. In diesem Fall empfehlen wir sie noch nicht für einen Ausbildungsplatz und erklären ihnen auch weshalb.

Es gibt auch solche, die sich zurückziehen und hinter irgendetwas verstecken, das kann eine Krankheit sein oder auch ein religiöses Kleidungsstück. Wenn sie das unter keinen Umständen ausziehen wollen, bekommen sie im Einzelhandel eben keine Stelle. Es gibt jedoch auch Arbeitgeber, gerade im Altersheim, die hier sehr tolerant sind und Kompromisse eingehen, wenn die Frauen ebenfalls ihren Beitrag leisten.

Die Frauen müssen wirklich wollen. Es gibt zum Teil solche „Klick"-Momente, aber es ist sehr unterschiedlich. Die Peers sind für die Motivation sehr wichtig, gerade wenn jemand wie heute die Zusage zu einer Lehrstelle bekommen hat. Das gibt Hoffnung auch für diejenigen, die noch nichts gefunden haben. Sie überlegen dann, was bei ihnen anders ist und weshalb sie noch keine Lehrstelle haben. Oft macht es dann „Klick" – aber man kann es nicht wirklich steuern.

Was wünschst du dir für die jungen Frauen?

Ich wünsche mir mehr niederschwellige Arbeitsplätze, die nun, mit zunehmendem Einsatz künstlicher Intelligenz, verloren gehen. Büroassistentinnenlehren und entsprechende Arbeitsstellen werden beispielsweise sehr selten angeboten. Diese Arbeitsstellen mit einfachem Anforderungsprofil gehen verloren. Es gibt Arbeitgeber, die sich sehr Mühe geben und den Jugendlichen versuchen zu erklären, warum sie sie nicht anstellen. Es gibt aber auch andere, die immer mehr Hürden voranbauen – Multicheckprüfung, Einzelgespräch, Einzelassessment, Gruppenassessment, Schnupperlehre, Arbeitsplatz – ich frage mich, ob man auf diese Weise wirklich die geeignetste Person findet. Es gibt auch Institutionen, die junge Frauen mehrere Jahre als Praktikantinnen beschäftigen, im klaren Wissen, dass diese später keine Anschlusslösung im Betrieb erhalten. Das ist sehr demotivierend.

Als Gesamtgesellschaft müssen wir uns überlegen, ob wir diese entmenschlichte Arbeitswelt wollen beziehungsweise wie die Arbeit zukünftig aussehen könnte. Vielleicht werden bald viel mehr Leute gebraucht, die in Pflegeheimen alte Menschen unterhalten. Da stellt sich schon die Frage, warum wir nicht viel mehr Geld aufwenden, um den jungen Menschen sinnvolle und realistische Möglichkeiten anzubieten.

Literatur

Baldwin, S. A., & Hoffmann, J. P. (2002). The dynamics of self-esteem: A growth-curve analysis. *Journal of Youth and Adolescence, 31*, 101–113.

Birkeland, M. S., Melkevik, O., Holsen, I., & Wold, B. (2012). Trajectories of global self- esteem development during adolescence. *Journal of Adolescence, 35*, 43–54. https://doi.org/10.1016/j.adolescence.2011.06.006

Block, J., & Robins, R. W. (1993). A longitudinal study of consistency and change in self- esteem from early adolescence to early adulthood. *Child Development, 64*, 909–923.

Fachstelle für Gleichstellung von Frau und Mann (FFG). (2011). Factsheet. Die beliebtesten Berufe von Mädchen und Jungen. Fachstelle für Gleichstellung von Frau und Mann des Kantons Zürich (FFG) https://ffg.zh.ch/internet/justiz_inneres/ffg/de/aktuell/mitteilungen/factsheet_nationaler_zukunfts-tag/_jcr_content/contentPar/downloadlist/downloaditems/factsheet_berufswahl.spooler.down-load.1393238676525.pdf/factsheet_beliebteste_berufe_von_maedchen_u_jungen.pdf. Zugegriffen: 17. Nov. 2017

Fergusson, D. M., Horwood, L. J., & Woodward, L. J. (2001). Unemployment and psychosocial adjustment in young adults: causation or selection? *Social Science & Medicine, 53*, 305–320.

Granato, M. (2013). Bildungserfolg beim Übergang in nichtakademische Ausbildung. Die Bedeutung von Geschlecht, ethnischer und sozialer Herkunft für die (Re)Produktion sozialer Ungleichheit. In A. Hadjar & S. Hupka-Brunner (Hrsg.), *Geschlecht, Migrationshintergrund und Bildungserfolg* (S. 213–241). Weinheim: Beltz Juventa.

Hammarström, A., Janlert, U., & Theorell, T. (1988). Youth unemployment and ill health: Results from a 2-year fellow-up study. *Social Science & Medicine, 26*, 1025–1033.

Hofer, M. (2007). *Motivationssemester – Eine ethnographische Untersuchung zur Erziehung jugendlicher Arbeitsloser* (Dissertation Universität St. Gallen, Hochschule für Wirtschafts- Rechts- und Sozialwissenschaften (HSG), Nr. 3345). http://www1.unisg.ch/www/edis.nsf/SysLkpByIdentifier/3345/$FILE/dis3345.pdf. Zugegriffen: 02. Mai 2014.

Hupka, S., & Stalder, B. E. (2004). Die Situation junger Migrantinnen und Migranten beim Übergang Sek I/ Sek II. In Schweizerische Konferenz der Gleichstellungsbeauftragten, Lehrstellenprojekt 16+ (Hrsg.), Achtung Gender. Ausbildungsverhalten von Mädchen und jungen Frauen: Trends und Tipps (S. 79–94). Dübendorf: Versandbuchhandlung SVB. https://tree.unibas.ch/fileadmin/tree/redaktion/docs/Hupka_Stalder.pdf. Zugegriffen: 17. Nov. 2017

Hupka-Brunner, S., Meyer, T., Stalder, B. E., & Keller, A. C. (2012). Übergänge im Spannungsfeld zwischen sozialer Herkunft, Leistung und Strukturen des Bildungssystems. In M. M. Bergman, S. Hupka-Brunner, T. Meyer, & R. Samuel (Hrsg.), *Bildung – Arbeit – Erwachsenwerden. Ein interdisziplinärer Blick auf die Transition im Jugend-und jungen Erwachsenenalter* (S. 203–220). Wiesbaden: Springer VS.

Lajios, K. (1991). Familiäre Sozialisations-, soziale Integrations- und Identitätsprobleme ausländischer Kinder und Jugendlicher in der Bundesrepublik Deutschland. In K. Lajios (Hrsg.), *Die zweite und dritte Ausländergeneration: Ihre Situation und Zukunft in der Bundesrepublik Deutschland* (S. 43–54). Opladen: Leske + Budrich.

Mey, E. (2008). Jugendliche mit Migrationshintergrund. „Zwischen Stuhl und Bank" oder „global kids"?. *Terra cognita, Schweizerische Zeitschrift zu Integration und Migration, 13*, 78–81.

Miller-Lewis, L. R., Wade, T. D., & Lee, C. (2005). Risk factors for pregnancy and childbearing in single young women: Evidence from the Australian longitudinal study on women's health. *International Journal of Behavioral Development, 29*, 292–303. https://doi.org/10.1080/01650250544000071

Müller, B. (2007). *Motivationssemester – ein Angebot für Jugendliche im Übergang in Berufsbildung und Arbeitsmarkt*. Basel: FHNW Hochschule für Soziale Arbeit.

Preiss, C. (1996). Der Berufseinstieg von Mädchen und jungen Frauen. In E. Raab, C. Preiss, C. Pritzl, & H. Rademacker (Hrsg.), *Jugend sucht Arbeit eine Längsschnittuntersuchung zum Berufseinstieg Jugendlicher* (S. 95–117). München: DJI Verlag Deutsches Jugendinstitut.

Roth, T., & Siegert, M. (2013). Die Bildungsbeteiligung ausländischer und deutscher Schüler/innen in der Sekundarstufe in Nordrhein-Westfalen. In A. Hadjar & S. Hupka-Brunner (Hrsg.), *Geschlecht, Migrationshintergrund und Bildungserfolg*. Weinheim: Beltz Juventa.

Sacchi, S., Hupka-Brunner, S., Stalder, B. E., & Gangl, M. (2011). Die Bedeutung von sozialer Herkunft und Migrationshintergrund für den Übertritt in anerkannte nachobligatorische Ausbildungen in der Schweiz. In M. M. Bergman, S. Hupka-Brunner, A. Keller, T. Meyer, & B. E. Stalder (Hrsg.), *Transitionen im Jugendalter: Ergebnisse der Schweizer Längsschnittstudie TREE* (S. 120–156). Zürich: Seismo Verlag, Sozialwissenschaften und Gesellschaftsfragen.

Santrock, J. W. (2013). *Life-span development* (14. Aufl.). New York: McGraw-Hill.

Stamm, M., Niederhauser, M., Leumann Sow, S., Kost, J., Williner, M., Pegoraro, M., & Grunder, M. (2012). *Mirage Migranten als Aufsteiger. Der Berufserfolg von Auszubildenden mit Migrationshintergrund im Schweizer Berufsbildungssystem. Schlussbericht zuhanden der Berufsbildungsforschung des BBT*. Fribourg: Université Fribourg. http://www.margritstamm.ch/images/Schlussbericht%20Mirage_def_30.712.pdf. Zugegriffen: 17. Nov. 2017

Von Aster, M., Neubauer, A., & Horn, R. (2006). *Wechsler Intelligenztest für Erwachsene WIE*. Frankfurt a.M: Harcourt Test Services.

Yabiku, S. T., Axinn, W. G., & Thronton, A. (1999). Family integration and children's self-esteem. *American Journal of Sociology, 104*, 1494–1524.

Zimbardo, P. G., & Gerrig, R. J. (2008). *Psychologie* (18. Aufl.). München: Pearson Studium.

Serviceteil

© Springer-Verlag GmbH Deutschland, ein Teil von Springer Nature 2018
F. Sabatella, A. von Wyl (Hrsg.), *Jugendliche im Übergang zwischen Schule und Beruf*,
https://doi.org/10.1007/978-3-662-55733-4

Beratungsstellen Schweiz

Landesweit

Weisser Ring e.V.
Nottelefon bei Erleben von Gewalt: 044 422 65 62

Safe Zone
https://www.safezone.ch/
Beratung zu Drogen, Alkohol und Suchtproblemen. Per Chat, Mail, telefonisch, persönlich

Kinder- und Jugendnotruf
Tel. 147
beratung@147.ch
https://www.147.ch
Beratung telefonisch, per SMS, per Mail oder Chat

Die Dargebotene Hand
Tel. 143
www.tel-143.ch
Beratung bei persönlichen Schwierigkeiten und Krisen per Telefon, E-Mail oder Einzelchat.

No-zoff.ch
www.no-zoff.ch
Homepage zum Finden einer Jugendberatung in der Umgebung (nur Zentralschweiz). Für Jugendliche und junge Erwachsene bis 25 Jahre, deren Eltern und Bezugspersonen

Kopf Hoch
www.kopfhoch.ch
Onlineberatung, Tipps und Infos für Jugendliche, die Probleme im Umgang mit Alkohol haben.

[U25] Schweiz
http://www.u25-ostschweiz.ch
Schweizweite Beratung für Jugendliche und junge Erwachsene per Mail durch Gleichaltrige.

tschau.ch
www.tschau.ch
Online-Beratung (auch persönliche Beratung möglich) und viel Information zu allen Themen für Jugendliche

Internetseelsorge
seelsorge@seelsorge.net
www.seelsorge.net

ipsilon
www.ipsilon.ch/
Suchmaschine für psychologische Beratung, Betreuung, Ansprechpartner, Einrichtungen usw. nach Region

lilli
https://www.lilli.ch/
Anonyme Onlineberatung und Information rund um Sexualität, Gewalt, Beziehungen, Frauen- und Männerthemen.

Jugendberatung – Beratung und Prävention Neue Medien.
http://www.jugendundmedian.ch
Einzel-, Familien- und Gruppenberatung, Beratungsstelle für Jugendliche, junge Erwachsene und ihre Bezugspersonen. Die Beratungen sind kostenlos.

feel-ok.ch
http://www.feel-ok.ch
Beratung zu Freizeit, Job, Konsum, Sucht, Konflikte, Krise, Körper, Psyche

Weitere Beratungsstellen in einzelnen Kantonen finden Sie im Internet unter www.springer.com/978-3-662-55732-7

Beratungsstellen Deutschland

Bundesweite Beratungsstellen

ProFamilia

http://www.profamilia.de/angebote-vor-ort.html
Bundesweite Beratungsstellen
http://www.profamilia.de/interaktiv/online-beratung.html
Onlineberatungen der ProFamilia
http://www.sexundso.de/
Onlineberatung für Kinde rund Jugendliche zum Thema Pubertät, Liebe, Sexualität, Beziehung und Verhütung, Schwangerschaft (ungewollt, gewollt)
https://profamilia.sextra.de/

Kummertelefon

für Kinder und Jugendliche: 0800 1110 333

Deutscher Kinderschutzbund

www.dksb.de

Nummer gegen Kummer

Kinder- und Jugendtelefon 116111
oder die Onlineberatung:
https://www.nummergegenkummer.de/kinder-und-jugendtelefon.html#log_in
allgemeine **Telefon Seelsorge** 0800 1110111 oder 0800 1110222 (evangelische und katholische Trägerschaft). Auch Onlineangebot unter https://ts-im-internet.de/index.php

Caritas

Onlineberatung: https://www.beratung-caritas.de
http://www.u25-deutschland.de/
Online-Beratungsangebot für suizidgefährdete Jugendliche in Deutschland. Du wirst von speziell ausgebildeten Gleichaltrigen beraten.

DAJEB

Suchmaschine für Beratungsstellen in eurer Stadt: http://www.dajeb.de
Website zur Suche nach lokalen Beratungsstellen sowie Telefon- und Onlineberatung
http://hast-du-stress.de

paptya

www.sibel-papatya.org
Beratung für junge Migrantinnen zum Thema Zwangsheirat und familiärer Gewalt.

Weißer Ring

Opfer-Telefon 116 006
www.weisser-ring.de
Beratung für Opfer von Gewalt

KIDKIT

http://www.kidkit.de/beratung/
Hilfe bei Problemeltern

NACOA

Tel.: 030/35 12 24 29
https://beratung-nacoa.beranet.info/ueber-uns.html
für Kinder in suchtbelasteten Familien

Frauen gegen Gewalt e.V.

Hilfetelefon bei Gewalt gegen Frauen rund um die Uhr unter 08000 116 016
https://www.frauen-gegen-gewalt.de/

Weitere Beratungsstellen in den einzelnen Bundesländern finden Sie im Internet unter www.springer.com/978-3-662-55732-7

Stichwortverzeichnis

A

B

C

D

E

F

G

H

I

J

K

L

M

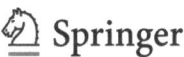
Springer

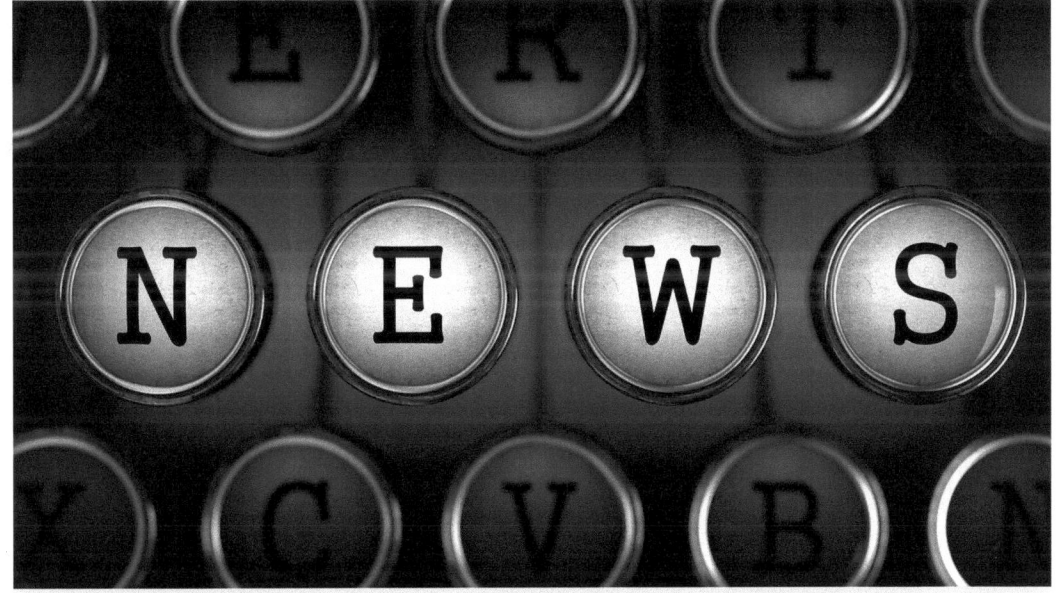

Willkommen zu den Springer Alerts

- Unser Neuerscheinungs-Service für Sie:
  aktuell *** kostenlos *** passgenau *** flexibel

Springer veröffentlicht mehr als 5.500 wissenschaftliche Bücher jährlich in gedruckter Form. Mehr als 2.200 englischsprachige Zeitschriften und mehr als 120.000 eBooks und Referenzwerke sind auf unserer Online Plattform SpringerLink verfügbar. Seit seiner Gründung 1842 arbeitet Springer weltweit mit den hervorragendsten und anerkanntesten Wissenschaftlern zusammen, eine Partnerschaft, die auf Offenheit und gegenseitigem Vertrauen beruht.

Die SpringerAlerts sind der beste Weg, um über Neuentwicklungen im eigenen Fachgebiet auf dem Laufenden zu sein. Sie sind der/die Erste, der/die über neu erschienene Bücher informiert ist oder das Inhaltsverzeichnis des neuesten Zeitschriftenheftes erhält. Unser Service ist kostenlos, schnell und vor allem flexibel. Passen Sie die SpringerAlerts genau an Ihre Interessen und Ihren Bedarf an, um nur diejenigen Information zu erhalten, die Sie wirklich benötigen.

Mehr Infos unter: springer.com/alert